O. Berndt Scholz
Hypnotherapie bei chronischen Schmerzerkrankungen

Aus dem Programm Hans Huber
Klinische Praxis: Hypnose und Hypnotherapie

HUBER

Bei Hans Huber ist weiterhin erschienen – eine Auswahl:

Annabel Broome / Helen Jellicoe
Mit dem Schmerz leben
Anleitung zur Selbsthilfe
Aus dem Englischen übersetzt von Irmela Erckenbrecht
2. Auflage
96 Seiten (ISBN 3-456-83375-X)

Willi Butollo / Maria Hagl
Trauma, Selbst und Therapie
Konzepte und Kontroversen in der Psychotraumatologie
256 Seiten (ISBN 3-456-84037-3)

Monica McGoldrick / Randy Gerson
Genogramme in der Familienberatung
Aus dem Englischen übersetzt von Irmela Erckenbrecht
2., durchgesehene und neu gestaltete Auflage
206 Seiten (ISBN 3-456-83488-8)

Daniel Wilk
Autogenes Training
Ruhe und Gelassenheit lernen
3., korrigierte Auflage
162 Seiten (ISBN 3-456-84102-7)

William J. Worden
Beratung und Therapie in Trauerfällen
Ein Handbuch
198 Seiten (ISBN 3-456-83091-2)

O. Berndt Scholz

Hypnotherapie bei chronischen Schmerzerkrankungen

Von der Planung zur Durchführung

Verlag Hans Huber

Adresse des Autors:
O. Berndt Scholz
Psychologisches Institut der Rhein. Friedrich-Wilhelms Universität
Lehrstuhl für Klinische & Angewandte Psychologie
Römerstrasse 164
D-53117 Bonn

Lektorat: Monika Eginger
Herstellung: Julijana Calusic
Umschlag: Atelier Mühlberg, Basel
Druckvorstufe: Weiter im Text GmbH, Bern
Druck buchbinderische Verarbeitung: AZ Druck und Datentechnik, Kempten
Printed in Germany

Die Deutsche Bibliothek verzeichnet diese Publikation in der Deutschen Nationalbibliografie; detaillierte bibliografische Daten sind im Internet über http://dnb.ddb.de abrufbar.

Anregungen und Zuschriften bitte an:
Verlag Hans Huber
Hogrefe AG, Bern
Länggass-Strasse 76
CH-3000 Bern 9
Tel: 0041 (0)31 300 4500
Fax: 0041 (0)31 300 4593
E-Mail: verlag@hanshuber.com
Internet: http://verlag.hanshuber.com

1. Auflage 2006

ISBN 3-456-84254-6

Inhaltsverzeichnis

Vorwort

Selbst nach Abzug der esoterischen und ihr vergleichbarer Literatur ist die Menge der Publikationen zur Hypnose und Hypnotherapie nicht gerade klein. Wer sich mit dem verbliebenen, großen Rest näher beschäftigt, dem werden zwei Desiderata auffallen: Hypnoseforschung findet in Zeitschriften mit hohem Citation Index nur eine bescheidene Rezeption. Liegt das an den Berührungsängsten der Herausgeber oder ist die Forschung auf diesem Sektor so wenig solide und wegweisend? Wie auch immer: Es wird Zeit, dass in der Klinischen Psychologie und insbesondere der Psychotherapie ein Diskurs über die wissenschaftlichen Grundlagen und Prozesse der Hypnose stattfindet. – Zu diesem Sachverhalt hat aber das vorliegende Buch kaum Substantielles anzubieten.

Das andere Desideratum bezieht sich auf die störungsbezogene hypnotherapeutische Arbeit. Hypnotherapeuten[1] haben eine unübersehbar große Vielzahl an praktischen Vorgehensweisen entwickelt und geben diese gern in Workshops weiter. Wie es mit der Effizienz und Effektivität – eine Antwort darauf müsste die Wirkungsforschung geben – aussieht, steht meistens noch in den Sternen. Gebraucht wird Literatur, die dem Hypnotherapeuten Handreichungen, wenn nicht gar Vorgaben macht, wie man bei der Hypnotherapie – als Beispiel seien Angststörungen genannt – optimal vorgehen solle und dabei ausreichend Möglichkeiten zum maßgeschneidertem Vorgehen hat. Nochmals: An solcher störungsbezogener, hypnotherapeutischer Literatur fehlt es noch – wenigstens im Deutschsprachigen!

Das vorliegende Buch will damit beginnen, diese Lücke zu schließen. Es wendet sich vor allem an psychologische und ärztliche Psychotherapeuten, die mit chronischen Schmerzpatienten arbeiten. Das Tätigkeitsfeld ist weder ausschließlich auf die stationäre, noch auf die ambulante Versorgung begrenzt. Die Störungsgruppen

1 Wenn in diesem Buch das genus masculinum durchgängig gebraucht wird, so dienen die Formulierungen ausschließlich der Flüssigkeit des Textlesens. Ich bitte darum, dass sich Kolleginnen und Kollegen gleichermaßen angesprochen fühlen, zumal die in diesem Buch niedergelegten Erfahrungen zu gleichen Teilen auf beiden Geschlechtern beruhen.

sind bewusst breit gewählt worden. Sie reichen von den rheumatischen über die degenerativen bis zu den Kopfschmerzerkrankungen.

Der Text setzt grundlegende Fertigkeiten in Bezug auf die Hypnotherapie voraus. Das Buch ist aber so aufgebaut, dass – wenn sogenannte basic skills bereits vorliegen – eine Hypnotherapie (zumindest als Begleitbehandlung) nach dem sorgfältigen Studium der einzelnen Kapitel und unter Rückgriff darauf möglich ist. – Im Kapitel 1 sind die für psychotherapeutische Belange relevanten Informationen von sieben chronischen Schmerzsyndromen mitgeteilt worden ist. – Im Kapitel 2 geht es um die Diagnostik der Syndrome, wobei eine starke Bezugssetzung auf die Hypnotherapie erfolgte. Diagnostik wurde bewusst breit angelegt. Das will heißen, dass insbesondere verschiedene der speziellen hypnodiagnostischen Methoden (vgl. Kap. 2.3) gut und gerne in einem hypnotherapeutischen Kontext Platz hätten. – Während im Kapitel 3 das beabsichtigte (und notwendige) Vorgehen einer Hypnotherapie beschrieben wird, geht es im handwerklichen Kapitel 4 darum, wie ein geeigneter hypnotherapeutischer Text entworfen wird. Spätestens hier wird sich zeigen, wie sehr Hypnotherapie individuell, einzelfallbezogen und spezifisch sein kann. Diese drei Attribute gelten sowohl für den Patienten als auch für den Hypnotherapeuten. Die Darstellung des Diagnostikkapitels ist vergleichsweise breit. Denn bisher wird in der Hypnotherapie die Diagnostik wie ein Stiefkind behandelt. Diese Sachlage schmälert die Chancen, Hypnotherapie als eine wissenschaftlich begründbare heilkundliche Methode zu qualifizieren. Viele der hier mitgeteilten Methoden und Vorgehensweisen können auch ohne Not als therapeutische Techniken aufgefasst bzw. angewandt werden. – Das bisher Erarbeitete wird im Kapitel 5 praktisch demonstriert. Würde man von mehreren Patienten mit den im Kapitel 1 beschriebenen Syndromen jeweils eine Verhaltensanalyse erarbeiten, so würden sehr wahrscheinlich sechs Problembereiche immer wieder vorkommen: Schmerzwahrnehmung, Schmerzbewältigung, dysfunktionale affektive und kognitive Begleitumstände, Bewegungseinschränkungen und unangemessenes Krankheitsverhalten. Zu jedem dieser Problembereiche ist – zumeist unter Ausnutzung von Strategien des Neurolinguistischen Programmierens – ein hypnotherapeutischer Beispieltext formuliert und kommentiert worden. – Das 6. Kapitel gibt kurze Hinweise auf den Gebrauch der diesem Buch beigelegten CD. In toto: Hypnotherapie wird als besondere Methode der Psychotherapie angesehen. Sie kann für sich allein angewandt, aber ebenso in einem globalen (psychodynamischen oder verhaltenstherapeutischen) Kontext ihren Stellenwert haben. So und auch so ist Hypnotherapie Heilkunde und nichts für Dilettanten oder Gurus!

Wer sich davon überzeugen will, wie Hypnotherapie wirksam ist, der kann sich anhand verschiedener Übersichtsartikel und Metaanalysen kundig machen. Wirkungsnachweise zu liefern ist in den letzten 15 Jahren nachgerade ein attraktives Forschungsanliegen geworden. Hier sei auf die Arbeiten von Grawe, Bernauer und

Donati (1994), Kirsch, Montgomery und Sapirstein (1995), Bongartz, Flammer und Schwonke (2002), Montgomery, David, Winkel, Silverstein und Bovbjerg (2002), Scholz (2005) und insbesondere auf die von Revenstorf (2003) erarbeitete Expertise zur Beurteilung der wissenschaftlichen Evidenz des Psychotherapieverfahrens Hypnotherapie verwiesen.

Weil das Buch für die vielen wissenschaftlich tätigen Praktiker geschrieben worden ist, habe ich auch darauf verzichtet, ausführliche, umfängliche und differenzierte wissenschaftliche Belegarbeit für die einzelnen Passagen zu leisten. Im Literaturverzeichnis wird man das Gesuchte dennoch finden. Das Buch ist als ein Arbeitsbuch geschrieben worden!

In dem Text sind verschiedentlich Übungen eingebaut worden. Ihre Funktion besteht insbesondere darin, die Flexibilität des Hypnotherapeuten für die individuellen Besonderheiten des Patienten zu verbessern. Außerdem findet der Leser zahlreiche Kästen, die unterschiedlich hell gestaltet worden sind. Die dunkel unterlegten Kästen sind Zusammenfassungen oder Hervorhebungen; die hellen Kästen enthalten Formulierungsbeispiele oder Übungen.

Ich möchte gerne meinen Mitarbeiterinnen und Mitarbeitern danken, die mich bei der Arbeit an dem Buch ermutigt und unterstützt haben. Ganz besonders danke ich Herrn Alexander F. Schmidt, der die einzelnen Kapitel mit stetem Engagement gelesen und korrigiert hat. Frau Carolin Nettemann hat mit Akribie und vielen guten Einfällen zuverlässig die Druckfassung des Manuskriptes hergestellt, vielen Dank dafür! Einer meiner «ganz alten» Studenten, Dipl.-Psych. Michael Gietmann, hat mir die Erlaubnis gegeben, aus seinem kompositorischen Schaffen einiges als Hintergrundmusik zu den hypnotherapeutischen Texten zu verwenden. Ich habe einige langsame Sätze aus seinen 6 Concerti grossi gewählt. Die vollständigen CD-Aufnahmen können direkt bei ihm erworben[2] werden. Ebenso gern wie Herrn Gietmann danke ich Herrn PD Dr. Ralf Dohrenbusch, der mir nicht nur «modernere Musik» für die CD eigens einspielte, sondern auch stets ein kreativer Diskusionpartner war. Herr Philip Claren hat mit mir gemeinsam die Tücken der Technik bei der CD-Erstellung gemeistert; auch ihm ein freundliches Dankeschön.

Der Autor ist mit der Arbeitsweise von Verlagen nicht unerfahren. Deswegen weiß er Frau Monika Eginger und Herrn Peter E. Wüthrich vom Hans Huber Verlag in Bern (Schweiz) sehr zu danken für ihr freundliches, entgegenkommendes und hilfsbereites Zutun am Gelingen dieses Buches.

Düsseldorf, im März 2005 O. Berndt Scholz

---

2 Antoniusweg 15, D-96199 Zapfendorf

1 Klassifikation und Deskription der Störungsbilder – ein Überblick

Man kennt eine sehr große Anzahl verschiedener Schmerzerkrankungen. Hier sollen die am häufigsten vorkommenden kurz aus einer für psychologische Psychotherapeuten nützlichen Perspektive dargestellt werden. Zahlreiche sog. psychosomatische Syndrome können bei Bedarf im Handbuch von Egle, Hoffmann, Lehmann und Nix (2003) nachgelesen werden.

1.1 Rheumatische Schmerzsyndrome

Klassifikation: Rheumatische Erkrankungen sind ebenso vielgestaltig wie häufig vorkommend. In der Literatur schwanken die Zahlen zwischen 100 und 460 verschiedenen Krankheitseinheiten. Ihre typischen Symptome sind Schmerzen in den Gelenken und Muskeln, steife Knie, Rückenschmerzen, geschwollene und rote Gelenke. Die Erkrankungen können also Bindegewebe, Bänder, Sehnen, Gelenke, Knochen bzw. Muskeln betreffen. Die Vielfalt der Erkrankungen wird seit 1985 als «Neue Nomenklatur der rheumatischen Prozesse» in vier große Gruppen unterteilt, nämlich

- Entzündliche Gelenk- und Wirbelsäulenprozesse, z. B. chronische Polyarthritis, Spondylitis ankylosans
- Degenerative Gelenk- und Wirbelsäulenerkrankungen, z. B. Arthrosen, Spondylosen
- Stoffwechselbedingte Gelenk- und Wirbelsäulenerkrankungen, z. B. Gicht
- Extraartikuläre Erkrankungen, z. B. Fibromyalgie, Generalisierte Fibrositis

Epidemiologie: Etwa 4 % der Weltbevölkerung, d. h. mindestens 2,6[1] Millionen Menschen, leidet an einer dieser Erkrankungen, deren gemeinsames Symptom der Schmerz ist. Allein in Deutschland ist etwa jede dritte Person davon betroffen, also mehr als 20 Millionen Menschen. Auf je 1000 Pflicht- und freiwillig Versicherte entfielen im Jahre 1990 83,75 Arbeitsunfähigkeitsfälle mit der Diagnose «Rheumatismus». Das durchschnittliche Vorkommen in der allgemeinärztlichen Praxis beträgt etwa 12,5 %. Damit werden Kosten für die medizinische Versorgung fällig, die pro Jahr bei ca. 4 Mrd. € liegen. Die Lebenserwartung der davon Betroffenen verkürzt sich etwa um sieben Jahre.

Nachfolgend sollen die vier großen Krankheitsgruppen insoweit beschrieben werden, als sie für Hypnotherapeuten von Bedeutung sind. Die Ausführungen stützen sich auf Sammeldarstellungen von Zenz und Jurna (1993) Flöter (1998), Basler, Kröner-Herwig, Rehfisch und Seemann (1999), Dohrenbusch (2002), Krebs (2003) sowie Egle, Hoffmann, Lehmann und Nix (2003).

1.1.1 Entzündliche rheumatische Erkrankungen – Beispiel: Chronische Polyarthritis (ICD-10-Nr.: M05 – M14)

Die chronische Polyarthritis ist eine Repräsentantin für entzündliche rheumatische Gelenkerkrankungen. Bei ihr (syn. rheumatische Arthritis; Abk. cP, RA) handelt es sich um eine entzündliche Bindegewebserkrankung, die meistens mehrere Gelenke paarig befällt, aber auch Bindegewebe der Augen, innere Organe oder Blutgefäße können davon betroffen sein.

Epidemiologie: Ihr Vorkommen wird unterschiedlich angegeben; je nach geographischer Lage sind 1 bis 3 % der Bevölkerung erkrankt, wobei Frauen drei bis viermal häufiger betroffen sind als Männer. Bei Männern liegt die durchschnittliche Erstmanifestation im 30. Lebensjahr, bei Frauen im 55. Lebensjahr. Bei einer mittleren Krankheitsdauer von etwa 20 Jahren entspricht die Inzidenz etwa 1 Patient pro 2000 Einwohner pro Jahr.

Krankheitsbild und Krankheitsverlauf: Die Erkrankung kann schleichend, aber auch in Schüben verlaufen, ist progredient und führt zu Veränderungen aller Gelenke (vgl. **Abb. 1.1**). Die Entzündungsvorgänge sind Folge typischer Autoimmunprozesse. Konkrete Auslösebedingungen der Erkrankung sind bis heute noch nicht

---

1 Die jeweils aktuellen Zahlen können im Internet abgerufen werden.

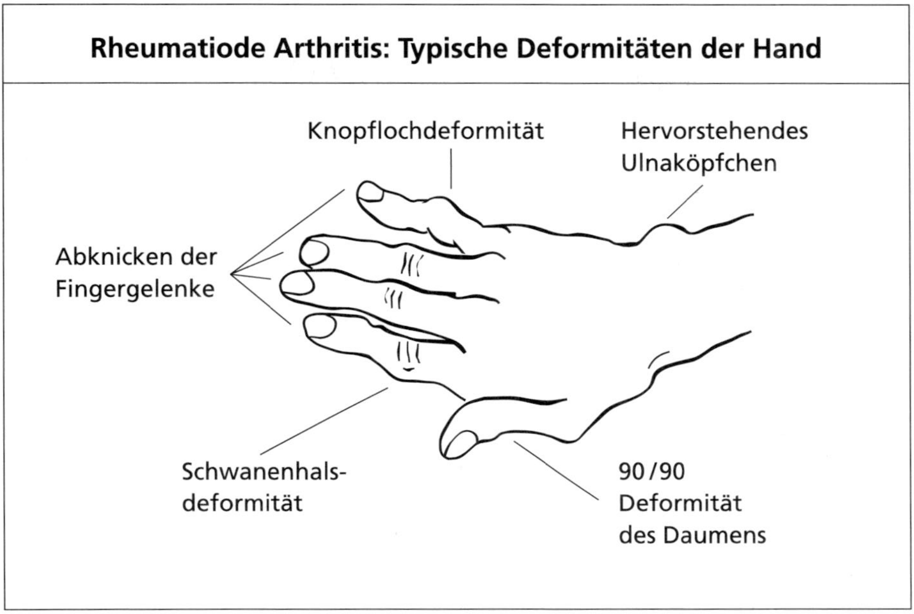

Abbildung 1.1: Deformationen der Hand eines Patienten mit chronischer Polyarthritis (Quelle: www. medizinfo.de/rheuma).

hinreichend bekannt. Progrediente Bewegungseinschränkungen der Patienten sind eine zwangsläufige Folge, die wiederum zu Muskelatrophien führen.

Während eine gerade aufgetretene cP bei etwa 20 % der Patienten wieder vollständig verschwinden kann, muss bei einer mehr als zwölf Monate persistierender Symptomatik mit einem chronischen Verlauf gerechnet werden. In etwa 15 % dieser Fälle ist ein unaufhaltsam progredienter, gar bösartiger Krankheitsverlauf zu erwarten.

Man unterscheidet drei Krankheits- bzw. Chronifizierungsphasen. In der *Prodromalphase* sind rasche Ermüdbarkeit, Appetitlosigkeit, Gewichtsverlust, Kraftlosigkeit, Parästhesien, Durchblutungsstörungen einzelner Finger, Gelenkschmerzen und erhöhte Körpertemperatur charakteristisch. Schmerz kann als Ruhe-, Bewegungs- und Dauerschmerz auftreten. Immer aber treten die Krankheitszeichen symmetrisch auf. Die Symptome deuten zunächst auf eine Allgemeinerkrankung hin. In der *zweiten Phase*, die Monate bis Jahre nach der ersten Phase einsetzen kann, kommt es zu schmerzhaften Schwellungen der großen und kleinen Gelenke, zu Morgensteifigkeit und bläulichen Verfärbungen an den kleinen Gelenken. Die Gelenkschwellungen sind weich und fluktuierend. Der Allgemeinzustand verschlechtert sich, ein typischer Händedruckschmerz ist feststellbar; ein Rheumafaktor ist serologisch nachweisbar. In der Halswirbelsäule strahlen die Schmerzen vorwiegend nach okzipital; Funktionseinschränkungen, verbunden mit Parästhesien, Schwindel, Sehstörungen und Ohrensausen können die Folge sein. In der *dritten Krankheitsphase* verstärken sich die genannten Symptome weiter. Schmerzhafte Schwellungen an den Gelenken beider Körperseiten werden ebenso berichtet wie Kiefergelenkschmerzen. Bewegungseinschränkungen, sozialer Rückzug, Angst vor Schmerzattacken und dysphorische Verstimmungen sind regelhaft feststellbar. Nicht immer sind die genannten Symptome gemeinsam und gleichzeitig zu beobachten. Der Übergang von einer in die andere Phase kann langsam und schleichend sein, aber ebenso auch schlagartig und in Schüben erfolgen.

Die genannten *Erlebens- und Verhaltensbesonderheiten* sind in zahlreichen Studien verifiziert worden. Schmerz hat die Funktion eines Stressors, welcher Angst erzeugt. Die Schmerz-Angst-Spirale ist ein Charakteristikum der cP, wie Lerman (1987) bereits festgestellt hat. Anderson et al. (1986) erwähnen zusätzlich zur Reduktion sozialer Beziehungen, Angst, Depression, motorische Funktionsbeeinträchtigung und sexuelle Probleme, Schlafstörungen und Complianceprobleme. Wir haben 24 Frauen mit cP und 36 gesunden Frauen das Freiburger Persönlichkeitsinventar zur Beantwortung vorgelegt (vgl. Scholz, 1994) und die in **Abbildung 1.2** dargestellten Besonderheiten im Erleben und Verhalten finden können.

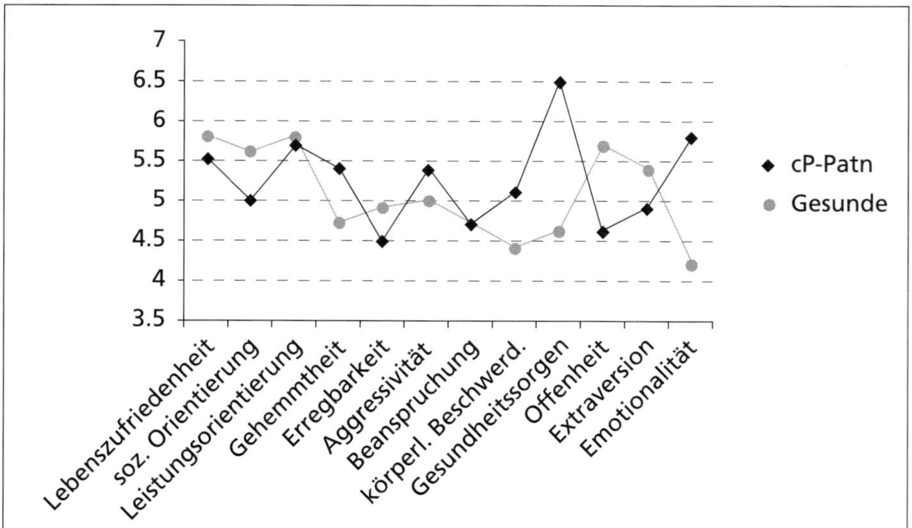

Abbildung 1.2: Habituelle Erlebens- und Verhaltensbesonderheiten im Selbstbericht von Patientinnen mit cP (n = 24) und gesunden Frauen (n = 36). Auf der Ordinate sind Stanine-Werte abgetragen. Erläuterungen im Text!

Die Probanden waren hinsichtlich Alter, Geschlecht und zahlreicher anderer psychosozialer Merkmale gut miteinander vergleichbar. Gegenüber Gesunden sind cP-Patienten durch geringere soziale Orientierung, Erregbarkeit, Offenheit und Extraversion, hingegen durch größere Gehemmtheit, Aggressivität, körperliche Beschwerden, Gesundheitssorgen und Emotionalität gekennzeichnet.

Pathogenese: Unter einer somatischen Perspektive werden genetische, autoimmunologische und infektiöse Bedingungen diskutiert. Was die *genetische* Determination betrifft, so findet man zwar bei 9 von 10 das Allel HLA-DR4[2]. Und auch Zwillingsuntersuchungen ergeben eine Konkordanzrate von ca. 30 % bei monozygoten Zwillingen. Allerdings ist die Penetranz genetischer Dispositionen nicht hoch, so dass Jungnitsch (2003) zu der Auffassung gelangt, bei genetischen Einflüssen handelt es sich um eine Prädisposition.

Bei 70 bis 80 % aller cP-Patienten können laborchemisch Rheumafaktoren nachgewiesen werden, welche auf *autoimmunologische Prozesse* schließen lassen. Anhand von wenigstens 6 verschiedenen Immunparametern lassen sich entzündlich-rheumatische Erkrankungen nachweisen. Diese Parameter charakterisieren die Krankheitsaktivität, denn ihr Vorhandensein steht für Autoimmunprozesse, nämlich für Antikörper gegen verschiedene Zellbestandteile, Zelltypen oder Stoffwechselprozesse.

Bei cP-Patienten können weit überzufällig häufig spezifische Antigene gegen Zellen nachgewiesen werden, die mit dem Epstein-Barr-Virus infiziert worden sind. Das lässt auf *Infektionsvorgänge* schließen.

Psychische Einflüsse haben die Funktion von fördernden Bedingungen (sind also keine Ursache). Konkret: Unter der Bedingung, dass eine für cP prädisponierte Person chronischen familiären (und möglicherweise auch beruflichen) Konflikten ausgesetzt ist, dass sie sich in einer Trennungs- bzw. Scheidungsphase befindet oder den Tod eines nahen Angehörigen zu beklagen hat, ist die Wahrscheinlichkeit überzufällig hoch, dass die Erkrankung ausbricht oder in ein neues Stadium tritt. M.a.W.: Die Ursache der Erkrankung – das ist jene Bedingung, die cP unmittelbar und direkt hervorbringt – ist derzeit nicht bekannt. Die Koinzidenz der o.g. somatischen Faktoren und Veränderungen in der hergebrachten Lebenssituation, die den Charakter von Belastungen haben, macht einen Krankheitsausbruch sehr wahrscheinlich oder verschlechtert den Verlauf der cP.

In der **Abbildung 1.3** sind die interdepenenten Beziehungen der genannten Einflüsse skizzenhaft dargestellt.

---

2 Es handelt sich dabei um ein gewebespezifisches, chromosomengebundenes Antigen.

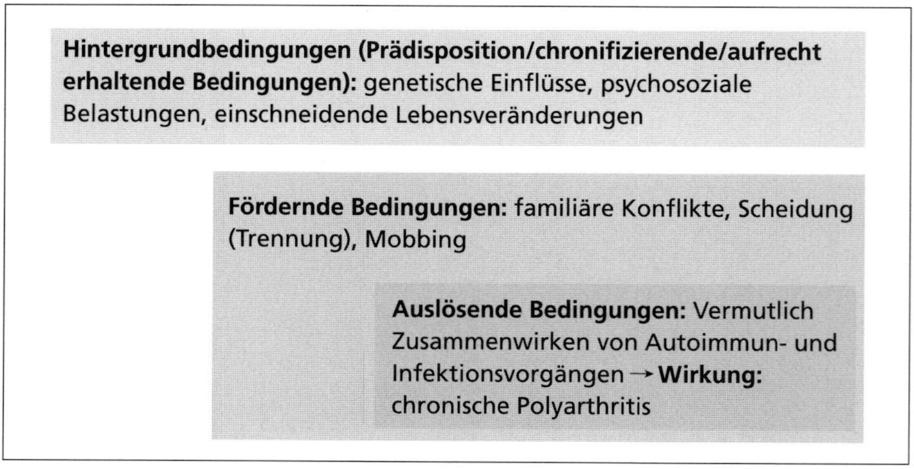

Abbildung 1.3: Die funktionalen Beziehungen unterschiedlicher Bedingungen bei der Pathogenese der chronischen Polyarthritis.

Somatische Behandlungsmaßnahmen: Wegen unzureichender Kenntnis der Ursachen der Erkrankung kann die Therapie nur symptomatisch sein. Man kennt eine breite Palette unterschiedlicher Maßnahmen, von denen viele erfahrungsbedingt, also weniger wissenschaftlich begründet sind (vgl. **Abb. 1.4**).

Hauptsächlich wird medikamentös behandelt. Behandlungsziel ist dabei die Schmerzen zu reduzieren und Entzündungsvorgänge einzudämmen. Die Nebenwirkungen der Medikamente sind großenteils ganz erheblich.

Chirurgische Überlegungen gehen dahin, mögliche Herde der Erkrankungen zu entfernen. Das betrifft beispielsweise die Entfernung der Tonsillen oder erkrankter Zähne, aber auch operative Eingriffe in die Nasennebenhöhlen, den Urogenitalbereich und den Gastrointestinalbereich. Naturheilkundliche Maßnahmen beziehen sich darauf, das Immunsystem in seiner Funktionsfähigkeit zu unterstützen.

Hervorgehobene Bedeutung haben balneo-physikalische Maßnahmen. In vielfältiger Weise wird die Hydrotherapie – z. B. die Kneipp'schen Anwendungen – zur Linderung der Schmerzen und Bewegungseinschränkungen eingesetzt. Das können Wickel, Auflagen, Packungen, Bäder, Waschungen, Dämpfe, Wassertreten, Tau- oder Schneelaufen sein. Balneotherapie im engeren Sinne besteht darin, dass die Patienten für eine gewisse Zeit ein Bad definierter Wärme nehmen, das mit spezifischen Zusätzen versehen ist. Nach jedem Bad muss eine mindestens halbstündige Ruhepause eingelegt werden. Patienten mit cP berichten häufig davon, dass ihnen Bewegungstherapie spürbare Hilfe bringt.

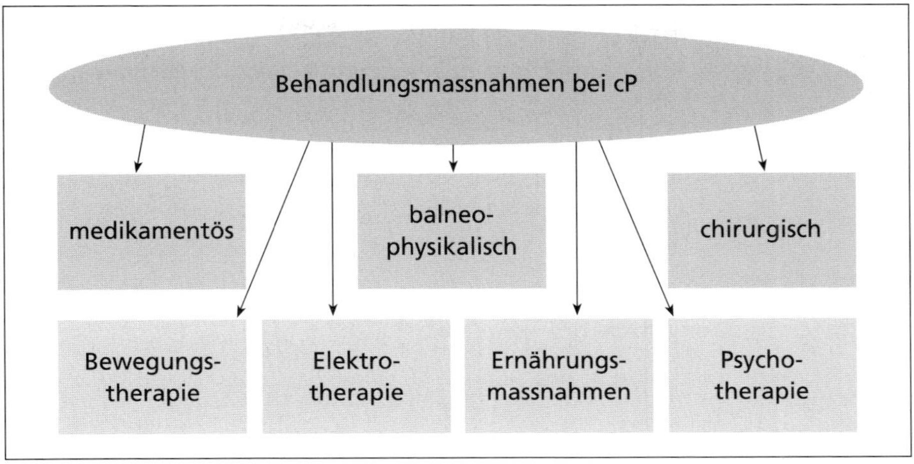

Abbildung 1.4: Das Spektrum möglicher Behandlungsmaßnahmen bei Patienten mit cP.

Während des Krankheitsprozesses werden Gelenke zerstört, Gewebe wuchern, Verknöcherungen bilden sich heraus. All dies wird verstärkt durch die schmerzbedingte Schonhaltung der Gelenke und damit verbundener Bewegungseinschränkungen. Gegen diese pathogenen Prozesse, insonderheit Muskelatrophien und Gelenkversteifungen, sind gezielte Bewegungstrainings das Mittel der Wahl.

Bei der Elektrotherapie werden Ströme unterschiedlicher Frequenz appliziert. Je nach Frequenz unterscheidet man beispielsweise Galvanisation, Iontophorese, Kurzwellentherapie oder Transcutane Elektrische Nervenstimulation (TENS). Der Einsatz der verschiedenen Methoden bewirkt eine Überstimulation der afferenten Nerven, so dass es letztlich zu einer Hemmung des Schmerzreflexes kommt (vgl. Birbaumer und Schmidt, 2003).

Zu den medizinischen Behandlungsmaßnahmen werden – zu Recht oder Unrecht, das ist eine nebensächliche Frage – auch Ernährungsumstellungen gezählt. Dabei geht es vor allem um eine langfristige Umstellung auf laktovegetabile[3] Kost. Wie für Gesunde und Kranke allgemein, gilt insbesondere auch für Patienten mit cP, dass die Ernährung vollwertig, ballast- und abwechslungsreich sowie ausgewogen sein soll. Auch in der Psychotherapie wird man gelegentlich auf Ernährungsgewohnheiten zu sprechen kommen.

---

3 Man versteht darunter eine Ernährung, die weitgehend ohne Fleisch bzw. Fleischprodukte auskommt.

Psychotherapeutische Interventionen[4] beziehen sich auf

- den Umgang mit krankheitsbedingten Behinderungen und Verkrüppelungen,
- damit verbundener sozialer Isolierung, Vereinsamung und/oder Ausgrenzung,
- defizitärer Selbstsicherheit und ebensolchem Selbstwerterleben,
- die Kontrolle von Angst und depressiven Verstimmungen,
- Schmerzkontrolle,
- Aktivierung zu angemessenen Freizeitaktivitäten.

Mit Bezug auf www.medizinfo.de/rheuma soll im **Kasten 1.1** zusammenfassend festgehalten werden:

Kasten 1.1

Zusammenfassung – chronische Polyarthritis

- cP ist eine entzündliche Bindegewebserkrankung, die meistens mehrere Gelenke symmetrisch befällt.
- Außer den Hand- und Fingergelenken sind oft weitere Gelenke, aber auch Organsysteme betroffen.
- cP gilt als eine Autoimmunkrankheit, bei der Vererbung und endokrinologische Besonderheiten einen beträchtlichen Einfluss haben.
- Bei der cP bilden sich wuchernde Zellverbände, die sich über den Gelenkknorpel legen.
- Die Reaktionskette ist Rötung – Erwärmung – Schwellung – Schmerz.
- Konkrete Krankheitsursachen sind derzeit nicht bekannt.
- Der Krankheitsverlauf ist schleichend oder akut; meistens verläuft die cP in Schüben.
- Die Therapie ist nicht kausal; neben einer medikamentösen Basistherapie und physikalischen Maßnahmen kommen zahlreiche adjunktive Maßnahmen hinzu.
- Psychotherapie zielt darauf ab, Schmerzkontrollmaßnahmen zu vermitteln und chronisches Krankheitsverhalten zu modifizieren.

1.1.2 Extraartikuläre Erkrankungen – Beispiel: Fibromyalgie (ICD-10-Nr.: M79)

Die Fibromyalgie ist eine Repräsentantin für extraartikuläre Erkrankungen. Das Krankheitsbild wird auch unter der Sammelbezeichnung «Muskelrheumatismus» oder «Weichteilrheumatismus» geführt. Gemäß einer vielfach bewährten Systematisierung durch die Deutsche Gesellschaft für Rheumatologie ist folgende Einteilung dieser Krankheitsgruppe möglich:

- Erkrankungen der Muskulatur (Myopathie)
- Erkrankungen der Sehnen (Tendinitis), der Sehnenscheiden (Tendovaginitis), der Bänder (Ligamentitis) und der Faszien (Fasciitis)
- Erkrankungen der Schleimbeutel (Bursitis)
- Kombinierte Weichteilerkrankungen, z. B. Periarthropathien
- Erkrankungen des Unterhautbindegewebes (Pannikulitis, Pannikulosen)

Die Aufzählung allein macht die Mannigfaltigkeit der extraartikulären Syndrome deutlich. Man unterscheidet eine primäre (ideopathische) Form der Fibromyalgie von einer sekundären Form, die Folge z. B. von cP, Lupus erythematodes oder Spondylitis ankylosans sein kann.

Epidemiologie: Epidemiologische Studien lassen den Schluss zu, dass etwa 1 bis 3 % der Gesamtbevölkerung von dieser Erkrankung betroffen ist. Vorwiegend sind es Frauen. Sie sind sechsmal häufiger als Männer von dieser Erkrankung betroffen. Allerdings bestehen geografische Einflüsse derart, dass gemäß zahlreicher Studien die Fibromyalgie in Europa häufiger anzutreffen ist als in den USA.

Die Wahrscheinlichkeit, an einer Fibromyalgie zu erkranken, ist dann überzufällig hoch, wenn in der weiblichen Linie der Familie diese Erkrankung bereits aufgetreten ist. Obgleich Fibromyalgie bereits im Jugendalter vorkommen kann – bei 16 bis 28 % der Patienten beginnt die Erkrankung bereits in der Kindheit und Jungend – liegt das Erkrankungsalter meistens bei etwa 35 Jahren. Jenseits des 60. Lebensjahres ist der Beginn der Fibromyalgie unwahrscheinlich.

4 Ebenso wie bei der Bewegungstherapie eine Bewegungstherapeutin oder ein Bewegungstherapeut die größte Expertise besitzt, so wird für psychotherapeutische Aufgabenstellungen eine Psychotherapeutin oder ein Psychotherapeut die kompetente Fachperson sein.

Krankheitsbild und Krankheitsverlauf: Leitsymptom ist ein akuter, subakuter oder chronischer Schmerz im Bereich des Stammes und/oder der Gliedmaßen, für den häufig eine Lage- und Belastungsabhängigkeit typisch ist. Ebenso sind die Schmerzen temperatur- und wetterabhängig. Die Beschwerden beziehen sich auf die Rücken-, Schulter- und Hüftregion, auf die Außenseiten der Oberschenkel, der Knie-, Ellenbogen- und Handgelenke. Dabei berichten die Patienten über bewegungsabhängige Schmerzen, Steifheits- und Spannungsgefühl in bestimmten Muskelgruppen, die lokal druckschmerzhaft sind. Muskelverspannungen können stark variieren. Parästhesien wie Taubheits- und Kältegefühl, Kribbeln und Einschlafgefühl werden oftmals angegeben.

Die beschriebenen Schmerzen treten vornehmlich an 18 sog. *Tenderpoints* auf. Deswegen konzentriert sich die Diagnose einer Fibromyalgie auf diese Tenderpoints. Elf der 18 Druckpunkte müssen gegenüber anderen Druckpunkten geringere Schmerzschwellen auslösen.

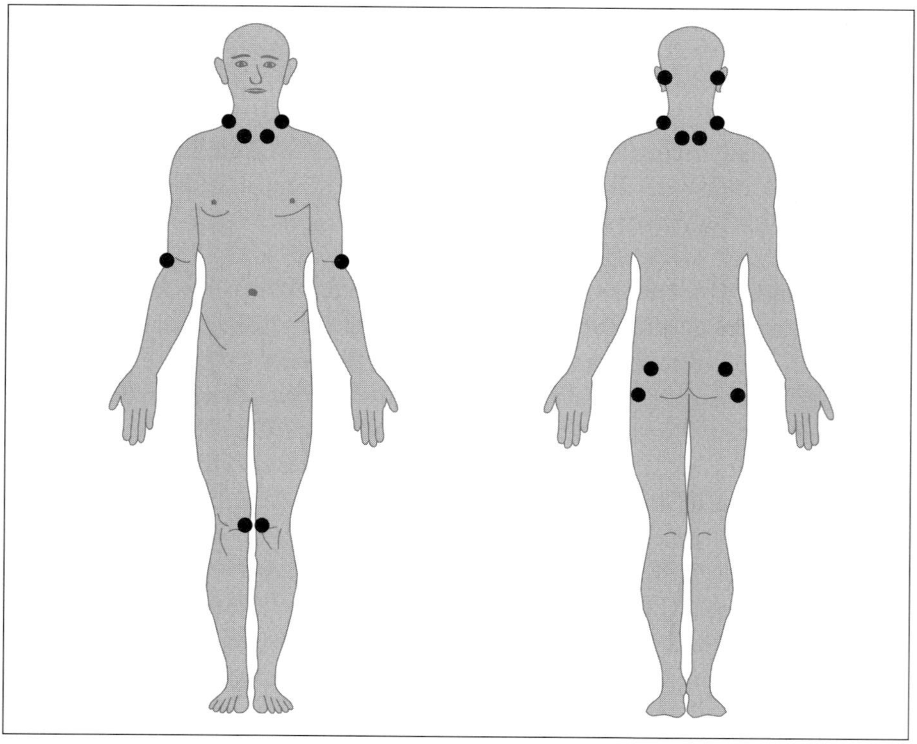

Abbildung 1.5: Darstellung der 18 schmerzauslösenden Druckpunkte bei Fibromyalgie. Von den 18 Tenderpoints müssen 11 schmerzhaft sein. Die Symptome müssen länger als drei Monate anhalten.

Eine ganze Reihe weiterer Symptome kennzeichnet die Störung, so Schlafstörungen, Konzentrationsstörungen, Leistungsabfall, allgemeine Müdigkeit, depressiv-dysphorische Schwankungen, Kopfschmerzen, Herzrhythmusstörungen, gastrointestinale Störungen, Allergien, unangemessene Stressbewältigungsstrategien, Dysmenorrhoe. Bedenkt man, dass selbst die Schmerzschwellenmessung auf Patientenangaben beruhen und subjektiv beeinflusst werden können, dann ist der intentionale Charakter der Störung ganz gewiss nicht nebensächlich. Hierbei sei auf die umfangreichen Untersuchungen an mehreren hundert Fibromyalgiepatienten von Dohrenbusch (2002) hingewiesen. Bei Ecker-Egle und Egle (2003) werden die in **Tabelle 1.1** genannten Begleitsymptome genannt.

Eingedenk des langwierigen, chronischen Krankheitsverlaufes, der schmerzbedingten Einschränkungen und der reduzierten Lebensqualität ist Fibromyalgie aber keine lebensbedrohliche Erkrankung. Dennoch ist der Leidensdruck ganz erheblich, was als eine günstige Ausgangsbasis für psychotherapeutische Bemühungen anzusehen ist. Betroffene werden dreimal so oft operiert wie der Durchschnitt der Bevölkerung. Dieses Faktum findet man auch bei Patienten, die an einer körperdysmorphen Störung leiden.

Tabelle 1.1: Häufigkeit von Begleitsymptomen bei Fibromyalgie (aus Ecker-Egle und Egle, 2003)

Begleitsymptom	Häufigkeit
Abgeschlagenheit	78,2 %
Morgensteifigkeit	76,2 %
Schlafstörungen	75,6 %
Parästhesien	67,1 %
Kopfschmerz	54,3 %
Angst	44,9 %
Funktionelle Abdominalbeschwerden	35,7 %

Pathogenese: Gründliche organmedizinische Untersuchungen ergeben oft keine verwertbaren, insbesondere keine entzündungsbedingten Befunde. Als biologische Faktoren werden häufig Fehlhaltungen oder Fehl- und Überbelastungen erwähnt. Für die bei vielen Patienten anzutreffende Muskelschwäche werden zentrale Mechanismen verantwortlich gemacht. Sie beziehen sich auf eine Hypofunktion der Hypothalamus-Hypophysen-Nebennieren-Achse und der Locus-Coeruleus-

Noradrenalin-Achse[5]. In zahlreichen Studien wurden erniedrigte Konzentrationen von Serotonin[6] und erhöhte Konzentrationen von Substanz P gefunden. Schließlich sind mehrfach Befunde vorgelegt worden, die eine schmerzbezogene sensorische Hypervigilanz belegen.

Eine Bindungswahrscheinlichkeit der Fibromyalgie an ein in der Vergangenheit erlittenes Schleudertrauma oder an einen Bandscheibenvorfall gilt als bestätigt.

Im Unterschied zu den bisher beschriebenen rheumatischen Erkrankungen wird bei der Fibromyalgie eine psychosomatische Genese immer wieder diskutiert. Es ist hier unerheblich, inwieweit eine solche kausale Betrachtung Bestand haben kann. Wesentlich ist wohl, dass psychische Bedingungen differentialätiologisch zu den prädisponierenden und krankheitsfördernden Faktoren der Fibromyalgie gehören. Diese Sichtweise ist mit Befunden zu vereinbaren, wonach bei den Patienten eine deutliche Zunahme der Substanz P bei gleichzeitiger Reduktion von Serotonin und Tryptophan als Neurotransmitter beobachtet werden kann. Neuropsychologisch handelt es sich hierbei um eine Dysregulation von Schmerzwahrnehmung und Depression.

Die Störung erreicht meistens ihr Vollbild im Alter von 60 Jahren, was ein Hinweis auf den chronischen, kontinuierlich zunehmenden Krankheitsverlauf ist. Oft auch verläuft die Krankheit wellenförmig, d. h. die Patienten berichten von phasenweisen Linderungen und Verschlechterungen des Beschwerdebildes. Im Frühjahr und im Herbst sind die Schmerzen meistens stärker ausgeprägt.

Fibromyalgie wird niemals, wie andere rheumatische Erkrankungen, zur Zerstörung oder Funktionseinschränkungen von Gelenken oder anderen Strukturen des Bewegungssystems führen. Dennoch hat sie, was die Besserung der Symptome angeht, keine gute Prognose. Chronifizierende Krankheitsverläufe sind unbedingt zu verhindern, denn bei etwa zwei Dritteln aller Patienten persistiert die Schmerzsymptomatik und verändert sich kaum innerhalb eines Zeitraumes von 10 bis 15 Jahren.

Somatische Behandlungsmaßnahmen: Das organmedizinische Behandlungsangebot beschränkt sich auf physikalische und medikamentöse Maßnahmen. Die medikamentöse Therapie der Fibromyalgie ist unspezifisch. Zumeist werden Antidepressiva verschrieben, um den reduzierten Serotonin- und damit auch Substanz

---

5 Dabei handelt es sich um eine endokrine Regulationsachse, die im Zusammenhang mit Alterationen des sympathischen Nervensystems steht.

6 Der Neurotransmitter kommt bei Depressiven ebenfalls reduziert vor und moduliert die Funktion der Substanz P. Letztgenannte korreliert negativ mit der Höhe der Schmerzschwellen.

P-Stoffwechsel zu modifizieren. Damit wird sowohl eine geringere Schmerzempfindlichkeit als auch eine Reduktion dysphorischer Zustände bezweckt. Diese Behandlungsmaßnahme wird häufig unterstützt durch die Verabreichung von muskelrelaxierend und anxiolytisch wirkenden Tranquillizern, die allerdings ein nachgewiesenermaßen hohes Abhängigkeitspotential haben. Für die Vergabe von nichtsteroidalen Antirheumatika und systemisch applizierten Corticoiden gibt es derzeit keine langfristigen Wirksamkeitsnachweise.

Die physikalischen Anwendungen konzentrieren sich auf Bewegungs- und körperliche Belastungs- sowie Ausdauertrainings. Psychotherapeuten sollten ihren Patienten empfehlen, sich anzumelden bei der Unterwassergymnastik, in gut kontrollierten Krafttrainings-Einrichtungen, Walking- oder ähnlichen Gruppen.

Mit Bezug auf www.medizinfo.de/rheuma soll im **Kasten 1.2** zusammenfassend festgehalten werden:

Kasten 1.2

Zusammenfassung – Fibromyalgie

- Fibromyalgie ist die häufigste Erkrankung innerhalb der extraartikulären Rheumakrankheiten.
- Fibromyalgie ist durch starke Schmerzen im Bereich der Sehnen und Muskeln gekennzeichnet. Sie bestehen meistens jahrlang (chronischer Krankheitsverlauf). Außerdem Schlafstörungen, Konzentrationsstörungen, allgemeine Müdigkeit, Depressionen und zahlreiche schlecht zu objektivierende (somatoforme) Symptome.
- Druckschmerzhafte Tenderpoints sind charakteristisch; 11 von 18 Tenderpoints sind das cut-off-Kriterium für die Diagnose.
- Die vielfältigen Begleitsymptome haben vielfach Fehldiagnosen zur Folge und erhöhen den chronifizierenden Krankheitsverlauf und damit das Leid der Betroffenen.
- Die Ätiopathognese ist noch unklar.
- Medikamente sind häufig nicht wirksam. Niedrig dosierte Antidepressiva bringen verbesserten Schlaf.
- Physikalische und psychotherapeutische Maßnahmen stehen im Vordergrund.

1.1.3 Degenerative Erkrankungen – Beispiel: Arthrosen (ICD-10-Nr.: M15 – M19)

Arthrosen sind eine Repräsentantin für degenerative Gelenk- und Wirbelsäulenerkrankungen. Sie sind wie die cP irreversibel. Sie werden durch den vorzeitigen und übermäßigen Abrieb des Knorpels bedingt, der sich als Gleitschicht zwischen den Kontaktflächen der Gelenkknochen befindet. Betroffen sind vor allem die Gelenke der unteren Extremitäten, primär die Kniegelenke und sekundär die Hüftgelenke. Ein Gelenkverschleiß kann sich aber auch an den Gelenken der oberen Extremitäten, wie Daumensattelgelenken, Fingergelenken, Ellenbogengelenken und Schultergelenken entwickeln. Schmerzen, Schwellungen und Bewegungseinschränkungen begleiten diesen Prozess, der über eine Deformierung bis zur Versteifung der Gelenke gehen kann.

Epidemiologie: Arthrosen treten mit zunehmendem Alter häufiger auf und sind im hohen Alter bei fast jedem Menschen nachzuweisen. So findet man bei Zwanzigjährigen kaum Arthrosen, wohingegen zwei Drittel aller Siebzigjährigen die genannten degenerativen Veränderungen vorzuweisen haben. Immer häufiger aber treten Knorpelschäden schon bei Kindern und Jugendlichen auf, was auf zivilisationsbedingte Einflüsse hinweist. Frauen sind häufiger vertreten als Männer. In Deutschland leiden mehr als 20 Mio. Menschen zeitweilig an arthrotischen Beschwerden.

Etwa 5 Millionen Menschen in Deutschland äussern arthrosebedingte Beschwerden. Im Jahre 2010 wird jeder fünfte Einwohner Deutschlands von Arthrose betroffen sein. Diese Verschleißerkrankung der Gelenke ist als eine Volkskrankheit einzustufen. Sie ist die häufigste Erkrankung des Stütz- und Bewegungsapparates. Gemäß einer Berechnung des Zentralinstitutes für Krankenkassen (München) ist das deutsche Gesundheitswesen mit jährlich mehr als 8 Milliarden Euro belastet. Gegenwärtig werden in Deutschland ca. 120 000 künstliche Hüft- und ca. 75 000 künstliche Kniegelenke pro Jahr eingesetzt.

Krankheitsbild und Krankheitsverlauf: Die Kardinalsymptome der Arthrose bestehen im Schmerz, Reibegeräuschen, und Bewegungs- und Funktionseinschränkungen. Man unterscheidet eine primäre von einer sekundären Form der Arthrose. Bei der *primären Form* sind exogene Einflüsse maßgeblich, nämlich Überbelastungen, unphysiologischer Gebrauch der Gelenke (z. B. extremer Leistungssport, Schwerarbeit, einseitige Gelenkbelastung), aber auch nachlassende Leistungsfähigkeit der einschlägigen Gewebe infolge Alterung oder Stoffwechselbesonderheiten. Bei der *sekundären Form* der Arthrose sind angeborene Fehlentwicklungen,

Gelenkdysplasien, exogene Schädigungen, langfristige Ruhigstellung u. a. Einflüsse krankheitsfördernd. Prinzipiell sind alle Gelenke des Körpers für Arthrose anfällig. Besonders häufig aber kommen die Coxarthrose, die Gonarthrose und die Fingergelenkspolyarthrose vor. Das klinische Bild ist Folge eines Verschleißes im Gelenk. Im **Kasten 1.3** sind die Symptome des Krankheitsbildes zusammengestellt worden, wobei viele davon fakultativ sind.

Die Arthrose des Hüftgelenks (Coxarthrose) ist das häufigste Hüftleiden. Sie entwickelt sich meistens in der zweiten Lebenshälfte und beginnt uncharakteristisch und allmählich. Beim Aufstehen hinken die Patienten kurzzeitig. Man spricht von «Anlaufschmerz». Die für cP charakteristische Morgensteifigkeit ist bei der Arthrose kaum zu beobachten.

Zunächst ist der Knorpel betroffen, allmählich verschleißen auch die den Gelenken zugehörigen Knochen. Das zeigt sich u. a. in verschmälerten Gelenkspalten, charakteristischen Ausläufern des Knochens und Verdichtungen sowie Defekten des Knochens unterhalb des Knorpels (vgl. **Abb. 1.6**).

Kasten 1.3

Symptome der Arthrose

- Blutwerte in der Regel o.B.
- Muskelatrophie insbesondere in den befallenen Körperteilen
- Fehlstellungen der Gelenke
- Geräusche beim Bewegen der Gelenke (knacken, knirschen)
- Kälteempfindlichkeit
- Bewegungseinschränkungen
- Schmerzen beim Treppensteigen (treppab bei Gonarthrose; treppauf bei Coxarthrose)
- Dauerschmerz nachts
- Belastungsschmerz
- Schmerzen am Beginn einer Bewegung
- Ermüdungsschmerz

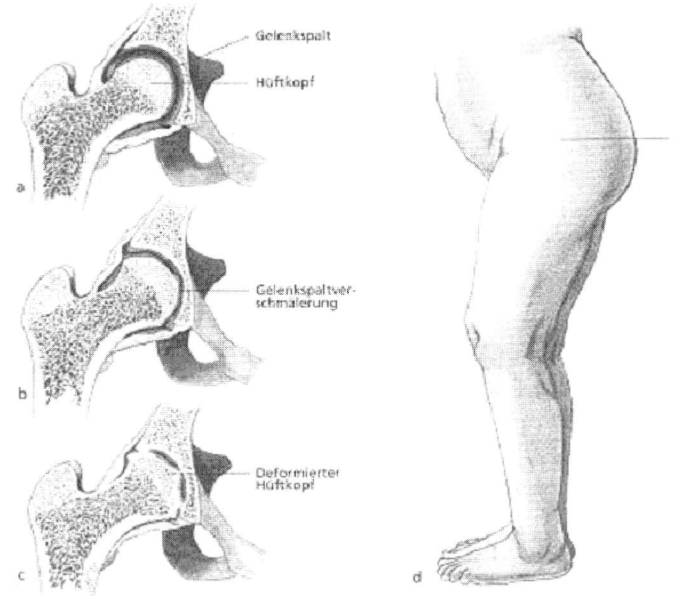

Abbildung 1.6: Darstellung einer Arthrose des Hüftgelenkes (Coxarthrose). In (a) ist ein normal entwickeltes, gesundes Gelenk dargestellt. In (b) wird der Verschleißprozess veranschaulicht. Es kommt zu einer Verschmälerung des Gelenkspaltes, deren Folge ein deformierter Gelenkkopf wird (c). In (d) sind die vom Patienten geklagten Schmerzen angegeben. Quelle: www.dr-wahl-soltau.de/neu/interaktiv/.

Der Krankheitsverlauf ist ausgesprochen variabel. Zu Beginn berichten die Patienten häufig von Beschwerdefreiheit. Das Ausmaß der nachgewiesenen morphologischen Schädigungen korreliert in allen Krankheitsstadien so gut wie nicht mit den Bewegungseinschränkungen oder geklagten Schmerzen der Patienten. Psychotherapeuten haben deswegen auf die Klagsamkeit der Patienten zu hören und sich nach dem speziellen Krankheitsverhalten zu erkundigen.

Patienten mit Arthrose berichten von Wetterfühligkeit, die Beschwerden hängen insbesondere mit kalter und feuchter Witterung zusammen. Obgleich Arthrosen sehr häufig auftreten, ein ganz erheblicher Kostenfaktor im Gesundheitswesen sind und das Wohlbefinden der Patienten beträchtlich einschränken, sind Erlebens- und Verhaltensbesonderheiten bislang kaum untersucht worden. Das will nicht heißen, dass diese Patienten von Psychotherapie nicht profitieren würden. Ihre Schlafstörungen, die schmerzbedingten Verspannungen und ihre eingeschränkte Bewegungsfähigkeit verlangen nach Ressourcenaktivierung. Denn ihr Wohlbefinden hängt wie bei jedem von uns von der Befriedigung der vier Grundbedürfnisse ab: Orientierung, Kontrolle und Kohärenz – Lust – Bindung – Selbstwerterhöhung (vgl. Epstein, 1993).

Pathogenese: Die Gelenkknochen mit glatten Knorpeloberflächen ermöglichen eine reibungsfreie Bewegung. Aber auch die Pathogenese der Arthrose ist nach übereinstimmender Meinung ein multifaktorieller Prozess. Dieser ist in **Abbildung 1.7** veranschaulicht worden.

Zur vollen Entfaltung gelangt das Krankheitsbild durch mechanische Überbelastung sowie durch statische bzw. traumatische Einflüsse. Weiterhin spielen Durchblutungsbesonderheiten, Stoffwechselstörungen und eine anlagebedingte Disposition eine krankheitsdeterminierende Rolle. Die Arthrose wird durch Übergewicht begünstigt und möglicherweise auch durch arbeitsbezogene Risikofaktoren wie schwere körperliche Arbeit (Heben und Tragen von Lasten), ungünstige Haltung (Zwangshaltungen und repetitive Bewegungen) sowie einseitige und monotone Belastungen (statische Muskelarbeit).

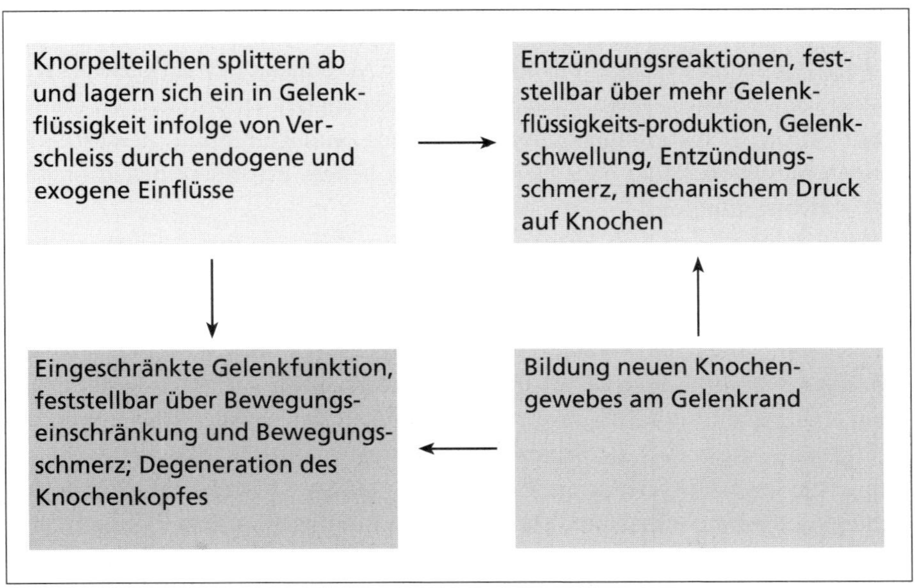

Abbildung 1.7: Ätiopathogenese der Arthrose. Die dunkel eingefärbten Kästen sind für das Krankheitsverhalten relevant.

Somatische Behandlungsmaßnahmen: Entscheidend bei der Wahl der Therapie ist, ob es sich um eine primäre oder sekundäre Arthrose handelt. Denn bei der sekundären Arthrose ist oft eine Ursachenbehandlung möglich, die ein Fortschreiten des Abnutzungsprozesses bremsen kann. Eine primäre Arthrose kann derzeit nur symptomatisch behandelt werden, so dass den adjunktiven Behandlungsangeboten automatisch ein größerer Stellenwert zukommt.

Im Wesentlichen sind die Therapieangebote analog zu denen der cP. Allerdings haben chirurgische Eingriffe eine größere Bedeutung, denn künstliche Hüft- oder Kniegelenke sind ebenso weit entwickelt wie die operative Technik, so dass die Patienten nach erfolgter Operation zumeist stark bis weitgehend beschwerdefrei sind.

Die Behandlungsstrategie richtet sich danach, inwieweit die betroffenen Gelenke schmerzhaft geschwollen sind. Dann ist eine medikamentöse Behandlung mit Antiphlogistica, Analgetica oder nichtsteroidalen Antirheumatica hilfreich. Bei akuter Gelenkreizung ist meist Kältebehandlung angezeigt. Sie kann eine muskuläre Entspannung bewirken. Wärme wirkt ebenfalls muskelentspannend, durchblutungsfördernd und schmerzlindernd.

Wenn die Gelenke durch Versteifung und Fehlstellung vor allem in ihrer Beweglichkeit eingeschränkt sind, profitieren Patienten von Krankengymnastik, manueller Therapie und anderen physikalischen Maßnahmen. Sie konzentrieren sich auf bewegungstherapeutische Maßnahmen wie Radfahren, Schwimmen und Bäder. Als günstige gelenkschonende sportliche Aktivitäten werden gezielte Gymnastik, Schwimmen, Walken, Radfahren oder Skilanglauf empfohlen. Bei chronischen Muskelverspannungen mit Stoffwechsel- und Durchblutungsstörungen können Massagen, Bäder oder Elektrotherapie helfen. Besondere Bedeutung hat die Gewichtsreduktion.

Wenn die Arthrose weit fortgeschritten ist, so dass ständige Bewegungs- und Belastungsschmerzen die Folge sind und dadurch auch der Nachtschlaf nachhaltig gestört ist, dann sind die Patienten gedanklich fast nur noch mit ihren Schmerzen befasst. Die Schmerzen werden dann nicht nur im erkrankten Gelenk verspürt, sondern sie strahlen auch in andere Körperbereiche aus – letztlich wird der Erkrankte depressiv, fühlt sich unverstanden und tritt den sozialen Rückzug an. Im Gefolge von Angst, dass die Schmerzen nicht mehr kontrollierbar sein könnten, nimmt die Bewegungsarmut der Patienten zu, so dass einerseits eine Spirale, bestehend aus Bewegungsarmut, Muskelschwund und Gelenkeinsteifung in Gang kommt und andererseits eine Schmerzspirale entsteht, die aus körperlichen Funktionseinschränkungen und Reduktion des psychischen Wohlbefindens besteht. Spätestens dann ist eine begleitende Psychotherapie erforderlich.

Kasten 1.4

Zusammenfassung – Arthrose

- Nicht nur eine Alterserkrankung
- Degenerative Veränderungen der Knorpel an den Gelenken
- Primäre Arthrose aufgrund exogener Einflüsse
- Sekundäre Arthrose aufgrund spezifischer Grunderkrankungen
- Besonders häufiges Vorkommen von Cox-, Gon- und Fingerarthrose
- Hauptsymptome sind Schmerz und Wetterfühligkeit
- Unspezifischer Krankheitsverlauf
- Therapeutische Richtlinien analog zur cP
- Erlebens- und Verhaltensbesonderheiten bisher kaum untersucht

1.1.4 Stoffwechselbedingte Erkrankungen – Beispiel: Gicht (ICD-10-Nr.: M10)

Gicht ist eine Repräsentantin für krankhafte Gelenkveränderungen infolge metabolischer und ernährungsbedingter Störungen. Primär ist der Purinstoffwechsel[7] gestört. Infolge hoher Harnsäurekonzentrationen im Blut kommt es deshalb zu Ablagerungen von Harnsäurekristallen in Gelenken und Geweben.

Epidemiologie: Die Gicht zählt zu den typischen Wohlstandserkrankungen. In Zeiten des Notstandes war die Gicht kaum anzutreffen. Seit Ende des 2. Weltkrieges hat die Anzahl der an Gicht Erkrankten stetig zugenommen. Betroffen sind zu 95 % Männer, zumeist im mittleren Lebensalter. Östrogen gilt als protektiver Faktor bei Frauen. Heute weisen 5 % aller Männer erhöhte Harnsäurewerte auf. Frauen sind weitaus weniger davon betroffen. Allerdings steigt ihr Anteil nach den Wechseljahren, was auf die hormonelle Umstellung zurückzuführen ist.

---

7 Purin ist eine organisch-chemisch-heterocyclische Verbindung. Grundkörper der Puringruppe sind Harnsäureverbindungen. Purin entsteht im tierischen und pflanzlichen Stoffwechsel. Die Purinbasen sind Bausteine der Zellkerne.

Krankheitsbild und Krankheitsverlauf: Die Gicht kann in Schüben von akuten Anfällen und/oder chronisch verlaufen. – Auslöser für einen *akuten Gichtanfall* sind Ereignisse, die zu einer Erhöhung oder Reduzierung des Harnsäurespiegels führen. Das kann beispielsweise übermäßiger Alkoholkonsum, ein opulentes Essen oder extremes Fasten, aber auch körperliche Anstrengung sein. Meistens nachts kommt es dann zu einer akuten Entzündung bevorzugt des Großzehengrundgelenkes, seltener des Daumengrundgelenkes. Folge davon sind starke Schmerzen, Schwellungen, Rötungen und Erwärmung; zuweilen Fieber. Weitere möglicherweise betroffene Gelenke können Knöchel, Knie, Fingergelenke, Handgelenk und Ellenbogen sein. Unbehandelt wiederholen sich die Gichtanfälle derart, dass sich die Anfalldauer vergrößert, die Schmerzen verschlimmern und die Anzahl der betroffenen Gelenke zunimmt.

Beim Krankheitsbild der *chronischen Gicht* bilden sich über Jahre hinweg Ablagerungen von Harnsäurekristallen an verschiedenen Körperstellen. In den Gelenken führen sie zur Knochenzerstörung und irreversiblen Gelenkveränderungen. In Gelenknähe und an inneren Organen kommt es zur Ausbildung sogenannter Gichtknoten. Harnsäureablagerungen erhöhen die Wahrscheinlichkeit für Nierensteinbildung und damit für Niereschädigungen.

Pathogenese: Eine erbliche Disposition zu verminderter Harnsäureausscheidung und/oder vermehrter Harnsäurebildung gilt als sicher. Purinreiche Ernährung[8], exzessiver Alkoholgenuss und verschiedene Basiserkrankungen, die mit einem erhöhten Zellabbau einhergehen (z. B. maligne Tumore) erhöhen das Erkrankungsrisiko beträchtlich.

Somatische Behandlungsmaßnahmen: Kausaltherapie bedeutet diätetische Behandlung mit dem Ziel, den Harnsäurespiegel dauerhaft zu senken. Gegebenenfalls kann eine adjunktive Behandlung notwendig werden. Bedeutsam ist allerdings, dass die Patienten lernen, Kontrolle über ihr eigenes Essverhalten zu gewinnen und sich körperlich nicht zu überfordern. An dieser Stelle greifen psychotherapeutische Maßnahmen.

8 Purinreich sind Innereien, Fleisch, Hülsenfrüchte und Bier.

Kasten 1.5

Zusammenfassung – Gicht

- Das Krankheitsbild gehört zu den stoffwechselbedingten Erkrankungen, die überwiegend Männer betrifft. Seine Hauptsymptome sind Schmerzen, Gelenkschwellungen, Funktionsbeeinträchtigungen innerer Organe und Schlaflosigkeit.
- Gicht ist eine typische Zivilisationserkrankung, die mit Ernährungsgewohnheiten und körperlichen Belastungen zusammen hängt. Daraus ergeben sich psychosoziale Konsequenzen, die ggf. Gegenstand einer Hypnotherapie sind.
- Man kann ein akutes von einem chronischen Krankheitsstadium voneinander unterscheiden.
- Die medizinische Behandlungsstrategie besteht vornehmlich in der Änderung der Ernährungsgewohnheiten und medikamentöser Begleitbehandlung.
- Psychotherapeutische Ansätze ergeben sich in Bezug auf Schmerz, Schlafstörung und Compliance.

1.2 Rückenschmerz (ICD-10-Nr.: M40 – M54; F45.4)

Unter dem unspezifischen Begriff «Rückenschmerz» wird eine Vielzahl ganz unterschiedlicher Syndrome zusammengefasst. Medizinische Fachdisziplinen unterschiedlicher Spezialisierung befassen sich mit dieser Störung. Am meisten sind die Halswirbelsäulen- und die lumbo-sakrale Region betroffen.

Epidemiologie: «Gegenwärtig beträgt die Häufigkeit von Rückenschmerzen unter Erwachsenen in Deutschland zu jedem Zeitpunkt (Punktprävalenz) etwa 40 %, die 1-Jahres Prävalenz überschreitet 70 % und die Lebenszeitprävalenz 80 %. Man kann sicher von einer Rückenschmerzepidemie sprechen.» (Zentralstelle der Deutschen Ärzteschaft zur Qualitätssicherung in der Medizin[9]). Andererseits können aber keine sicheren Daten dafür beigebracht werden, dass Rückenschmerzen häufiger

9 http://www.leitlinien.de/clearingverfahren/clearingberichte/rueckenschmerz/rueckenschmerz/12rueckenschmerz/pdf/llberichtrueckenteil1.pdf

als in den Vorjahren auftreten, die Folgen davon (z.B. Arbeitsunfähigkeit) sind jedoch allenthalben festzustellen. Hier bestehen Zusammenhänge zwischen Rückenschmerz, deren sozialmedizinischen Konsequenzen und den geänderten Einstellungen der Patienten gegenüber ihrer Gesundheit.

Die jährlichen Kosten für die Behandlung, Rehabilitation und die vorzeitige Berentung betragen bei Patienten mit Rückenschmerzen etwa 15 Mrd. €. Wegen Muskel- und Skeletterkrankungen fielen im Jahre 1999 127,6 Mio. Arbeitsunfähigkeitstage in der gesetzlichen Krankenversicherung an. Patienten mit Rückenbeschwerden sind nach Tagen und Fällen mit deutlichem Abstand die häufigsten Verursacher von Arbeitsunfähigkeit. In der **Tabelle 1.2** sind verschiedene epidemiologische Befunde zusammengetragen worden. Sie machen dreierlei deutlich:

(1) Rückenschmerzen sind ungeachtet der starken Leidenskomponente ein grandioser Kostenfaktor im Gesundheitswesen. (2) Etwa im Unterschied zu den zuvor dargestellten Schmerzerkrankungen sind psychosoziale Einflüsse gut untersucht und als bedeutsam für das Leiden der Patienten herausgestellt worden. (3) Eine insuffiziente (traditionell medizinische) Behandlung geht einher mit der Chronifizierung der Rückenschmerzen.

Krankheitsbild und Krankheitsverlauf: Die International Association for Study on Pain unterteilt Rückenschmerzen in degenerative und funktionelle Rückenschmerzen. Sie betreffen die Bandscheibe(n), die kleinen Wirbelgelenke, den Halte- und Stützapparat (Muskeln und Sehnen). Die verschiedenen Beschwerdebilder kann man so klassifizieren (vgl. **Kasten 1.6**)

Schmerzen aufgrund von Irritationen oder Schädigungen der Nervenwurzel (*radikulär*) gehen häufig einher mit Sensibilitätsstörungen, schwachen Reflexen und motorischen Ausfällen. Rückenschmerzen, die mit anderen als neuronalen Geweben zusammenhängen (*nicht-redikulär*), kommen deutlich häufiger vor als radikuläre Schmerzen. Sie werden als dumpf, tief sitzend, protopathisch und ausstrahlend beschrieben. Versuche einer kausalen Diagnostik bleiben zumeist unergiebig.

Besondere Bedeutung haben postoperative Schmerzen, die auch als *Failed Back Surgery Syndrome* bezeichnet werden. Man findet dieses Syndrom seltener nach operativen Eingriffen infolge radikulärer, besonders häufig aber nach Eingriffen infolge nichtradikulärer Schmerzen (vgl. Hasenbring, 1992). Zahlreiche Studien belegen, dass diese degenerativ ebenso wie funktionell bedingten, insbesondere nichtradikulären Schmerzen in Zusammenhang mit psychosozialen Faktoren stehen.

Tabelle 1.2: Epidemiologische Befunde bei Rückenschmerzen (Quelle: Pfingsten, Kaluza und Hildebrand, 1999; Egle, Hoffmann, Lehmann und Nix, 2003)

Kriterien/Aspekte	Fakten
Arbeitsunfähigkeitsstatistik	♀ Rückenschmerz an 2. Stelle aller Erkrankungen ♂ Rückenschmerz an 1. Stelle aller Erkrankungen
Arbeitsunfähigkeit > 6 Wochen	10 %
Erfordernis von Reha-Maßnahmen	Bei 40 % aller Patienten
Frühberentung	18 % aller Frührentner sind wegen Rückenbeschwerden berentet worden
Berentung	17 % aller stationär Behandelten
Beseitigung durch Entlastung, Analgetika, Physiotherapie, ohne Behandlung	90 %
Rezidivierung der Rückenschmerzen	70 %
Kosten bei langjähriger Chronifizierung	72 % der Kosten werden von ca. 7 % der Patienten in Anspruch genommen
Bedingungen für ungünstigen Krankheitsverlauf	Arbeitsprobleme, soziale Belastungen, passive Lebenseinstellung, maladaptives Krankheitsverhalten, überholte Therapieansätze (Empfehlung zur Schonung, passive oder übermäßige Therapien, länger dauernde A-U-Schreibung bei fehlenden Reha-Maßnahmen, mangelhafte Patienten-Information)

Man kann drei verschiedene *Krankheitsstadien* bzw. *-verläufe* voneinander unterscheiden, nämlich

- Akute bzw. subakute Stadien
- Rezidivierende bzw. andauernde Stadien
- Chronifizierende Stadien

Kasten 1.6

Taxonomie verschiedener Beschwerdebilder von Rückenschmerzen

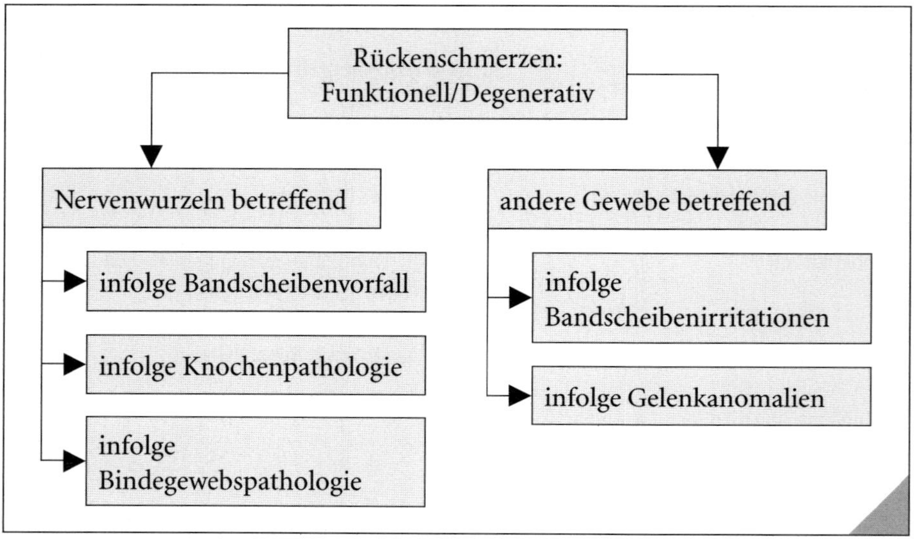

Rezidivierender Rückenschmerz erhöht die Wahrscheinlichkeit einer Chronifizierung. Wenn die Dauer der Arbeitsunfähigkeit >6 Monate beträgt, dann ist ein chronischer Rückenschmerz zu erwarten.

Pathogenese: Seit Jahren ist bekannt, dass 90 % aller Rückenschmerzen als sog. unspezifische Rückenschmerzen gelten müssen, d. h. ein für die Schmerzsymptomatik relevanter morphologischer Befund kann häufig nicht identifiziert werden. Der Zusammenhang zwischen körperlichem Befund und Schmerzbericht ist viel geringer als der zwischen körperlicher Störung und subjektiver Beeinträchtigung bzw. zwischen Schmerzbericht und subjektiver Beeinträchtigung (vgl. **Abb. 1.8**).

Der Einfluss psychosozialer Faktoren beeinflusst nachweislich den Chronifizierungsprozess erheblich. In der **Tabelle 1.3** sind einige zusammengestellt worden.

Während ein Zusammenhang zwischen Rückenschmerz und Alter als hinreichend sicher gilt, ist der Zusammenhang zwischen Rückenschmerz und Zugehörigkeit zu einer definierten sozioökonomischen Schicht unklar. Beide Faktoren haben allerdings Einfluss auf den Behandlungsverlauf. Kröner-Herwig (2000) vermutet, dass dafür der Mobilitätsdruck, das Ausmaß an sozialer Unterstützung, Arbeitsplatzbedrohung und Intensität der zu erbringenden Arbeitsleistung substantiell sind.

Tabelle 1.3: Psychosoziale Einflüsse auf die Chronifizierung von Rückenschmerz (Quelle: Hasenbring, 1992; Pfingsten, Kaluza und Hildebrand, 1999; Egle und Kröner-Herwig, 2000; Hoffmann, Lehmann und Nix, 2003)

Kriterien/Aspekte	Fakten	Bemerkung
Persönlichkeits-besonderheiten	Insuffizient behandelte Patienten weisen im MMPI die «neurotische Trias» (= Hypochondrie, Hysterie, Depression) auf.	Inwieweit ist der Befund Post- oder Prädiktor?
Depressive Symptomatik	Anstieg lumbaler Schmerzen unabhängig vom organpathologischen Befund bei hohen Depressivitätsscores	Genesungsverlauf wird sehr wahrscheinlich negativ beeinflusst
Stressverarbeitung	Enger Zusammenhang zwischen Rückenschmerz und daily hassles bzw. critical life events	in psychophysiologischen Experimenten, epidemiologischen und klinisch-korrelativen Studien gleichermaßen belegt
Schmerzverarbeitung	Kognitiv: negative Bilanzierung Emotional: Zusammenhang zwischen «Schmerzleiden» und Chronifizierung Art der Schmerzbewältigung: Patienten mit insuffizienter Bewältigunsstrategie bewerten Schmerz als bedrohlicher als Kontrollgruppe	Welche Wirkung haben kognitive Interpretationen, in denen Schmerz als Signal für ... gilt? Trainierte Patienten verändern Schmerztoleranz, -schwelle bzw. -intensität Insgesamt: Empirie gründet auf Laborstudien, die klinisch nur teilweise bestätigt wurden
Operante Konditionierungsprozesse	Nichtverbales bzw. motorisches Verhalten des Patienten hat Signalfunktion, wird aber nicht intentional eingesetzt	Relevante Dritte interpretieren Schmerzausdruck als Signal zur sozialen Unterstützung → Beeinträchtigung der Selbstkontrolle des Patienten
Krankheitsverhalten: Ursachenattribution	Patienten nehmen internale, situationsübergreifende und unvermeidbare Zuschreibung vor	Internalitätsaspekt variiert interindividuell sehr stark
Krankheitsverhalten: Kontrollattribution	Patienten sehen in Hilfe von Ärzten die größte Einflussmöglichkeit auf ihre Erkrankung	Zusammenhang zwischen generalisierter Kontrollüberzeugung und Compliance des Patienten

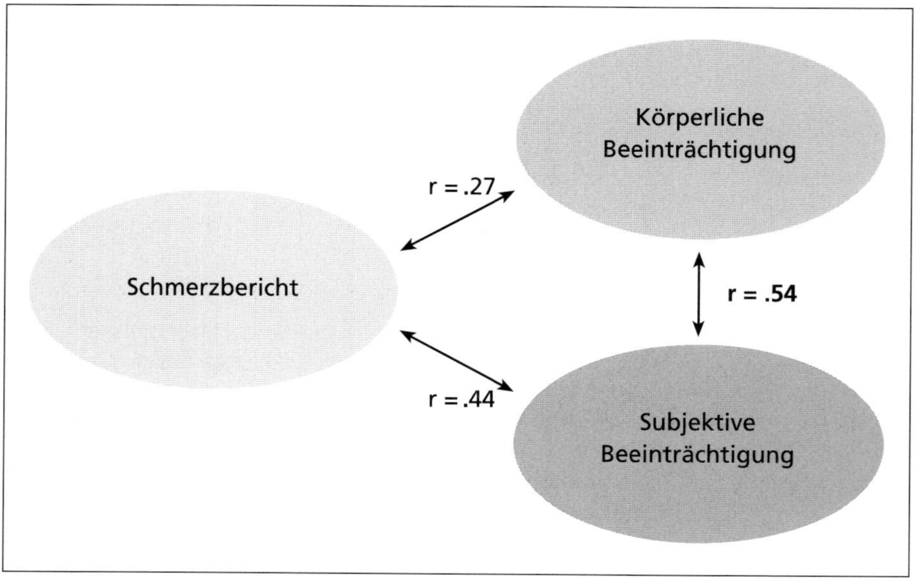

Abbildung 1.8: Korrelativer Zusammenhang zwischen Patientenberichten und körperlichen Befund (Quelle: Waddell et al., 1992).

Medizinische Behandlungsstrategie: Göbel (2001) betont, dass die Behandlung bei Nacken- und Rückenschmerz in erster Linie und in der ganz überwiegenden Zahl der Fälle konservativ ist. Auch mit diesen Interventionsstrategien wird das Ziel verfolgt, die Schmerzen zu mindern, die Funktionsfähigkeit der Patienten zu verbessern und damit ihre Lebensqualität zu erhöhen. Dies kann sinnvollerweise nur in einer gemeinsamen Behandlung durch ärztliche und psychologische Therapeuten erfolgen. Dem Arzt fallen dabei Aufgabe zu, die in **Tabelle 1.4** wiedergegeben sind.

Für eine ganze Reihe der aufgeführten Maßnahmen gibt es keine oder nur schwache Wirksamkeitsnachweise. Wenn diese vorhanden sind, dann sind diese Effekte allenfalls denen vergleichbar, die durch eine psychologische oder kombinierte Behandlung erbracht wird. M.a.W.: In der Therapie chronischer Rückenschmerzen ist eine verhaltensmedizinisch-interdisziplinäre Vorgehensweise unverzichtbar.

Tabelle 1.4: Medizinische Behandlungsmaßnahmen (in Anlehnung an Göbel, 2001)

Medikamente	**Schmerztherapie nach WHO-Stufenschema: (1) Nichtopioidanalgetika – (2) Stufe (1) + schwaches Opioid – (3) Stufe (1) + starke Opioide Injektionen an Nervenwurzeln und Wirbelgelenken**
Physikalische Therapie	Physiotherapie, Massage, Hydro-, Balneo-, Thermo-, Elektrotherapie, TENS, Akkupunktur, Extension
Orthopädische Maßnahmen	Gehstock, Gehwagen u.ä., Korsett, Zervikalstütze, Einlagen u.ä.
Manuelle Therapie	Chirotherapie, z.B. Traktion, Mobilisation
Chirurgische Therapie (bei neurologischen Ausfällen u.ä. Indikationen)	Bandscheibenoperationen, Kryoläsion, Thermokoagulation zur Denervierung, Kathederbehandlung
Beratung zur Prophylaxe	Regelmäßige Bewegung, Sport, Gewichtsreduktion
Beratung zur Rehabilitation	Rückenschulung, Beruf, Arbeitsplatz, Berentung

1.3 Kopfschmerz

Man unterscheidet zwischen primärem und sekundären Kopfschmerz. Während der primäre Kopfschmerz eine reine Funktionsstörung und damit als eigenständiges Krankheitsbild gilt, ist der sekundäre Kopfschmerz Begleiterscheinung einer andauernden körperlichen Störung. Die International Headache Society (IHS) differenziert zwischen

- Migräne
- Spannungskopfschmerz (syn. Kopfschmerz vom Spannungstyp)
- Cluster-Kopfschmerz
- Medikamenteninduziertem Kopfschmerz

Den Cluster-Kopfschmerz kennzeichnen bohrende und brennende Schmerzen, die anfallartig auftreten und im Normalfall zwischen 30 und 180 Minuten dauern. Sie werden von den Betroffenen als unerträglich beschrieben. Die Schmerzattacken wiederholen sich oft mehrmals täglich und treten auch nachts auf. Cluster-Kopf-

Kasten 1.7

Zusammenfassung – Rückenschmerz

- Das Krankheitsbild ist durch zahlreiche unterschiedliche Symptome charakterisiert, von denen Schmerz als Hauptsymptom gilt. Man unterscheidet degenerative von funktionellen Rückenschmerzen. Diese können nochmals in radikuläre und nichtradikuläre unterteilt werden.
- Rückenschmerz kann als eine Volkskrankheit angesehen werden (Lebenszeitprävalenz: 80 %), die enorme Kosten verursacht, mit erheblichem Arbeitsausfall einher geht und häufig – wenn das Syndrom chronifiziert – zur Berentung führt.
- Neben einem akuten Krankheitsstadium unterscheidet man ein rezidivierendes/anhaltendes und chronifizierendes/chronisches Krankheitsstadium. Vor allem beim letztgenannten können relevante morphologische Befunde nicht beigebracht werden. Vielmehr gewinnen psychosoziale Einflüsse als Hintergrund- bzw. aufrecht erhaltende Bedingungen an Bedeutung. Spezifische Lernprozesse, Krankheitsverhalten und Besonderheiten des Arbeitslebens gelten als bedeutsame Chronifizierungsprädiktoren und sollten unbedingt Gegenstand einer Hypnotherapie sein.
- Die medizinische Behandlungsstrategie besteht vornehmlich in einer symptomatischen Schmerzintervention, die medikamentös, physikalisch, orthopädisch und/oder chirurgisch akzentuiert ist.
- Psychotherapeutische Ansätze ergeben sich in Bezug auf Schmerz, Schlafstörung und Compliance.

schmerz gehört wie auch die Migräne und der Spannungskopfschmerz zu den primären Kopfschmerzen und soll ebenso wie der medikamenteninduzierte Kopfschmerz, der als ein Repräsentant für sekundären Kopfschmerz gilt, hier nicht abgehandelt werden.

1.3.1 Migräne (ICD-10-Nr.: G43)

Epidemiologie: In der Literatur findet man immer wieder Häufigkeitsangaben, die von einer Prävalenz berichten, die zwischen 12 und 20 % liegt. Je nach Häufigkeit, Dauer und Intensität der Migräne berichtet bis zu einem Drittel der Patienten krankheitsbedingt von deutlichen Arbeits- und Leistungsbeeinträchtigungen. Damit verbunden ist eine Einschränkung des körperlichen Wohlbefindens.

Bereits im Kindesalter findet man bei 3 bis 5 % der Kinder das Krankheitsbild der Migräne. Jungen und Mädchen sind davon gleichermaßen betroffen. Erst im Erwachsenenalter ändert sich das Geschlechterverhältnis und beträgt zu Ungunsten von Frauen 3 : 1. Das Häufigkeitsmaximum liegt zwischen dem 30. und 40. Lebensjahr. Im Laufe des Alters nimmt die Prävalenz deutlich ab, d. h. nach dem 50. Lebensjahr ist das Krankheitsbild kaum noch anzutreffen. Spontanremissionen treten immer wieder auf. Der Krankheitsverlauf variiert im Hinblick auf Intensität, Dauer und Komorbidität erheblich.

Krankheitsbild und Krankheitsverlauf: Für die Migräne ist ein attackenförmiger Schmerzverlauf charakteristisch. Eine Attacke besteht aus 4 Phasen:

- Prodromalphase
- Aura
- eigentlicher Kopfschmerz
- Postdromalphase

Die einzelnen Phasen werden in **Tabelle 1.5** im Überblick dargestellt.

Sowohl das klinische Bild einer Migräneattacke als auch der Krankheitsverlauf als solcher variiert sehr stark.

Pathogenese: Ein Gendefekt auf Chromosom 19 und Chromosom 1 wird diskutiert, was die Familienlastigkeit der Migräne begründen könnte. Allerdings spielen auch Lernmechanismen eine Rolle. Migräne wird heute als eine neuronale Kanalkrankheit aufgefasst, bei der der neuronale Kalziumeinstrom falsch kodiert ist.

Vieles am Pathomechanismus der Migräne ist bereits bekannt, wenngleich einige Glieder der Kette des Ablaufs fehlen und die gesicherten Einzelbefunde noch nicht ineinander integriert werden können. Das gilt insbesondere für die Auslöser einer Attacke. Psychischer Erwartungsdruck (z. B. Wochenendmigräne, Vorfreude auf ein attraktives Ereignis, sexuelle Annäherung durch den ungeliebten Partner) wird von Patienten häufig berichtet.

Nach heutigem Verständnis sind drei Faktoren an einer Migräne beteiligt, nämlich ein vaskulärer, ein muskulärer und eine neuronaler Faktor. Der *vaskuläre Faktor* bezieht sich auf die Hämodynamik des Anfalls, denn es kommt im Anfall zu einer vermehrten Durchblutung des Hirnstamms und des Mittelhirns («Migränegenerator»). Der *muskuläre Faktor* bezieht sich auf die Dynamik der Blutgefäße, die

Tabelle 1.5: Symptome und Verlauf einer Migräneattacke

Phase	Symptomatik	Verlauf
Prodromalphase	Reizbarkeit, Müdigkeit, Abgeschlagenheit, Konzentrationsstörungen, Unruhe, Rastlosigkeit, Heißhunger oder Appetitlosigkeit, gehobene oder gedrückte Stimmung, erschwerte Sprache oder Logorrhoe; gelegentlich auch Verdauungsstörungen, Ödeme	kann dem Kopfschmerz um Stunden bis Tage vorausgehen hohe interindividuelle Variation
Aura	Flimmern vor den Augen (bzw. Flimmerskotome) leuchtender Punkt in einer Gesichtshälfte, der sich allmählich in ein halbes, offenes Oval mit flimmernden Rändern öffnet, sich gegen den Gesichtsfeldrand ausweitet und nach 10–20 min aus dem Gesichtsfeld verschwindet; häufig sich entwickelnde Hemianopsien, Hemiparesen, Hemihypästhesien, Aphasien	Entwicklung innerhalb von 4 Minuten Dauer 15 bis 20 Minuten (max. 60 min)
Schmerzphase	meist einseitig oder breitet sich auf die zweite Kopfhälfte aus, mittelstarke bis starke Intensität, Schmerzqualität: pochend, klopfend, pulsierend, Verstärkung durch Vorneigen und körperlicher Aktivität, häufig Übelkeit, Erbrechen, Überempfindlichkeit gegen äußere Reize (Licht, Lärm)	Dauer: 4 bis 72 Stunden
Postdromalphase	Müdigkeit, Abgeschlagenheit, Erschöpfung, depressive Verstimmung, Stimmungsschwankungen, verminderte Leistungsfähigkeit geringe Belastbarkeit, Polyurie	uncharakteristischer Verlauf

sich unter Mitwirkung von Serotonin u. a. Neurotransmittern in den einzelnen Migränephasen stark ändern. In den *neuronalen Faktor* werden die o. g. psychischen Aspekte einbezogen, wobei den dysfunktionalen Kognitionen der Migräne-Patienten besondere Bedeutung zugesprochen wird.

Somatische Behandlungsmaßnahmen: Von verschiedenen Fachgesellschaften sind Leitlinien für die Migränebehandlung ausgearbeitet worden. Demnach hat man zu unterscheiden zwischen einer Behandlung der Migräneattacke und einer Behandlung der anfallsfreien Zeit. Die Therapie der Attacke ist medikamentös. Es werden Präparate verabreicht, die in den Serotoninstoffwechsel eingreifen. Ebenso sind Mutterkornalkoloide, Analgetika und nichtsteroidale Antirheumatika wirksam.

Die «Therapie zwischen den Attacken» wird medizinischerseits als Prophylaxe angesehen. Verhaltenstherapeutische Methoden bzw. Methodenkombinationen haben bei mindestens 50 % aller Migränepatienten eine überzufällig positive Wirkung, indem sie die Frequenz der Migräneattacken reduzieren. Die wichtigsten unimodalen Verfahren sind das thermale und EMG-Biofeedback-Training und die Progressive Muskelrelaxation. Als multimodales Verfahren wird das kognitiv-behaviorale Schmerzbewältigungstraining (Stressmanagement) eingesetzt. Entspannung und kognitive Ressourcenaktivierung – beides Komponenten einer modernen Hypnotherapie – reduzieren die Häufigkeit von Migräneattacken um 50 bis 70 %.

Kasten 1.8

Zusammenfassung – Migräne

- Bei der Migräne kommt es attackenweise zu heftigen, häufig einseitigen pulsierend-pochenden Kopfschmerzen. Die Attacke hat vier charakteristische Phasen, die Prodromalphase, die Aura, die eigentliche Schmerzphase und eine Postdromalphase.
- Unter Migräne leiden Frauen dreimal häufiger als Männer, das Häufigkeitsmaximum liegt zwischen dem 30. und 40. Lebensjahr. Die Lebenszeitprävalenz wird mit 12 bis 20 % angegeben.
- Pathogenetisch interagieren während der Attacke ein vaskulärer Faktor (vermehrte Durchblutung des Hirnstammes und Mittelhirns), ein muskulärer (Änderung der Weite zentraler Hirngefäße) und ein neuronaler/psychosozialer Faktor (inadäquate Stressverarbeitung).
- Die medizinische Behandlungsstrategie unterscheidet zwischen einer Behandlung der Attacke und einer Behandlung des Patienten (Prophylaxe). Für die Attackentherapie stehen Serotoninagonisten, Mutterkornalkaloide, Analgetika und nichtsteroidale Antirheumatika zur Verfügung. Für die Prophylaxe i.S. einer adjunktiven Behandlung haben Entspannung und kognitiver Umstrukturierung eine nachweislich attackenreduzierende Wirkung.
- Psychotherapeutische Ansätze ergeben sich in Bezug auf Selbstkontrolle schmerzbezogener Kognitionen, Stressanfälligkeit, Angst und Depression.

1.3.2 Spannungskopfschmerz (ICD-10-Nr.: G44.2)

Als Synonyme für das hier zu beschreibende Syndrom werden (insbesondere in der älteren Terminologie) auch Kopfschmerz vom Spannungstyp, myogener Kopfschmerz, Muskelkontraktions-Kopfschmerz, Stress- oder psychogener Kopfschmerz gebraucht. Mittlerweile hat sich eine zweifache Unterteilung für das Störungsbild durchgesetzt, nämlich episodischer und chronischer Kopfschmerz.

Epidemiologie: Gemäß Bischoff, Traue und Zenz (1999) leiden 14 % der deutschen Bevölkerung erheblich oder stark unter Kopfschmerzen. Frauen sind davon häufiger und stärker betroffen als Männer. Allerdings ist das Schmerzerleben bei Menschen des mittleren Erwachsenenalters geringer als das bei jüngeren Erwachsenen. Im Alter nehmen Kopfschmerzen merklich ab. Jugendliche in der Pubertät unterscheiden sich hinsichtlich epidemiologischer Daten nicht von Erwachsenen.

Göbel (1991) leitete eine statistische Erhebung über das Vorkommen von Kopfschmerzen. Die Rücklaufquote der 5000 befragten erwachsenen Personen war >81 %. Von den Befragten leiden 71,4 % gelegentlich an Kopfschmerzen. Die Diagnose-Häufigkeiten sind in **Abbildung 1.9** graphisch dargestellt worden. Der Anteil der Personen mit Spannungskopfschmerz beträgt 38,3 % und ist damit größer als derjenigen, die unter Migräne leiden.

Krankheitsbild und Krankheitsverlauf: Der *episodische* Spannungskopfschmerz ist durch Schmerzepisoden gekennzeichnet, die intervallartig sind und Minuten bis Tage dauern können. Die Patienten beschreiben ihren Schmerz als drückend bis spannend, die Intensität ihres Schmerzes als schwach bis mittel. Der Schmerz ist beidseitig und tritt unabhängig von der Art der körperlichen Alltagsaktivitäten auf. Gelegentlich äußern die Patienten Licht- und Lärmempfindlichkeit, aber niemals Übelkeit. Die Summe der kopfschmerzfreien Tage ist in aller Regel größer als die der Tage, während der ein Patient mit Kopfschmerz leben muss. Bei Patienten hingegen, die an *chronischem* Spannungskopfschmerz leiden, überwiegen dagegen die Tage mit Kopfschmerzen. Außerdem kann Übelkeit als Symptom auftreten, nicht aber Erbrechen. Ansonsten sind die Symptome wie beim episodischen KST.

Pathogenese: Bei 90 % der Patienten mit Spannungskopfschmerz können organische Befunde nicht beigebracht werden, die in einem ursächlichen Zusammenhang mit der Störung stehen. Wohl aber findet man zahlreiche psychosoziale Bedingungen und Symptome, die in enger Verbindung mit dem Krankheitsgeschehen stehen. Es werden in der Literatur immer wieder genannt: zwischenmenschliche Belastungen, psychosozialer Stress, insbesondere Stress im Zusammenhang mit dem

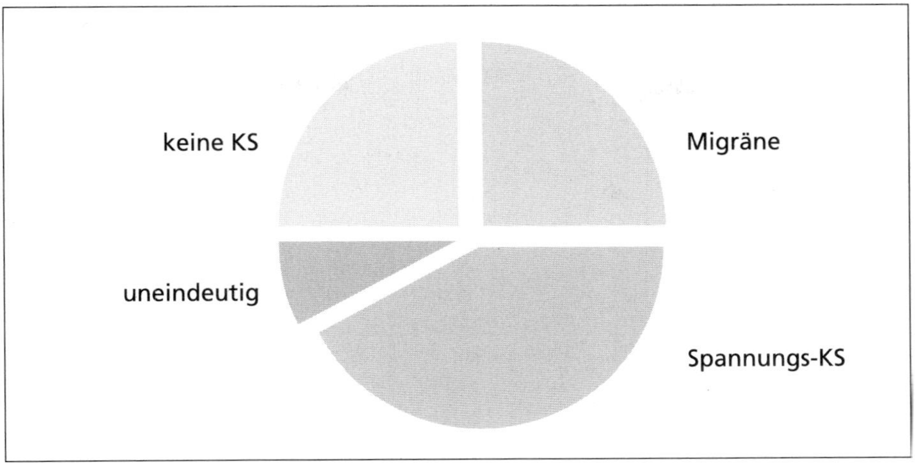

Abbildung 1.9: Kopfschmerzvorkommen in Deutschland (Quelle: Göbel et. al., 1991).

Arbeitsleben (Hektik, destruktive Arbeitsatmosphäre, Arbeitslosigkeit, Mobbing u.ä.), Schlaf- und Beischlafstörungen, pathologische Ängste und depressive Episoden. Ein übersituativ feststellbarer Hypertonus der Muskulatur des Hirnschädels gilt als konstitutiver Faktor, der den Stellenwert von Prädisposition hat. Den Zusammenhang zwischen den biologischen und den psychosozialen Bedingungen sowie der Störung anderseits haben Bischoff, Traue und Zenz (1999) in einem Schema dargestellt, das in **Abbildung 1.10** wiedergegeben worden ist.

Demnach sind Spannungskopfschmerzen wesentlich durch ihr Krankheitsverhalten gekennzeichnet. Als Grundlage dafür wird die konstitutionelle Überaktivität der Muskulatur angenommen. Kommt es durch psychosoziale Bedingungen dazu, dass diese muskuläre Hyperaktivität punktuell oder anhaltend bestehen bleibt, so ist – in Analogie zu einem ausgeleierten Gummiband – Kopfschmerz die zwangsläufige Folge. M.a.W.: Die Aktivitätsschwelle der Kopf- und Nackenmuskulatur wird durch andauernde Stimulation erhöht. Verspannungen der Muskulatur werden nicht (mehr) wahrgenommen. Dieser Effekt wird operant verstärkt und zwar sowohl in der Wahrnehmung der muskulären Anspannung als auch im Verhalten in Bezug auf die Kopfschmerzen. Kopfschmerz hat somit Signalfunktion im Hinblick auf eine Überstrapazierung des myogenen Systems an Kopf und Nacken.

Somatische Behandlungsmaßnahmen: Wie bei den anderen Schmerzstörungen, so stehen auch hier pharmakologische Maßnahmen im Vordergrund. Insbesondere werden peripher wirkende Analgetika, Muskelrelaxantien und Antidepressiva verschrieben. In diesem Zusammenhang ist auf das hohe Gefahrenpotential einer

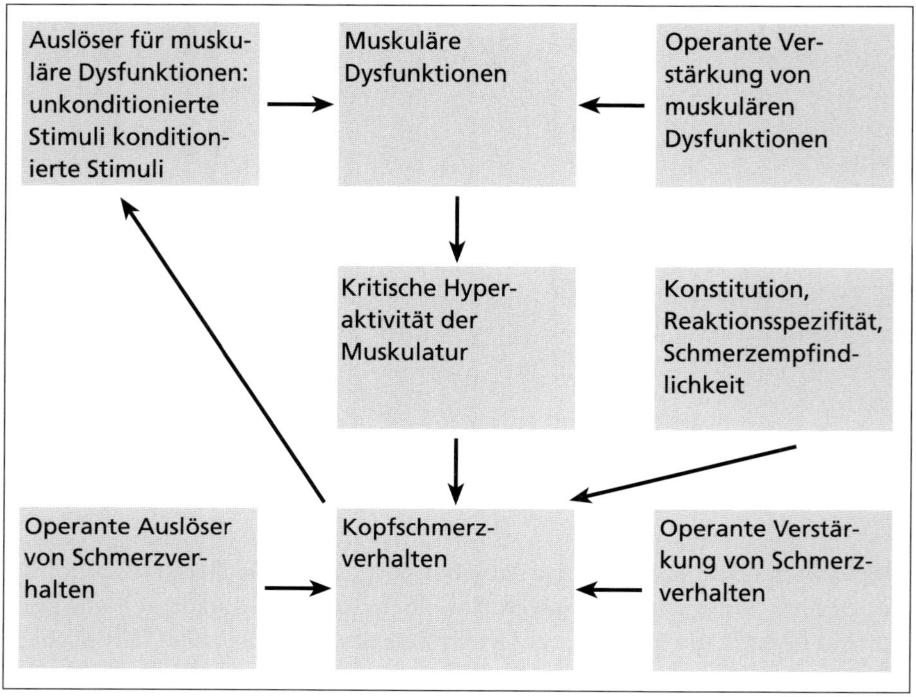

Abbildung 1.10: Das Bedingungsmodell myogener Kopfschmerzen gemäß Bischoff, Traue und Zenz (1999).

Medikamentenabhängigkeit zu verweisen. Dass diese Gefahr besonders groß ist, kann u. a. durch die Definition einer Diagnose «Medikamenteninduzierter Kopfschmerz» belegt werden. Nur gut motivierte Patienten können von dieser Abhängigkeit mittels ambulanter Maßnahmen befreit werden. Bei schweren Formen von Abusus oder Abhängigkeit gelingt dies in der Regel nur im stationären Rahmen über einen Totalentzug oder ausschleichend mit einem «Schmerzcocktail».

Die medikamentöse Therapie wird ergänzt durch physio- und bewegungstherapeutische Empfehlungen. In der nicht-schulengebundenen Behandlung werden Akkupunktur, Transkutane Elektrische Nervenstimulation (TENS) oder homöopathische Substanzen angewandt. Im Behandlungsalltag haben sich Massagen und Krankengymnastik als wirksam erwiesen. Mittels sanfter kreisender Bewegungen an Hinterkopf, Nacken und im Schulterbereich können die Schmerzen zum Verschwinden gebracht, mindestens aber deutlich reduziert werden. Auf diesem Prinzip beruhen verschiedene Selbsthilfeprogramme. Allerdings ist der Erfolg dieser Maßnahmen passager.

Gegenüber psychotherapeutischen Maßnahmen haben Patienten mit Spannungskopfschmerz in aller Regel eine distanzierte bis misstrauische Haltung. Sie gründet sich primär darauf, dass Patienten damit konfrontiert werden, sich ihre Kopfschmerzen lediglich «einzubilden», nachdem ausgedehnte körperliche Untersuchungen zumeist ergebnislos geblieben sind. M.a.W.: Die ärztliche Verpflichtung, die Beschwerden auf das Vorliegen ursächlicher Befunde zu untersuchen, führt beim Patienten häufig zu einer Misstrauenshaltung und bewirkt *doctoral shopping*. Ein wesentlicher Grund dafür sind die Ambitendenzen der Patienten im Hinblick auf den Bedrohungscharakter der Beschwerden. In diesem circulus vitiosus hat eine psychologische Perspektive für den Patienten vielfach keinen Platz. Und das begründet ihre o.g. Voreingenommenheit gegenüber psychotherapeutischen Maßnahmen.

Kasten 1.9

Zusammenfassung – Spannungskopfschmerz

- Beim Spannungskopfschmerz hat man eine episodische und eine chronische Verlaufsform zu unterscheiden. Differenzierungsmerkmale sind Dauer der Kopfschmerzen und durchschnittliche Kopfschmerzhäufigkeit pro Monat. In beiden Verlaufsformen wird der leicht bis mittelmäßig intensive Kopfschmerz als drückend oder ziehend beschrieben. Er ist meistens beidseitig lokalisiert und wird durch körperliche Aktivitäten nicht verstärkt.
- Etwa ein Drittel der Bevölkerung gibt an, zeitweilig unter Spannungskopfschmerz zu leiten. Die Gefahr durch inadäquate medikamentöse Behandlung einen chronischen Krankheitsverlauf zu bewirken, ist erheblich.
- Pathogenetisch können bei 90 % der Patienten keine organischen Befunde beigebracht werden können, die in ursächlichem Zusammenhang mit den Beschwerden stehen. Es gilt als sicher, dass psychosoziale Bedingungen zum Kausalnexus der Störung gehören.
- Die medizinische Behandlungsstrategie ist hauptsächlich medikamentös orientiert. Begleitend werden physiotherapeutische und physikalische Maßnahmen verordnet. Eine psychotherapeutische Akzentsetzung ist nachgewiesenermaßen erfolgreicher als eine reine medikamentöse Behandlung.

1.4 Resümee

In einer Verlautbarung der International Association for the Study of Pain vom September 2004 wird Schmerz als die «schweigende Dimension» der zehn weltweit wichtigsten Erkrankungen beschrieben. Die Bezeichnung «schweigend» wurde deshalb gewählt, weil Schmerz per se niemals eine Todesursache ist. Das Schweigen gilt wohl vor allem für chronische Schmerzen solcher Krankheitsbilder, wie sie in diesem Kapitel beschrieben worden sind.

Während der *akute Schmerz* stets eine Signal- und Warnfunktion als Folge einer Gewebeschädigung hat, ist der lange Zeit bestehende *Schmerz bei chronischen Erkrankungen* ein Symptom, das nach erfolgreicher Behandlung der Grunderkrankungen zurückgeht. Allerdings sind die meisten der hier besprochenen Erkrankungen derzeit noch nicht heilbar. Die Behandlung ist deswegen symptomatisch orientiert. Verschiedene Fachdisziplinen, so auch die Psychotherapie, müssen zusammen arbeiten, um das Leiden der Patienten zu verringern.

Wenn jedoch der Schmerz persistiert, lange Zeit nachdem er aufgehört hat eine Alarmfunktion zu sein und nachdem die Gewebeschädigung ausgeheilt ist, dann ist Schmerz nicht mehr bloß ein Symptom. Unter diesen Umständen ist *chronischer Schmerz* die Störung selbst. Und psychotherapeutische Einflussnahme hört auf, eine symptomatische Behandlung zu sein. Denn der Schmerz ist dann nicht mehr lediglich Ausdruck pathophysiologischer Veränderungen im nozizeptiven System. Psychische Erlebens- und Verhaltensbesonderheiten in Bezug auf Schmerz sind primär geworden. Sie perpetuieren das chronische Schmerzproblem. Diese Veränderungen im Erleben und Verhalten des Patienten können an 16 Indikatoren festgemacht werden, nämlich:

1. Gelenke, Muskeln, Sehnen werden schmerzbedingt geschont und führen deswegen zu *reduzierter Funktionsfähigkeit.*

2. Schmerz und eingeschränkte Funktionsfähigkeit der Bewegungsorgane bewirken körperliche *Immobilität.*

3. Teilweise direkt (bei den Autoimmunerkrankungen – s. Rheumatoide Arthritis), teilweise indirekt via größerer Stressanfälligkeit oder inadäquater Bewältigungsstrategien kommt es zur *Immunsuppression* und damit zu einer erhöhten Anfälligkeit für Erkrankungen.

4. Das Gesundheitssystem wird unangemessen häufig in Anspruch genommen. Das kommt in oftmals überflüssigen *Arztbesuchen und Behandlungsmaßnahmen* zum Ausdruck.

5. Der Konsum von Analgetika u.a. pharmakologischen Behandlungsmaßnahmen – aber auch Alkoholgenuss zur Schmerzbewältigung oder die Einnahme von Schlaftabletten – vergrößert die Wahrscheinlichkeit für *Missbrauch und Abhängigkeit.*
6. Geringer Appetit und schlechte Befindlichkeit stehen im Zusammenhang mit *einseitiger Ernährung.*
7. *Schlafstörungen* infolge Schmerz aber auch in Zusammenhang mit krankheitsbedingten Sorgen kommen regelmäßig vor.
8. Infolge Schmerz und/oder damit zusammenhängender Grunderkrankung oder aber Folgeerkrankungen ist die *allgemeine Leistungsfähigkeit* reduziert.
9. Schmerzbedingt kommt es häufig zu *Arbeitsunfähigkeit.*
10. Arbeitsunfähigkeit und hohe eigenfinanzierte Behandlungsmaßnahmen belasten den finanziellen Etat des Patienten und verhindern die *Geldausgabe* für andere Dinge des täglichen Wohlbefindens.
11. *Einseitige und übermäßige Hilfe* der Familie oder relevanter Dritter machen den Patienten zunehmend abhängig von diesen Personen.
12. Korrespondierend dazu verlangt der Patient oftmals inadäquat Hilfe von seinen Familienmitgliedern oder relevanten Dritten (*Hilfsappelle*).
13. *Furcht* davor, dass die Schmerzen bald wieder kommen, unerträglich stark werden oder nicht mehr aufhören könnten, sind Alltagsbegleiter des Patienten.
14. *Angst* vor den psychosozialen Konsequenzen und existentieller Bedrohlichkeit der mit zusammenhängenden Erkrankung ergreifen im Patienten fortschreitend Besitz.
15. *Rückzug und Isolation* des Patienten von seinen Bezugspersonen ist charakteristisch. Das soziale Netzwerk wird fortschreitend reduziert.
16. *Enttäuschung, Bitterkeit, Depression, sogar Suizidversuche* kennzeichnen die Lage des Patienten.

Gemäß neuerer Studien (McCracken und Iverson, 2002) steht der chronische Schmerz in besonders engem Zusammenhang mit schlechter Schlafqualität, eingeschränktem Aktionsradius über den Tag hinweg, Depression, weiteren körperlichen Beschwerden und Abgeschlagenheit tagsüber. Schmerztherapie kann also «auf Umwegen» sehr erfolgreich sein, wenn es gelingt, die genannten Beschwerden zu reduzieren oder gar zu beseitigen.

Diese Kriterien sind nun aber nicht nur Hinweise für eine Indikation zur Psychotherapie, sie sind zugleich Ansatzpunkte für eine Aufgabenstellung. Hierbei hat man allerdings zu bedenken, dass verschiedene Methoden der Psychotherapie nur einen Ausschnitt dieser Indikationshinweise zu bearbeiten in der Lage sind. So wird beispielsweise die kognitive Verhaltenstherapie die eher körperlichen Aspekte nur mühevoll bearbeiten können. Die Gesprächstherapie erbrachte bislang wenig Hinweise für die Effizienz ihres Vorgehens bei Schmerzpatienten.

Wie nun aber die Metaanalysen von Bongartz, Flammer und Schwonke (2002) und von Revenstorf (2003) zeigen, ist gerade die Hypnotherapie in der Lage, das breite Indikationsgebiet der Schmerzstörungen aufzunehmen. Grawe, Bernauer und Donati (1994) schreiben dazu: «Insgesamt wurde für die Hypnose ... Eine gute Wirksamkeit festgestellt. Dies gilt besonders für die Behandlung von Schmerzen, psychosomatischen Störungen und Schlafstörungen (S. 634) ... Eine gute Wirksamkeit zur Besserung bestimmter Symptome lässt es gerechtfertigt und wünschenswert erscheinen, dass sie in der psychotherapeutischen Alltagspraxis häufiger angewendet wird, als es gegenwärtig geschieht» (S. 636).

2 Diagnostik

In diesem Kapitel werden Informationen mitgeteilt, die der Hypnotherapeut benötigt, um das Beschwerdebild des Patienten zu verstehen und damit fachgerecht umzugehen. Eine unabdingbare Voraussetzung dafür sind das Verständnis und die Nachvollziehbarkeit der ärztlichen Untersuchungsbefunde. Darauf aufbauend wird der psychologische Psychotherapeut seine diagnostische Arbeit ausrichten. Dafür finanzieren die Kassen 5 probatorische Sitzungen. Was Gegenstand dieser Sitzungen ist, wird im Folgenden behandelt.

Die diagnostischen Aufgaben sind zweierlei: Einmal wird es um die Beschreibung der Schmerzen gehen und um ihre Bedeutung für den Patienten. Das ist die Feststellung der individuellen Besonderheiten bei der Schmerzwahrnehmung und -chronifizierung. Price und Bushnell (2004) haben diesen Prozess in einem Schema (vgl. **Abb. 2.1**) dargestellt. Es gibt nicht nur die dabei bedeutsamen Mechanismen wieder, sondern zeigt auch auf, welche diagnostischen Fragen für den Einzelfall zu klären sind. Zudem sei erwähnt, dass die Autoren die nach heutigem Wissen spezifischen beteiligten Hirnstrukturen benennen.

Schmerz hat sowohl sensorische als auch emotionale Komponenten. Zu deren Befundung wird nachfolgend das wesentliche methodische und prozedurale Basiswissen mitgeteilt. Das ist nicht nur für die Arbeit mit dem Patienten, sondern auch für die Leistungserstattung durch die Kassen bedeutsam.

Die zweite Aufgabe besteht darin, dass sich der Hypnotherapeut kundig macht über die Voraussetzungen, die der Patient mitbringt, damit die Hypnotherapie effizient gestaltet werden kann. Qualitätsmanagement heißt Dokumentation des Behandlungsverlaufes. Welche Möglichkeiten hat der Hypnotherapeut und wie kann er sie ökonomisch in die Behandlung einbinden? Darüber werden zum Abschluss des Kapitels Vorschläge unterbreitet.

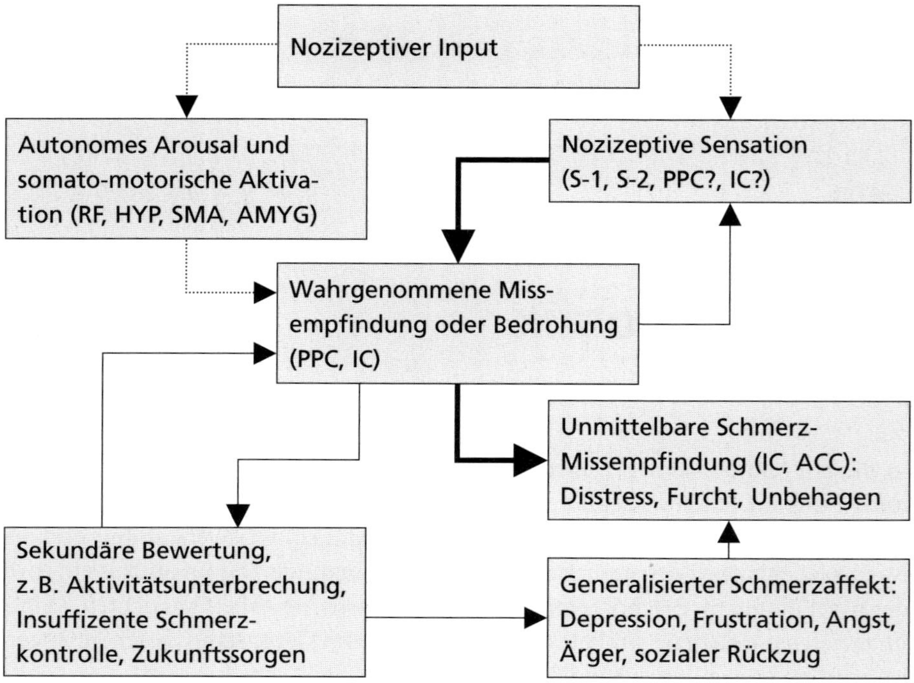

Abbildung 2.1: Beziehungen zwischen Schmerzsensation, Schmerzunbehagen und sekundärem Schmerzaffekt. Punktierte Linien: Nozizeptive und endogen physiologische Faktoren, die die Schmerzwahrnehmung und –verarbeitung beeinflussen. Den einzelnen Morphemen können nach heutigem Wissen folgende spezifische Hirnstrukturen zugewiesen werden: HYP = Hypothalamus; IC = insulärer Kortex; PFC = präfrontaler Kortex; PPC = posteriorer parietaler Komplex; RF = Formatio reticularis; S-1, S-2 = primärer und sekundärer somatosensorische Kortex; SMA = supplementale motorische Region; AMYG = Amygdala; ACC = anteriorer cingulärer Kortex.

2.1 Somatische Diagnostik

Bereits im Jahre 1840 gab F. Gavarret seinen ärztlichen Kollegen einen denkwürdigen Rat: «Die leidige Gewohnheit, der man in der Medizin nur allzu lange huldigte, die Beobachtungen dem Gedächtnis anzuvertrauen, hat ohne Zweifel zu dem traurigen Resultat geführt, dass die Ärzte Ausnahmen für die Regel ansehen, weil sich außerordentliche Fälle durch den stärkeren Eindruck auf das Gedächtnis zu vervielfältigen scheinen.» [1] In den letzten Jahren sind nun aber ärztlicherseits

1 http://www.iris-bulbeuses.org/bulletin/iris.htm

erhebliche Anstrengungen mit der Zielstellung unternommen worden, Qualitätsstandards für die Schmerzdiagnostik zu entwickeln, um damit die Informationszirkulation und Kommunikation unter den Kollegen verschiedenster Fachdisziplinen zu vereinheitlichen.

Der Hypnotherapeut braucht vom Arzt einen differenzierten Befund, aus dem hervorgeht, welche somatischen Besonderheiten das Schmerzgeschehen determinieren oder beeinflussen. Aber er sollte a priori nicht darauf vertrauen, dass etwa die Mitteilung einer Degeneration der Bandscheibe L4 als Ursache für den Rückenschmerz des Patienten zu werten ist. Die Tatsache, dass ein solcher somatischer Befund vorliegt, kann nämlich nicht sui generis Art und Weise der Schmerzwahrnehmung und des Umganges erklären. Also nicht das Ergebnis einer speziellen Untersuchungsmethode – etwa das eines Computertomogramms – ist für die Arbeit des Hypnotherapeuten von ausschlaggebender Bedeutung, sondern vielmehr die sorgfältige ärztliche Gesamtuntersuchung des Patienten durch den Arzt und ihre ebenso sorgfältige Dokumentation! Daran sind folgende Erwartungen zu knüpfen:

- Das Vorgehen soll im Interesse des Patienten sparsam sein.
- Eine einheitliche Terminologie soll verwendet werden, d. h. Kollegen unterschiedlicher Fachrichtungen sollen den Inhalt der Dokumentation ohne großes Nachschlagen in fachfremder Literatur verstehen können.
- Die motivationalen Voraussetzungen des Patienten für eine möglicherweise zu empfehlende psychologisch-psychosomatische (Mit-)Behandlung sollen eruiert werden.
- Complianceprobleme beim Patienten sollen mitgeteilt werden.

Diese Richtlinien erfordern es, dass der Arzt sich ausreichend Zeit für den Patienten nimmt. Am Ende sollte eine eingehende Beratung stattfinden, die für den Patienten nützlich ist und nicht nur auf der Liquidation steht. Die spezielle ärztliche Untersuchung wird regelmäßig vor dem Hintergrund einer ausführlichen *ärztlichen Schmerzanamnese* auf vier Ebenen erfolgen, nämlich:

- eingehende körperliche Untersuchung
- Neurologische Untersuchung
- Orthopädische Untersuchung
- Radiologische und ggf. neuroradiologische Untersuchung

Auf der Grundlage der Untersuchungsergebnisse erfolgt dann deren Dokumentation bzw. Kodierung.

Das für das gesamte Gesundheitswesen verbindliche ICD-10 ist allerdings für die Schmerzdiagnostik insofern unbefriedigend, als dort Schmerz als Symptom in unterschiedlichen Kapiteln – es stehen 17 Hauptkapitel zur Verfügung – zu finden ist. Zudem sagen die dort definierten diagnostischen Etiketten nichts aus über die Chronifizierung der Schmerzen.

Zur Beurteilung des *Chronifizierungsgrades* gibt es verschiedene Systematisierungsvorschläge. Auf der Grundlage der Thesen von Gerbershagen hat Schmitt (1990) einen Vorschlag unterbreitet, der in **Tabelle 2.1** zusammengefasst worden ist.

Aufbauend auf die Vorschläge der International Association for the Study of Pain (IASP) haben Maier und Hildebrandt (1990) die *Multi-Axiale Schmerz-Klassifikation* (MASK-S) entwickelt, die eine genaue Dokumentation der ärztlichen Befunde und eine differenzierte Beschreibung der Schmerzerkrankung erlaubt.

Kasten 2.1

Die fünf Ebenen des MASK-S

Ebene 1 – Zuweisung der Diagnose zu einer Schmerzgruppe
z. B. Kopfschmerz, Muskel- und Gelenkschmerz

↓

Ebene 2 – Differenzierung der Diagnose
z. B. Migräne, Spannungskopfschmerz

↓

Ebene 3 – Differenzierung nach geleisteter Spezialdiagnostik
z. B. ophtalmologische Migräne

↓

Ebene 4 – ätiologische Zuordnung
z. B. allergische Überreaktion

↓

Ebene 5 – anatomische Zuordnung
z. B. links hemicranial

Die MASK-S enthält fünf Ebenen und sechs Beschreibungsachsen, wobei die Ebenen sich auf die Nosologie der Erkrankung konzentrieren (vgl. **Kasten 2.1**) und die Beschreibungsachsen das individuelle Schmerzgeschehen darstellen (vgl. **Tab. 2.2**).

Tabelle 2.1: Chronifizierungsstadien bei Schmerzsyndromen (Quelle: Schmitt, 1990)

Stadium	Bezeichnung	Bemerkungen
Stadium I	Akuter/subakuter und remittierender Schmerz	Das Krankheitsbild komplizierende Befunde liegen nicht vor
Stadium II	Chronischer Schmerz	Mehrere komplizierende Befunde/Bedingungen liegen vor, z. B. Mulitlokalisation, Medikamentenmissbrauch
Stadium III	Lang andauernder chronischer Schmerz	Viele komplizierende Bedingungen, z. B. diffuse Schmerzen, wenig organische Befunde, einschränkende psychosoziale Lebensbedingungen

Die sechs somatischen Beschreibungsachsen sind in Tabelle 2.2 aufgelistet.

Tabelle 2.2: Somatische Beschreibungsachsen gemäß MASK-S

Achse	Beschreibung
Achse 1: Schmerzlokalisation	Anatomische Zuordnung der Schmerzen, z. B. Kniegelenk, Rücken
Achse 2: Topografie	Ausbreitungsmuster des Schmerzes, z. B. segmentale Ausbreitung, multiple Ausbreitung
Achse 3: zeitliche Charakteristik	z. B. Dauerschmerz, attackenförmig
Achse 4: Genese der Beschwerden	z. B. degenerative Veränderungen, dysfunktional
Achse 5: Qualität des Schmerzes	Schmerzbeschreibung anhand von neun Deskriptoren, z. B. stechend, brennend
Achse 6: neurologische u. a. Zusatzbefunde	z. B. motorische Störung

2.2 Psychologische Diagnostik: Verhaltens-, Problem-, Zieldiagnostik

Wenn Diagnose die hoch bezahlte Kombination von Wissen, Erfahrung und Glück ist, dann sollte der Zufallsaspekt, also Glück, in der Arbeit mit Patienten möglichst gering kalkuliert werden. Taxonomien, Heuristiken und oft sogar Algorithmen sind in der Diagnostik wie Stützen. Mit ihnen kann die dem Patienten angebotene Hilfe auf ein rationales Fundament gestellt werden. Was heißt das? Heuristiken und Taxonomien sind Arbeitshilfen, sie erleichtern das praktische, einzelfallbezogene Arbeiten. Aber sie sind keine Zwangsjacken. Eine solche Hilfe für die psychologische Diagnostik ist das folgende Ablaufschema.

Kasten 2.2

Ablaufschema der Psychodiagnostik zum Zwecke einer Hypnotherapie

Erhebung der Schmerzanamnese
(Deskription und Genese des Schmerzes)

↓

Problemanalyse
(Was bedeutet Schmerz für den Patienten? Welche Konsequenzen sind damit verbunden?)

↓

Psychometrische Untersuchung
(Schmerzbezogene Besonderheiten im inter- und intraindividuellen Vergleich)

↓

Zielanalyse
(Was soll in der Hypnotherapie, was kann erreicht werden?)

↓

Spezifische Hypnodiagnostik

↓

Befunddokumentation
(ein Erfordernis in Bezug auf Leistungserstattung und Qualitätssicherung)

In diesem Ablaufschema sind die speziellen hypnodiagnostischen Aufgaben und Vorgehensweisen noch nicht eingearbeitet worden. Die nächsten Gliederungspunkte befassen sich mit den einzelnen Untersuchungsschritten dieses Ablaufdiagramms.

Der weitaus größte Teil der psychologischen Schmerzdiagnostik erfolgt mit den Methoden des Interviews. Hier sei auf vier Probleme aufmerksam gemacht, die speziell für Schmerzpatienten gelten:

- Sie sind gegenüber traditionellen, nicht-direktiven Interviews anfangs misstrauisch und unterstellen, der Interviewer gehe davon aus, dass der Schmerz des Patienten eigentlich nur im Kopf des Patienten existiere, er sich seinen Schmerz lediglich einbilde.
- Sie unterstellen, dass ihre Informationen vom Therapeuten entweder zu generalistisch oder zu impressiv verwertet werden. Sie verteidigen sich, dass traditionelle psychopathologische Diagnosen für ihre persönliche Sachlage ungeeignet sind.
- Die Aussagen der Patienten ließen sich nur schwer replizieren. «Man kann das nicht so genau und verbindlich angeben! Die Aussagen könnten von Tag zu Tag andere sein.»
- Die Relevanz der Einzelaussagen sei höchst unterschiedlich zu beurteilen; die Reliabilität der Exploration sei fragwürdig.

Zusammengefasst ist demnach davon auszugehen, dass Patienten mit Schmerzproblemen verstärkt von somatomedizinischen Erklärungskonzepten ihrer Probleme ausgehen und Zusammenhänge mit psychologischen Konstrukten und Gesetzmäßigkeiten eher weniger wahrnehmen bzw. diese als Erklärungsbaustein ihrer Beeinträchtigungen (initial) ablehnen. Als ein geeigneter diagnostischer Zugang erweisen sich diesbezüglich Schmerztagebücher, deren Aufbau, Einsatz und Leistungsfähigkeit Scholz (1994) ausführlich beschrieben hat.

2.2.1 Schmerzanamnese

Die Schmerzanamnese (syn. Schmerzinterview) beginnt mit einer ausführlichen *Schmerzbeschreibung* durch den Patienten. Die Topografie des Schmerzes wird zuerst erfragt; seine Intensität, Dauer und Häufigkeit stehen im Zentrum des Gesprächs. Generalisierungstendenzen des Patienten sollten beachtet werden, wenn er seine Schmerzen erläutert. Ebenso wichtig ist es, Diskrepanzen zwischen der

Beschreibung des Patienten und seinem schmerzbezogenen Ausdrucksverhalten zu beobachten.

Sodann geht es um die *Schmerzgenese*. Damit ist die Entwicklung der Schmerzen gemeint. Das Zeitfenster ist der Beginn der Schmerzen bis zur gegenwärtigen Erhebung. Unter verlaufsbezogener Betrachtung wird der Beginn der chronischen Phase (vgl. Tab. 2.1) mit besonderer Aufmerksamkeit bedacht. Prädilektionsstellen, loci minores resistentiae, Symptomshift, Schmerzgeneralisierungen, Auswirkungen bisheriger Behandlungen und deren Konsequenzen werden in diesem Zusammenhang erfragt.

Wenn es um die *Schmerzkontrolle* durch den Patienten geht, dann wird nach schmerzverstärkenden und schmerzlindernden Bedingungen gefragt als da sind Klima, schmerzanfällige Körperpositionen, Bewegungen, der Zusammenhang von Schmerz und Genuss bestimmter Speisen, der Einfluss von Biorhythmen (z.B. Menstruationszyklus, tageszeitlich, wöchentlich, jahreszeitlich), Stressoren, social events, Personen, Tätigkeiten, Vermeidungs- und Fluchtverhalten. Schließlich interessiert, welche Kontrolle der Patient auf die Schmerzgenese genommen hat und wie er seinen Schmerz gegenwärtig unter Kontrolle hält. Dabei kann das Zeitfenster der Beurteilung ein einzelner Schmerzanfall, ein Zeitraum oder eine aktuelle Aktivität (z.B. Arbeit) sein. Dieser Erhebungsaspekt hat einsichtigerweise fließende Übergänge zur Problemanalyse.

In der **Tabelle 2.3** sind die wesentlichen Explorationsschwerpunkte von Schmerzdeskription, -genese und -kontrolle zusammen gefasst.

Zur Vorbereitung des Patienten auf die Erhebung der Schmerzanamnese ist ein Erhebungsbogen hilfreich, der im Anhang A zu finden ist.

Tabelle 2.3: Explorationsschwerpunkte während der Erhebung der Schmerzanamnese

Schmerzbeschreibung	Intensität – Topographie – Häufigkeit – Schmerzdauer – Generalisierungstendenz – Diskrepanzen zwischen Deskription und Verhalten
Schmerzgenese	Beginn (seit wann? Biografische Verankerung?) – Verlauf – Selbstinstruktionen – symptomfreie Zeiten – bisherige Behandlungen
Schmerzkontrolle	Empfindlichkeit – schmerzverstärkende Bedingungen – schmerzlindernde Bedingungen Biorhythmen (z.B. Mensis) – med. Maßnahmen – Selbstkontrolle

2.2.2 Problemanalyse

Hier geht es um die *Bedeutung*, die der Patient seinem Schmerz zuschreibt. Dies drückt sich in seinem Krankheitsverhalten aus und ist deswegen ein ganz wichtiger Aspekt, weil die Chronifizierung von Schmerzen einhergeht mit Angst, Depression, sozialem Rückzug und Schonhaltung. Das alles sind Verhaltensparameter, die es auch als Gesichtspunkte des Krankheitsverlaufes zu beachten gilt, denn sie determinieren den Behandlungsverlauf und auch den Behandlungserfolg. Das hat z. B. Myrtek (1998) überzeugend für Patienten mit koronaren Erkrankungen nachgewiesen.

Explorationsschwerpunkte können/sollten sein:

- Häufigkeit der Inanspruchnahme medizinischer Leistungen – medical shopping
- Parallele Behandlungen – Odysseus-Syndrom
- Koryphäenkiller-Syndrom
- Ausmaß und Art der Medikamenteneinnahme – zeit- vs schmerzkontingent
- Eigene Schmerzerklärungen – Kausalattributionen und deren Veränderungen im Chronifizierungsprozess
- Bekundete und tatsächliche Mitwirkung des Patienten bei der Behandlung – Compliance
- Aggravations-, Simulationstendenzen
- Umgang mit Stressoren
- «Welche Probleme gab es in Ihrem Leben, bevor das Schmerzproblem auftrat?»

Die Exploration der sozialen Konsequenzen von Schmerz konzentriert sich auf drei Schwerpunkte:

- auf das Arbeits- und Leistungsverhalten des Patienten,
- auf Gestaltung und Funktionsfähigkeit seiner partnerschaftlichen und sexuellen Beziehungen sowie
- auf seine Familie und darüber hinaus auf seine soziale Mitwelt.

Das *Arbeits- und Leistungsverhalten* des chronischen Schmerzpatienten ist in aller Regel schmerzbedingt suboptimal. Deswegen konzentriert sich das Gespräch nicht so sehr auf harte Daten, sondern hauptsächlich auf die individuelle Perspektive des Patienten zu seiner Arbeit und Leistung. Zu erfragen sind deshalb Unterschiede in den Modalitäten und im Ergebnis seiner Leistungen mit und ohne Schmerzen, die Häufigkeit der Arbeitstage mit Arbeitsunfähigkeit (Von welchem Arzt lässt sich der Patient arbeitsunfähig schreiben? Wie trägt er sein Anliegen vor? Mit welchen Vorbehalten seitens des Arztes rechnet der Patient?). Nach einem Karriereknick bzw. nach der Art seiner beruflichen Bewährung wird der Patient ebenfalls befragt. Schließlich sollte auf jeden Fall das Thema «Mobbing/Bossing» angesprochen werden. Dabei sollte auch auf das Verhältnis von Frau und Mann im Arbeitsprozess eingegangen werden.

Bei der Exploration zur *Partnerschaft* des Patienten und seiner *Sexualität* geht es um die Zuwendung, die sein Partner ihm in Bezug auf seine Schmerzen schenkt. Neuere Untersuchungen stützen nicht die Auffassung, wonach der Patient selbst die Interaktion dadurch dominiert, dass er verbal und nonverbal an Rücksichtnahme appelliert. Bedeutsamer scheint hingegen zu sein, wie der Partner auf die Schmerzen reagiert. Ist seine Rücksichtnahme, sein Appell an Schonverhalten die ausschließliche Form der Anteilnahme oder werden auch Formen der Schmerzkontrolle besprochen?

Die Beziehungen zwischen Schmerz und den Bedürfnissen nach sexueller Befriedigung sind enger und bedeutsamer als vielfach angenommen wird. So ist die Wochenendmigräne bekannt als ein Beispiel für mögliche Aversionen gegen das Verhalten des Sexualpartners. Rückenschmerzpatienten berichten, dass während des Sexualkontaktes Schmerz nicht auftritt. Verweigerungs- bzw. Rollenverhalten im Zusammenhang mit Sexualität können ein wesentlicher Schlüssel für die Therapie werden.

Familiäre Einflüsse auf das Schmerzgeschehen sind ebenfalls größer als vielfach angenommen wird. Sorgen um das finanzielle Auskommen, Größe und Beschaffenheit der Wohnung können den Alltag des Schmerzpatienten weitgehend in Anspruch nehmen. Worauf muss der Patient verzichten? Welche Kompensationsmöglichkeiten bestehen? Ist an Unterstützung durch Pflegekräfte gedacht worden und inwieweit ist eine solche Kooptation überhaupt möglich? Was hat sich schmerzbedingt im sozialen Netzwerk – beginnend bei den Kindern, über die Arbeitskollegen, Freunde und Verwandte bis hin zu Nachbarn – verändert?

Inwieweit ist Schmerz überhaupt ein Thema in der Familie, und haben andere Familienmitglieder, Freunde und Verwandte ebenfalls Erkrankungen, bei denen der Schmerz dominiert? Mussten Familienangehörige oder Personen des sozialen Nahraumes schmerzbedingt berentet werden? Kurzum: Bei der Exploration steht das Thema «Schmerzfamilie» im Vordergrund. Positive Befunde lassen an die Möglichkeit von Lernmechnismen (operantes Lernen, Modellernen) denken.

Tabelle 2.4: Explorationsschwerpunkte in Bezug auf Arbeits- und Leistungsfähigkeit sowie soziale und sexuelle Belange

Arbeit/Leistung	**Arbeitsverhalten mit/ohne Schmerz – Krankschreibungen – berufliche Bewährung – Mobbing/Bossing – Neben-, Freizeitbeschäftigung**
Partnerschaft/Sexualität	Schmerzbezogene Zuwendung – Rücksichtnahme – Schmerz und sexuelle Bedürfnisbefriedigung – Vermeidung, Verweigerung – Reaktion des Partner auf Schmerzproblem als solches
Familie/soziale Mitwelt	Finanzen, Wohnung – Krankheit als Thema in der Familie – Funktion des sozialen Netzwerkes – Pflegeübernahme – Verzicht auf bestimmte Dinge/Tätigkeiten/Erwartungen...

In der **Tabelle 2.4** ist die Essenz der Explorationsgesichtspunkte zu den Schmerzproblemen des Patienten zusammengetragen.

Die Problemanalyse ist nicht nur eines der aufwendigen, sondern auch eines der besonders schwierigen Untersuchungsthemen – sowohl für den Therapeuten als auch für den Patienten. Wenn sich der Patient darauf angemessen vorbereiten kann, geht vieles leichter und wird zuverlässiger. Wir haben in Anlehnung an Heaton et al. (1982) einen «Erhebungsbogen der Begleitumstände für Schmerz» entwickelt. Diesen erhält der Patient zur Vorbereitung auf diesen Untersuchungsaspekt, nachdem zwischen Therapeut und Patient ein persönlicher Kontakt stattgefunden hat. Uns kommt es darauf an, dass sich der Patient Gedanken gemacht hat über den Inhalt der aufgelisteten Frage, so dass er während des Interviews von der Art der Fragen nicht allzu arg überrascht wird. Als Anhang B steht dieser Erhebungsbogen zur Verfügung.

In der Arbeitsgruppe «Integrative Schmerzklassifikation», die dem Arbeitskreis «Psychologische Schmerzbehandlung» und der Deutschen Gesellschaft zum Studium des Schmerzes angehört, (vgl. Klinger, Hasenbring und Pfingsten, 1992, Scholz, 1994) wurde in Weiterführung des MASK-P die *Multiaxiale Schmerzklassifiaktion – Psychosoziale Dimension (MASK-P)* entwickelt. Auf deren Grundlage kann eine umfassende Befunderhebung vorgenommen werden. Dafür stehen fünf Ebenen zur Verfügung, nämlich

- die motorisch-verhaltensmäßige Ebene
- die emotionale Ebene
- die kognitive Ebene
- die Ebene der Stressoren
- die personenspezifische Ebene.

Außerdem wird angegeben, ob aufgrund der erhobenen Befunde eine ICD- bzw. eine DSM-Diagnose vergeben werden kann. Im Anhang I ist das Grundgerüst von MASK-P wiedergegeben.

2.2.3 Psychometrische Untersuchung

Körperliche Funktionstests: Viele Psychotherapeuten, insbesondere psychologische Psychotherapeuten scheuen solche Untersuchungen. Sie verzichten damit weitgehend auf Informationen über die schmerzbedingten körperlichen Einschränkungen der Patienten. Es gibt mindestens 500 solcher einfacher Prüfmethoden, die bei Buckup (2000) zusammenfassend dargestellt sind. Je nach Prüfintention unterscheidet man

- Orientierungstests
- Funktionstests
- Belastungstests
- Stabilitätstests.

So kann die Messung des Finger-Boden-Abstandes bei Patienten mit Rückenschmerz – um nur ein Beispiel zu nennen – ein wertvoller Indikator sein, wie sich im Verlauf der Hypnotherapie die Beweglichkeit verbessert hat. Diese Art von Verlaufsdiagnostik hat zudem eine ganz erhebliche Motivierungsfunktion. Durchführungsanleitungen finden sich ebenfalls bei Buckup (2000).

Selbstberichtsmethoden: Wir unterscheiden ein Basismodul von störungsspezifischen Modulen. Als *Basismodul* kommen regelmäßig während der Eingangs- und Abschlussdiagnostik zum Einsatz:

- Freiburger Persönlichkeitsinventar (FPI-R) von Fahrenberg, Hampel und Selg (2001)
- Inventar zur Erfassung Interpersonaler Probleme (IIP-D) von Horowitz, Strauß und Kordy (2000)
- Symptom-Check-List (SCL-90-R) in deutscher Bearbeitung von Franke (2002)
- Fragebogen zur Psychotherapiemotivation (FPTM) von Nübling, Schmidt und Schulz (2002)

Das störungsspezifische Modul bezieht sich selbstredend auf die Erfassung psychosozialer Aspekte von Schmerz. Die Tests ergänzen bzw. differenzieren die in der Schmerzanamnese erhobenen Befunde. Folgende Testverfahren haben sich in unserer Ambulanz bewährt:

- Deutsche Fassung des *West Haven-Yale- Multidimensionalen Schmerzfragebogen* (Flor, 1991). Das Verfahren ist in drei Teile untergliedert. Teil 1 bildet auf 5 Skalen Schmerzstärke, Beeinträchtigung, affektive Verstimmung, Lebenskontrolle und soziale Unterstützung ab. Teil 2 gibt auf 3 Skalen (bestrafende, zuwendende und ablenkende Reaktion) Auskunft über Reaktionen von Bezugspersonen auf den Schmerz des Patienten. Im 3. Teil werden die Aktivitäten des Patienten erfasst. Wiederum stehen 3 Skalen zur Verfügung, nämlich Freizeitaktivitäten, Aktivitäten außerhalb des Wohnbereichs und haushaltsbezogene Aktivitäten des Patienten.

- Das von Hasenbring (1994) entwickelte *Kieler Schmerz-Inventar* (KSI). Es besteht aus drei Selbstbeurteilungs-Skalen zur standardisierten Erfassung der individuellen Schmerzverarbeitung auf emotionaler, kognitiver und Verhaltensebene. Teil I (ERSS) bildet die emotionale Schmerzverarbeitung anhand der Skalen Angst/Depressivität, Gereizte Stimmung und Gehobene Stimmung anhand von 15 Items ab. Teil II (KRSS), bestehend aus 34 Items, erfasst schmerzbezogene Kognitionen auf den Skalen Hilf-/Hoffnungslosigkeit, Behinderung, Katastrophisieren, Durchhalteappell, Bagatellisieren, Coping-Signal und Psychische Kausalattribution. In Teil III (CRSS) werden anhand von 68 Items Aspekte der Schmerzbewältigung gesammelt, die in 8 Skalen repräsentiert sind: Vermeiden sozialer Aktivitäten, Vermeiden körperlicher Aktivitäten, Durchhaltestrategien, Nichtverbales Ausdrucksverhalten. Direkte Bitte um soziale Unterstützung, Entspannungsfördernde Ablenkung, Passive und aktive Maßnahmen.

2.2.4 Erarbeitung der psychotherapeutischen Zielstellung

Hypnotherapie gehört wesentlich zu den lösungsorientierten psychotherapeutischen Methoden. Wenn es also darum geht, mit dem Patienten Lösungen für sein Schmerzproblem zu erarbeiten, dann ist es unumgänglich, dass mit dem Patienten gemeinsam eine Zielstellung erarbeitet wird. Sie sollte eine Willenserklärung des Patienten über Ablauf und Ergebnis der Behandlung sein. Denn es geht nicht um die Frage, was man als Therapeut tun will, sondern, was man in der Funktion eines hypnotherapeutisch arbeitenden Psychotherapeuten zu tun hat. Dies aber legt der Patient fest. M.a.W.: Der Patient bestimmt das Ziel, der Therapeut versucht den

Weg dorthin zu optimieren. Die Formulierung einer auf den Patienten bezogenen psychotherapeutischen Zielstellung ist auch unter dem Aspekt bedeutsam, dass in der Antragstellung für eine Psychotherapie eine solche Zielstellung mitgeteilt werden muss.

Bevor die Ziele der Behandlung geklärt werden, sollten einige Hintergrundinformationen eingeholt und die Rahmenbedingungen für die Behandlung geklärt werden. Am Anfang des Gesprächs über die Zielvereinbarung sollte deshalb festgestellt werden, von wem welche expliziten und impliziten Erwartungen an den Therapeuten heran getragen werden. Wie stehen die relevanten Dritten des Patienten zu einer Hypnotherapie – und wie der Patient selbst? Liegen die Erwartungen weit auseinander, sind im Speziellen zirkuläre Fragen (vgl. Simon und Rech-Simon, 2002) nützlich, weil sie die unterschiedlichen Haltungen verständlich machen und so gemeinsame Punkte gefunden werden können. Entscheidend ist dabei ein absolut selbstkongruentes Verhalten des Therapeuten. Beispiele für solche Fragen sind:

Was sollte ich (Therapeut) wissen, um Ihre Lage gut zu verstehen? – (Auf allgemeine Aussagen einrichten und diese dann konkretisieren lassen:) Wie ist das genau? Können Sie mir ein Beispiel geben?

Was hat Sie bisher daran gehindert, Ihr Problem zu lösen; was fiel Ihnen schwer; auf welche Unterstützung/Erleichterung haben Sie gehofft?

Wenn Sie von Ihrer am meisten vertrauten Person gefragt werden würden, weshalb Sie gerade zu mir zur Behandlung kommen, was würden Sie ihr antworten?

Wenn ich Ihre am meisten vertraute Person fragen würde, was sie glaubt, wie Sie sich auf die Behandlung einstellen, was würde diese Person wohl antworten?

Wenn ich Ihre am meisten vertraute Person fragen würde, was Sie glaubt, was Ihr Therapeut befürchten muss/womit er bei Ihnen rechnen muss, was würde diese Person wohl antworten?

Von der Zielstellung zu unterscheiden ist der ganz konkrete *Arbeitsauftrag* für die jeweilige Einzelsitzung. Die Zielstellung ist global formuliert und ergibt sich meistens aus der Befundlage. Sie ändert sich häufig im Behandlungsverlauf. Der Arbeitsauftrag hingegen ist umschrieben und von dem vergangener Sitzungen abgrenzbar. Sowohl Zielstellung als auch Arbeitsauftrag werden nach demselben Vorgehen entwickelt. Deswegen kann das Vorgehen an der Erarbeitung eines *Arbeitsauftrages* erläutert werden (vgl. Kap. 3.4).

Was macht *realisierbare Behandlungsziele* aus? Wenn man unterscheidet zwischen Annäherungs- und Vermeidungszielen (Motivation hin zu … vs Motivation weg von …), dann ist es überwiegend hilfreich, mit dem Patienten Annäherungsziele zu formulieren. Denn die Frage, was der Patient eigentlich in der Therapie erreichen möchte, ist in aller Regel ein Annäherungsziel.

1. Behandlungsziele und Arbeitsaufträge sind positiv formuliert!

Man kann *nicht nicht* an seine Schmerzen denken und *nicht nicht* an seine Schmerzen denken wollen. Beide Alternativen einer Doppelnegation führen zu beständigen Auseinandersetzungen mit dem, was man nicht will. Also: keine negativen Formulierungen! Die mildere Variante von «nicht» ist «weniger». Keine positive Zielformulierung wäre etwa: «Ich möchte beim Gehen nicht so starke Schmerzen haben, zumindest sollen sie auszuhalten sein.» Eine positive Zielformulierung für einen Patienten mit rheumatoider Arthritis könnte im Hinblick auf die Morgensteifigkeit seiner Fingergelenke sein: «Ich teile mir meinen Morgen so ein, dass ich mit den Händen nicht viel zu tun habe!» Einen derartigen hypnotherapeutischen Arbeitsauftrag kann man erarbeiten, indem man einige der folgenden Beispielfragen stellt:

> Was werden/würden Sie, anstatt an Schmerzen zu denken, tun?
>
> Angenommen, die Knieschmerzen hätten Sie weitgehend unter Kontrolle, in welcher Weise würden Sie sich anders verhalten als momentan?
>
> Angenommen, die Hüftgelenksoperation ist gut verlaufen und damit Ihre Angst vor der Operation erledigt, wie würden Sie sich dann fühlen?

2. Behandlungsziele und Arbeitsaufträge sind für den Patienten attraktiv und motivieren ihn!

Der Patient muss sich für seine Zielerreichung wirklich einsetzen können. Deswegen sollte der Therapeut übergeordnete Ziele des Patienten «erspähen» und den konkreten Arbeitsauftrag mit Bedürfnissen des Patienten in Verbindung bringen. Bei der Vielzahl von Bedürfnis-Systematisierungen hat sich folgende Einteilung für praktische Zwecke als brauchbar erwiesen: Bedürfnis nach Nähe in sozialen Beziehungen, Autonomie (Distanz) gegenüber anderen bzw. anderem, materielle und soziale Sicherheit (Dauer) sowie Neugier (Wechsel im Alltag). Die Einlassungen des Patienten werden also hinsichtlich solcher Bedürfnisse gefiltert, denn sie haben den Charakter von übergeordneten Zielen.

Falls solche übergeordneten Ziele entdeckt werden, kann das eigentliche Behandlungsziel möglicherweise leicht verändert werden. Beispiel: Das vom Patienten vorgetragene Behandlungsziel besteht darin, dass er schmerzfrei ist. Der Therapeut erfährt in einem anderen Zusammenhang, dass der Patient regelmäßig zum Krafttraining geht. Dann könnte das Behandlungsziel sein: härter – auch in Zeiten starker Schmerzen – gegen sich selbst zu sein. Um ein Behandlungsziel bzw. einen Arbeitsauftrag für den Patienten attraktiv und motivierend zu entwickeln, hat sich folgende Fragenstruktur als hilfreich erwiesen:

Was macht gerade dieses Behandlungsziel so reizvoll für Sie?

Was hätten Sie dadurch für Ihre Selbstachtung/Ihr Selbstbewusstsein gewonnen?

Welches wichtige Bedürfnis wäre dadurch erfüllt?

3. Behandlungsziele und Arbeitsaufträge sind konkret, beschreibbar, überprüfbar!

Um ihre Konkretheit zu optimieren, sind Fragen nach Zahlen, Daten, Fakten sowie zirkuläre Fragen hilfreich. Sie beginnen oft folgendermaßen: «Zu wie viel Prozent halten Sie dies für… und zu wie viel Prozent hingegen dies für…?» Dennoch ist die Konkretheit vielfach nicht messbar im messtheoretischen Sinne. Solch eine Frage verlangt nach einer genauen Differenzierung zwischen verschiedenen Ideen, Überzeugungen, Konzepten, Meinungen und Stimmungen. Sie machen zudem ambivalente Haltungen und Tendenzen deutlich.

Um das Behandlungsziel zu konkretisieren, können Fragen wie die nachfolgenden Beispielfragen gestellt werden:

Was wollen Sie genau? Wie würden Sie das im Einzelnen tun? Wann, wo, mit wem, wie oft, wie lange?

Woran würden Sie selbst merken, dass Sie Ihr Behandlungsziel erreicht haben?

Woran würden andere (z. B. die Arzthelferin, Ihr Partner) merken, dass Sie Ihr Ziel erreicht haben?

4. Behandlungsziele und Arbeitsaufträge sind für den Patienten tatsächlich erreichbar!

Dritte (z. B. der Therapeut, der Partner, die Mutter) können lediglich Hilfe leisten, aber die Veränderungen müssen letztendlich vom Patienten selbst vorgenommen werden. Damit sich der Patient darauf einlassen kann, ermuntert der Therapeut den Patienten, indem er realistische Ansatzpunkte für eigene Änderung vorschlägt. Weniger ist oft mehr! Darauf sollte der Patient so früh wie möglich hingewiesen werden. Beispielfragen für größere Erreichbarkeit könnten sein:

Ist das Ziel realistisch, und ist es von Ihnen wirklich erreichbar?

Liegt die angestrebte Veränderung in Ihrer Macht/Ihrem Einflussbereich?

Was können Sie *selber* tun, um auf dem Weg zu Ihrem Ziel einen Schritt voranzukommen?

Was machen Sie anders, wenn Sie Ihr Ziel erreicht haben?

Was würde Ihr Partner sagen, was *Sie* anders machen als in der Vergangenheit?

5. Behandlungsziele und Arbeitsaufträge sind in den persönlichen Lebenszusammenhang des Patienten eingebettet!

Deswegen ist gemeinsam mit dem Patienten zu prüfen, welche (Neben-)Wirkungen die Zielerreichung für den Patienten eventuell hat; d. h. inwieweit es bzw. er ökologisch ist. Das therapeutische Gespräch dreht sich also darum, gemeinsam mit dem Patienten zu prüfen, ob die sich aus der möglichen Zielerreichung ergebenden Konsequenzen zu seinen Werten und seinem Selbstverständnis passen und ob der Patient den sich damit verbundenen Aufwand an persönlichem Engagement wirklich zumuten will.

Folgende Beispielfragen zielen auf die ökologische Prüfung des Behandlungszieles bzw. eines hypnotherapeutischen Arbeitsauftrages ab:

Angenommen, die Berentung ist durch, was sagen dazu Ihre Kumpels?

Was ist der Preis für die viele Zeit, die für die vielen Sitzungen und die Hausaufgaben erforderlich ist?

Welche Einwände könnte Ihr Partner geltend machen, wenn Sie sich auf eine hypnotherapeutische Schmerzbehandlung einlassen?

Ist die Art der von Ihnen gewünschten Behandlung mit Ihrem Geldbeutel verträglich?

In **Tabelle 2.5** sind die in diesem Kapitel behandelten Aspekte noch einmal zusammen gefasst.

Tabelle 2.5: Explorationsschwerpunkte zur Erarbeitung einer psychotherapeutischen Zielstellung

Merkmal	Fragetechnik	Beispiel
Positiv formuliert	Angenommen, Problem ist gelöst, wie fühlen Sie sich dann?	Trotz meiner Kopfschmerzen betreibe ich weiterhin Leistungssport
Attraktiv für Patient	Was macht Schmerzkontrolle so reizvoll?	Ich halte meine Kontakte zu den Vereinskameraden aufrecht
Konkret messbar	Woran merken Sie, dass Sie Ihren Schmerz kontrollieren können?	Kann mich ablenken, Schmerz als Druck wahrnehmen
Selbst erreichbar	Was machen Sie anders, wenn Sie Ihren Schmerz kontrollieren können?	Lenke mich ab durch Joggen; wenn's schlimm kommt, dann Rätselraten, Rückwärtszählen
Ökologisch sinnvoll	Was ist der Preis für die Schmerzkontrolle	Verhaltensstrategie planen und üben

2.2.5 Spezielle Diagnostik für die Hypnotherapie

Wenn Hypnotherapie ein kassenfähiges Behandlungsverfahren sein soll, dann brauchen wir auch speziell für die Hypnotherapie diagnostische Routinen, um die Nützlichkeit dieser speziellen Psychotherapie für den Einzelpatienten nachzuweisen. Denn das Spezifische der Hypnotherapie muss selbstverständlich auch in Bezug auf den Einzelpatienten in einer kommunizierbaren Weise sowohl fest- als auch dargestellt werden.

Drei Gruppen von Informationen sind dabei relevant:

- Einstellungen des Patienten gegenüber Hypnotherapie feststellen
- Kommunikative Besonderheiten des Patienten feststellen
- Fähigkeiten, Fertigkeiten und Erfahrungen des Patienten feststellen.

1. Beurteilung der Einstellungen des Patienten gegenüber der Hypnotherapie

Im Gespräch über die *Einstellungen* geht es um die Stereotype, Vorurteile, Mythen, Befürchtungen, Ängste des Patienten gegenüber Hypnotherapie. Stereotype und Vorurteile sind handlungsanleitende Instruktionen, die als Thesen, Überzeugungen, Rechtfertigungen formuliert werden. Mit welchen Einstellungen/Erwartungen kommt der Patient zur Hypnotherapie? Es wäre ja so einfach, die Vorbehalte schlichtweg zu erfragen. Doch die eigentlichen negativen Einstellungen werden zumeist nicht kommuniziert. Wenn man die Einstellungen der Patienten sehr grob klassifiziert, dann kann man wenigstens drei Gruppen voneinander unterscheiden. Sie sind in **Tabelle 2.6** zusammengestellt worden.

Patienten mit positiver Einstellung haben meistens sehr hohe Erwartungen an die Therapie. Sie finden das Tranceerlebnis schön, sind durchschnittlich mental aktiviert (entspannt), sehr suggestibel, aber haben erfahrungsgemäß eine unterdurchschnittliche Vorstellungsfähigkeit. Die Gefahren, die in einer allzu aufgeschlossenen Einstellung gegenüber der Hypnotherapie (vgl. **Abb. 2.2,** linkes Profil) liegen, werden oft unterschätzt, denn die Erwartungen solcher Patienten sind oft unrealistisch hoch und führen zur Enttäuschung oder «Hypnosesucht». Bei Enttäuschung zu hoher Erwartungen kann die Gewogenheit des Patienten gegenüber

Tabelle 2.6: Einstellungen von Patienten gegenüber einer Hypnotherapie

Einstellung	pro	contra	Intervention
Patient ist sehr aufgeschlossen	insgesamt förderlich für Behandlungsverlauf und -ergebnis	Gefahr von Enttäuschung des Patienten	Unrealistische Erwartungen prüfen und über Grenzen der Hypnotherapie informieren
Patient ist ablehnend	Wenn Patient dies mitteilt, kann Therapiestrategie umgestellt werden	Wenn Patient dies nicht mitteilt oder Therapeut dies nicht wahrnimmt, dominieren Widerstände in der Therapie	Therapeut akzeptiert Wunsch des Patienten und entscheidet, ob er den Arbeitsauftrag des Patienten gemäß seinem Wunsch erfüllen will/kann
Patient ist ambivalent	Anfänglich ist das eine optimale Voraussetzung	Wenn Patient dies nicht mitteilt oder Therapeut dies nicht wahrnimmt, dominieren Widerstände in der Therapie	Im fortgeschrittenen Behandlungsverlauf möglicherweise Umstellung der Therapiestrategie

dem Therapeuten umschlagen. Der Therapeut ist dann für den Patienten der Inkompetente, der Scharlatan, der Kurpfuscher – schlimmstenfalls hat die ungenügende Beachtung einer anfänglich unkritischen Haltung des Patienten gegenüber der Hypnotherapie sogar ein juristisches Nachspiel. Die differenzierte Kenntnis der Einstellungen des Patienten ist also wichtig!

Patienten mit ablehnender Einstellung gegenüber einer Hypnotherapie erleben zwar während der Trance geringe Veränderungen. Sie fühlen sich allenfalls leicht entspannt. Aber sie können sich oftmals die dargebotenen Szenen nicht bildlich vorstellen. Sie sind wenig suggestibel und erwarten auch kaum Nutzen von einer Hypnotherapie. Der Vorschlag für ein solches Behandlungsangebot (vgl. Abb. 2.2, mittleres Profil) kommt zumeist vom Therapeuten selbst. In einem solchen Falle soll anfänglich das setting folgendermaßen gestaltet sein:

- der Patient bringt eine befriedigende Imaginationsfähigkeit mit
- leichte Trance
- Hypnose soll nur kurz sein
- das anschließende Gespräch soll Aufgeschlossenheit und Vertrauen des Patienten fördern.

Bei einem Patienten mit ambivalenten Einstellungen (vgl. Abb. 2.2, rechtes Profil) sind Offenheit gegenüber der Hypnotherapie und Vertrauen in die Vorgehensweise prinzipiell vorhanden. Während der Trance verändert sich erwartungsgemäß der status quo des Patienten. Er ist leicht überdurchschnittlich entspannt und hat erfahrungsgemäß eine überdurchschnittliche Imaginationsfähigkeit sowie Suggestibilität.

Der Therapeut sollte im Gespräch herausstellen, dass die Imaginationsfähigkeit des Patienten eine sehr günstige Voraussetzung für den Erfolg der Behandlung ist. Im Übrigen haben die meisten Patienten anfängliche Vorbehalte gegenüber der Hypnotherapie. Der Patient wird deshalb ermutigt, sich vorerst auf die Hypnotherapie probeweise einzulassen. Erforderlichenfalls werde man den Behandlungsplan umstellen.

Dem Therapeuten stehen vier mögliche Strategien zur Verfügung, die Einstellungen des Patienten zur Hypnotherapie festzustellen:

1. Er kann auf spontan gestellte Fragen des Patienten eingehen. Dabei soll sich der Therapeut ausführlich den angesprochenen Themen widmen. Hierbei ist der Therapeut überwiegend reaktiv.
2. Er kann aber auch – und das ist der leichtere und effizientere Weg – von sich aus auf die Einstellungen des Patienten gegenüber dem hypnotherapeutischen Vor-

haben zu sprechen kommen. Er kann dem Patienten eine *Informationsbroschüre* bzw. für Laien geeignete Literatur zur Lektüre anbieten und ihm vorschlagen, darüber zu sprechen. Geeignete Bücher wurden von Bongartz und Bongartz (1988), Scholz (1994) und von Revenstorf und Zeyer (1994) speziell für Patienten geschrieben. Der Therapeut sollte aber nicht versäumen, das Gespräch über die Lektüre unter einer einstellungsbezogenen Perspektive zu führen.

3. Dem Patienten können schließlich typische hypnosebezogene Stereotype vorgelegt und erfragt werden, welche davon der Patient aus seiner Sicht bestätigt. Daran anschließend soll das informierende Gespräch stattfinden. Wir haben solche «kritischen Fragen» zusammengestellt und geben sie dem Patienten während der probatorischen Sitzungen mit nach Hause mit der Bitte, sich wenigstens 3 Fragen auszusuchen, über die er vom Therapeuten eine Antwort haben möchte. Im Anhang C ist diese Liste beigefügt worden.
4. Die Einstellungen gegenüber der beabsichtigten Hypnotherapie können auch mittels psychometrischer Verfahren getestet werden. Dafür haben Dohrenbusch und Scholz (2003) einen aus 20 Items mit Mehrfachwahl-Antwort bestehenden Fragebogen entwickelt, der 4 Skalen konstituiert, nämlich

   - positive Einstellung zu Hypnose – Beispielitem: Vom Hörensagen weiß ich, dass Hypnotherapie recht erfolgreich bei der Erreichung meiner Behandlungsziele sein soll.
   - Aufmerksamkeits- und Imaginationsfähigkeit – Beispielitem: Ich kann mich gut in meine eigenen Vorstellungen hineinversetzen.
   - Offenheit und Vertrauen – Beispielitem: Ich glaube, ich kann meinem Therapeuten Vertrauen entgegen bringen.
   - Erfahrungen mit Hypnose – Beispielitem: Ich habe mich schon einmal einer Hypnotherapie unterzogen.

Dem Verfahren können gute psychometrische Eigenschaften bescheinigt werden, und es ist in der Praxis überaus leicht einsetzbar. In **Abbildung 2.2** ist das HypnoS-Profil von 3 Patienten mit unterschiedlicher Einstellung zur Hypnotherapie dargestellt worden.

2. Beurteilung der kommunikativen Besonderheiten des Patienten

Der Erfolg der Behandlung hängt zweifelsohne davon ab, wie der Therapeut die Imaginationsinstruktionen bzw. Suggestionen gibt, wie er Umdeutungen und die metaphorischen Anekdoten formuliert, damit sie für den Patienten optimal sind.

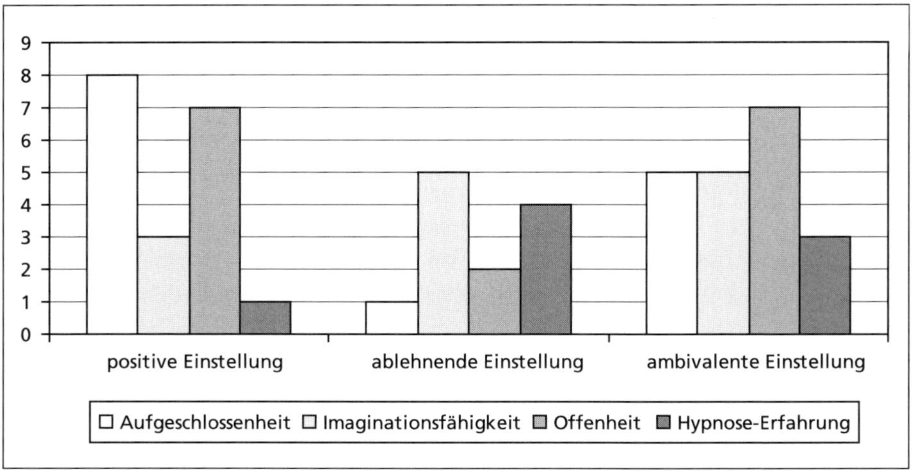

Abbildung 2.2: HypnoS-Profil von 3 Patienten mit unterschiedlicher Einstellung zur Hypnotherapie. Ordinale Stanine-Werte (Erläuterungen im Text)

Der Sachverhalt ist in der Forschung bisher weitgehend vernachlässigt worden. Das, was man darüber weiß, sind zumeist nur Glaubenssätze; zumindest gilt das für die angeblich vom Patienten bevorzugten Repräsentationssysteme (visuell, akustisch, kinästhetisch und olfaktorisch). Kirnich (2002) hat unlängst gezeigt, dass Probanden, die tatsächlich ein bevorzugtes Repräsentationssystem haben, in der Hypnose nicht effizienter sind als Probanden mit keinem bevorzugten Repräsentationsystem. Den Probanden wurde ein Hypnosetext appliziert, der speziell auf ein Repräsentationssystem Bezug nahm.

In Anlehnung an Empfehlungen von Zeig (1982) verwenden wir eine Standardgeschichte und führen dann ein halbstandardisiertes Interview durch, in dem wir den Patienten über seine Eindrücke bei dieser Geschichte befragen und sein Verhalten während der Darbietung der Metapher beobachten und skalieren. Im Anhang D ist das Verfahren wiedergegeben. Bereits beim ersten Kontakt mit dem Arbeitsblatt wird deutlich, dass es sich hierbei nicht um Diagnostik im herkömmlichen Sinne, sondern um die Beobachtung und die Erfassung von Interaktionen des Patienten geht. Diese evokative Prozedur birgt ein starkes Motivierungspotential in sich.

3. Beurteilung der Kompetenzen des Patienten hinsichtlich Hypnotherapie

Der Therapeut soll sich Klarheit über Fähigkeiten, Fertigkeiten und Erfahrungen des Patienten mit Hypnose verschaffen. Darüber hinaus ist die Kenntnis dieser

Kompetenzen des Patienten hilfreich für jede Art von Psychotherapie, die mit Entspannung arbeitet, z. B. bei Imaginationstherapie oder Visualisationstraining (Guided Imagery, Katathymes Bilderleben); Entspannungstherapie im engeren Sinne (Autogenes Training, Progressive Muskelrelaxation) oder eben Hypnotherapie (Ressourcenaktivierung, Vergangenheitsbewältigung).

Die Kompetenzen des Patienten beziehen sich auf seine Fähigkeit zur Entspannung, zur Imagination und zum zeitnahen Befolgen von Instruktionen (Suggestibilität). Alle drei Konstrukte werden gemessen mit dem Freiberger Imaginations-, Relaxations- und Suggestibilitätstest (FIRST) (Scholz, 2002). Der Test wird in **Kasten 2.3** beschrieben.

Außer der primären Messintention objektiviert der FIRST noch die Einstellungen zur Hypnose bzw. Hypnotherapie. So haben Probanden mit einer aufgeschlossenen Einstellung mit Ausnahme der Imagination in allen anderen Faktoren 2. Ordnung die höchsten Ergebnisse (vgl. **Abb. 2.3**). Umgekehrt haben Probanden mit ablehnender Einstellung die niedrigsten Ergebnisse im FIRST.

Häufig ist die Meinung anzutreffen, dass eine positive Korrelation zwischen Hypnosetiefe und therapeutischer Wirksamkeit bestehe. Diese Auffassung beruht auf der ungültigen Annahme, dass Hypnose ein schlafähnlicher Zustand sei. Studien, die einen solchen Zusammenhang belegen, sind nicht bekannt. Relevant sind viel-

Kasten 2.3

Beschreibung des Freiberger Imaginations-, Relaxations- und Suggestibilitätstests (Scholz, 2002).

Insgesamt 5 Untertests: Veränderung des erlebnisbezogenen status praesens mittels zweimaliger Testvorgabe – Standardisierte Verhaltensbeobachtung zur Suggestibilitätsmessung – Beurteilung durch Proband, wie gut die Szenen imaginiert wurden – Halbstandardisiertes Interview

Testdarbietung mittels CD – Testdauer: ca. 40 min – Testauswertung und Profildarstellung erfolgen computerisiert mittels CD (Excel)

16 Skalen bilden 5 Faktoren 2. Ordnung, nämlich: mentale Aktiviertheit (Entspannung), Imagination, Suggestibilität, Tranceerlebenis, Tranceerwartung

Umfangreiche Studien zur divergenten und kongruenten Validität, gute Testzuverlässigkeit, Stanine-Normen für mehrere Stichproben, n > 500

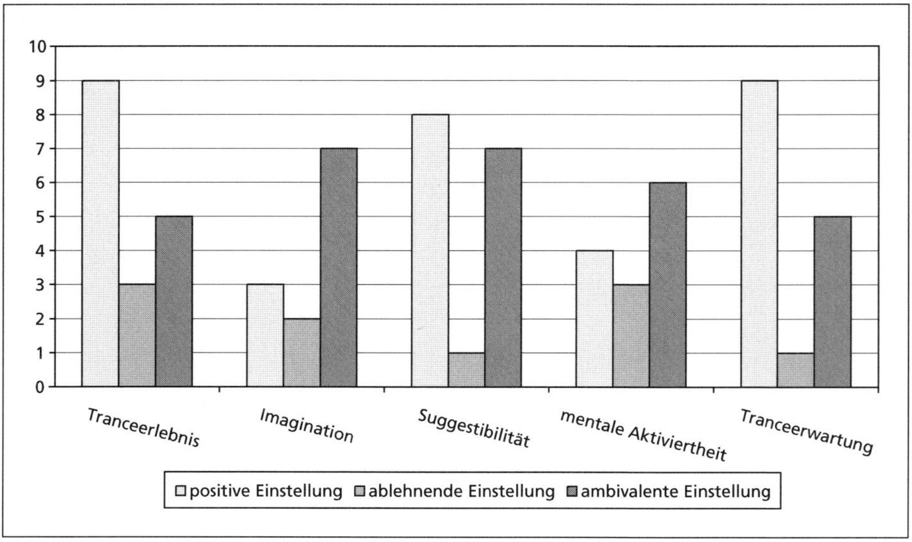

Abbildung 2.3: FIRST-Testprofil dreier Patienten mit positiver, ablehnender und ambivalenter Einstellung gegenüber einer Hypnotherapie. Dargestellt sind die 5 Faktoren 2. Ordnung.

mehr Informationen darüber, wie der Patient die Hypnose erlebt hat. Viele Patienten möchten unmittelbar nach der Hypnose über ihre Erlebnisse während dessen nicht sprechen. Aber man kann häufig beobachten, dass der Patient sich ausgeruht fühlt und ausgeglichen wirkt. Er lächelt und schaut den Therapeuten verlegen fragend an. Vielfach berichtet er nur von einer bestimmten Facette, einem Detail der Hypnose. Da der FIRST gegenüber dem Patienten als eine Testsituation deklariert wird, können die dargestellten inter- und intraindividuellen Besonderheiten einer therapeutischen Hypnosesitzung umgangen werden.

2.2.6 Diagnostische Methoden mit eindeutig hypnotherapeutischem Bezug

Gelegentlich kann es hilfreich sein, charakteristische Probleme des Patienten in hypnotischer Trance zu explorieren. Damit ist nicht Hypnoanalyse gemeint. Hier geht es darum, hypnotisches Erleben auszunutzen, um Probleme des Patienten zu aktualisieren, die Motivation bzw. die Inkonsistenz seines Schmerzverhaltens herauszuarbeiten oder schwierige, weil tabuisierte psychosoziale Bedingungen des Krankheitsverlaufes zu erhellen. Die anschließend erläuterten Prozeduren oder Techniken sind dabei erwiesenermaßen hilfreich. Bereits beim ersten Kennenlernen wird der Leser merken, dass mit der Anwendung der Prozeduren der Übergang zwischen Diagnostik und Therapie fließend ist.

1. Verdeckte Prüfung problematischer Körperstellen

Das Vorgehen ist angezeigt, wenn der bisherige Krankheitsverlauf des Patienten (nicht nur diagnostisch) ganz besonders relevant ist. Patienten mit diffusen Schmerzen oder Patienten, die ihre Schmerzen schlecht beschreiben können, profitieren besonders von dieser Vorgehensweise. Ebenso kann dieses Procedere eingesetzt werden, wenn der Patient schmerzbedingt körperliche Veränderungen – z. B. infolge einer chirurgischen Operation – in Kauf nehmen musste und nun unter dieser Entstellung leidet. Der Patient wird dazu in Trance versetzt. Das weitere Procedere ist in **Kasten 2.4** als Beispiel formuliert.

2. Visualisation des Schmerzverhaltens

Ebenso wie bei der vorangegangenen «Übung» wird der Patient in Trance versetzt. Dann wird ihm suggeriert, dass er sich im Fernsehen sieht, oder er erhält die Instruktion, dass er einen auf seinen Schmerz bezogenen «schlechten Traum» geträumt habe. Wenn der Patient dazu in der Lage ist, konkretisiert der Therapeut diesen schlechten Traum. Er lenkt die Aufmerksamkeit des Patienten auf verschiedene seiner problematischen bzw. ambivalenten Verhaltensweisen (z. B. Patient ist ausgesprochen klagsam, aber er zeigt ein hohes Engagement, um jährlich mehrmals in den Urlaub zu fahren). Dabei betrachtet der Patient in Trance die Wirkung seines Verhaltens auf relevante Dritte und auf sich selbst. – Die Indikation dieser Übung besteht hauptsächlich darin, dass Patient und Therapeut hilfreiche Copingstrategien und unangepasstes Krankheitsverhalten des Patienten entdecken.

3. Ideomotorische Fragen in Trance

Diese Technik ist besonders geeignet bei sensitiven Problemfragen oder für einen Therapeuten, der «sich nicht traut», gezielter nachzufragen. Vor Beginn der eigentlichen Prozedur vereinbaren Therapeut und Patient, dass das Anheben des linken Zeigefingers ein Nein und das Anheben des rechten Zeigefingers ein Ja bedeutet. Dann wird der Patient in Trance gebracht, und anschließend stellt der Therapeut «schwierige» – beispielsweise tabuisierte – Fragen. Die Prozedur ist sehr nützlich zum Zwecke der Problemanalyse, z. B. bei mehr oder minder manifestem, aber nicht kommuniziertem Berentungswunsch, bei Aggravation oder bei der Analyse des Nutzens von Schmerzen.

Kasten 2.4

Imagination von Veränderungen am Körper des Patienten im Krankheits- und Behandlungsverlauf bei Visualisation des Schmerzverhaltens.

Sie können nun in Ihrer Vorstellung in einen behaglichen Raum Ihrer Wahl gehen, ein nicht all zu großes Zimmer, in dem alle Wände ringsherum mit Spiegeln verkleidet sind. Diese Spiegel vergrößern so stark, wie Sie es wünschen. Sie verschließen die Tür hinter sich, so dass Sie ganz allein sind und alle Zeit dieser Welt haben, sich ganz auszuziehen und nun Ihren nackten Körper von allen Seiten aus zu betrachten. Was sollte Sie dabei stören?

Schauen Sie sich nun jedes einzelne Körperteil aufmerksam an. Nehmen Sie sich dafür Zeit ... und Sie können in Ihrer Vorstellung zurück gehen; zurück vor den Beginn Ihrer Erkrankung. Sie können jede Stelle Ihres Körpers betrachten, wie sie vor Beginn der Erkrankung ausgesehen und funktioniert hat ... Sie brauchen diese Stellen nicht nur äußerlich betrachten. Mit Ihrem inneren Auge können Sie auch ansehen, wie es innerlich in Ihnen aussieht ... Und in Ihrer Vorstellung können Sie hin und her wechseln: In die Gegenwart und in die Vergangenheit an den Beginn Ihrer Erkrankung. Wenn Sie vergleichen, was an Ihrem Körper und in Ihrem Körper anders geworden ist, was können Sie da feststellen? – Ich lasse Ihnen Zeit für diese Beurteilung ... Welche Veränderungen können Sie feststellen? ...

Und nun lassen Sie Zeit ins Land gehen – in Ihrer Vorstellung. Wir haben ein neues Kalenderjahr und Ihre Behandlung ist zu Ende gegangen. Ich möchte nun, dass Sie sich in dem Spiegel betrachten, nachdem Ihre Therapie abgeschlossen worden ist. Was werden Sie da feststellen ...? Betrachten Sie nochmals jedes einzelne Körperteil und stellen Sie fest, wie diese Teile Ihres Körpers aussehen und – funktionieren werden.

4. Hypermnestische Technik

Wenn während der Schmerzanamnese nach auslösenden (traumatisierenden) Bedingungen für die Schmerzen gesucht wird, dann kann der Einsatz dieser Methode empfohlen werden. Der Patient wird in Trance versetzt und dann gebeten, sich seine schmerzbedingten Probleme oder Konflikte als einen Film oder eine Diashow zu vergegenwärtigen und zwar rückschauend. Dazu liefert ihm der Therapeut eine Art Filmtitel, z. B. «Meine schmerzbedingte Vereinsamung». Wenn der Patient meint, zu dem Titel zweckdienliche Vorstellungen in sich wachrufen zu können, lenkt der Therapeut die Imaginationen des Patienten, in dem er die Genese der Vereinsamung zeitlich zurück- oder vorsetzt, in dem er etwa formuliert:

> «Und diese Einsamkeit, die sich in Ihrer Vorstellung nun breit gemacht hat, unterlag im Verlauf der Zeit gewissen Veränderungen. Wie war es heute ... letzte Woche ... letzten Monat ... letztes Jahr ... und wie wird es am kommenden Wochenende sein ... und wenn der nächste Frühling beginnt ...?»

Nach dieser ersten Imagination wird der Patient reorientiert, damit ein therapiebezogenes Gespräch darüber stattfinden kann, wie der Patient dies erlebt hat und inwieweit das Erlebte therapeutisch relevant ist. Dann wird der Patient wieder in Trance versetzt. Der Therapeut bittet nunmehr den Patienten, in Trance zu erzählen, was er sieht, hört, wohin er geht, mit wem er zusammen ist, wenn seine Schmerzen deutlich reduziert, eventuell sogar nicht vorhanden sind. Die Einlassungen des Patienten werden anschließend zur Ressourcenaktivierung (vgl. Kap. 3.1) genutzt. – Es wird deutlich, dass diese Prozedur einen starken therapeutischen Akzent besitzt. Diese und andere Vorgehensweisen können auch zum Zwecke der Therapieplanung (vgl. Kap. 3) oder während der eigentlichen Hypnotherapie (vgl. Kap. 5) genutzt werden.

5. Technik des doppelten Bildschirms:

Wenn es um Diagnostik und Optimierung der Veränderungsmotivation geht, dann hilft diese Prozedur entscheidend. Wiederum wird der Patient in Trance versetzt. Die weiteren Instruktionen sind im **Kasten 2.5** enthalten.

Kasten 2.5

Imagination von Veränderung des Umganges mit Schmerz während der Übung «Technik des doppelten Bildschirmes»

Ich möchte nun mit Ihnen in Ihrer Vorstellung in ein Fernsehgeschäft gehen. Wenn wir den Laden betreten, sehen Sie schon von ferne viele Fernseher unterschiedlicher Größe und Ausstattung in einer Reihe aufgestellt. Auf verschiedenen Fernsehern laufen dieselben Programme, auf anderen laufen andere Programme. Gehen Sie nun zu zwei Fernseher, auf denen unterschiedliche Programme laufen … Bei genauem Hinsehen können Sie sich erkennen. Immer deutlicher rücken Sie in den Vordergrund.

Wenn Sie auf den linken Bildschirm sehen, dann können Sie sich beobachten, wie Sie wegen Ihrer Schmerzen ganz niedergeschlagen sind … An Ihrem Gesichtsausdruck können Sie Ihre Schmerzen ablesen. Manchmal hören Sie ein leises Stöhnen. Welche Gedanken mögen Ihnen da auf dem Bildschirm kommen? … Sie können beobachten, wie Angst, vielleicht sogar Ärger in Ihnen hochsteigt bei all den Schmerzen … wie hilflos Sie sich fühlen, wie ein Opferlamm … Ich werde jetzt ein wenig schweigen und Sie ganz dieser Betrachtung überlassen.

Wenden Sie nun Ihre Aufmerksamkeit dem anderen Bildschirm zu, dem rechts daneben! Und da entdecken Sie sich wiederum. Man merkt, dass Sie auch hier Schmerzen haben. Aber was ist anders? … Was können Sie in Ihrem Gesichtsausdruck ablesen … an Ihrer Haltung? … Stöhnen, Klagen – nein, das kommt nicht über Ihren Mund! Was sagen Sie sich? … Welche Gedanken gehen durch Ihren Kopf? Sehen Sie nur, wie Ihre Gesichtszüge ausgeglichen, Ihre Bewegungen harmonisch sind. Wie gehen Sie in diesem Programm erfolgreich mit Ihren Schmerzen um? … Was sagen Sie zu sich selbst? … Gefühle von Zuversicht machen sich in Ihnen breit … Gewissheit, dass Sie Ihre Schmerzen unter Kontrolle kriegen … womit eigentlich?

Und wenn ich so – neben Ihnen stehend – Sie betrachte, dann vermittelt Ihr Gesicht Optimismus, Stolz auf das Veränderte … und auf das Erreichte … Was werden Sie zu sich selbst sagen? Welche Instruktion werden Sie sich geben?

2.3 Ergänzende Hinweise zur Diagnostik

Am Anfang jeder Therapie stehen Vor- bzw. Erstgespräche. In ambulanten Einrichtungen werden sie meistens telefonisch geführt. Hierbei empfiehlt es sich, dieses Telefonat zeitlich kurz halten und auf das Wesentliche zu beschränken. Wesentlich ist, dass Name, Adresse und Telefonnummer festgehalten werden. Dann lässt man sich – sozusagen als Stichwort – mitteilen, weshalb der Anrufer Kontakt zum Hypnotherapeuten sucht. Zu den Fragen an den potentiellen Patienten gehört auch, ob er derzeit in einer anderen Psychotherapie ist und welche Kasse ggf. die Behandlungsleistungen übernimmt.

Wir geben dann einen Erstsichttermin, der mindestens eine Woche nach dem Anruf liegt. Zu dessen Vorbereitung erhält der Patient einen Begleitbrief und einen Erhebungsbogen. Beides bringt er zum Erstgespräch mit und übergibt es persönlich dem Therapeuten. Der Begleitbrief soll den Patienten darüber in Kenntnis setzen, wie die Erstsicht abläuft, welche formalen Voraussetzungen für die Psychotherapie gelten, welche vertraglichen Vereinbarungen zwischen Patient und Therapeuten abgeschlossen werden und welche vertraglichen Vereinbarungen der Patient mit seiner Kasse bzw. Beihilfestelle berücksichtigen bzw. ggf. erfragen sollte. Der corpus eines solchen Begleitbriefes ist in Anhang E niedergelegt.

Der Erhebungsbogen dient im Unterschied dazu, dass der Patient Bilanz zieht über seine auf die Beschwerden bezogene gegenwärtige Lage. Auf diese Weise kommt der Patient mit einer größeren und differenzierteren Problemorientierung in die Psychotherapie. Weil der Erhebungsbogen kurz und übersichtlich aufgebaut ist, kann sich der Therapeut sofort einen Überblick über die Sichtweise des Patienten in Bezug auf die Ausgangslage einer bevorstehenden Psychotherapie verschaffen. In **Kasten 2.6** sind die Inhalte eines solchen Erhebungsbogens stichpunktartig festgehalten.

Während des Erstkontaktes sind fünf Themengebiete zu klären:

- Information des Patienten über sein Anliegen – Er hat dazu Vorarbeit geleistet, indem er den Erhebungsbogen ausgefüllt hat und nun die Gelegenheit zur Erläuterung einzelner Punkte hat.
- Information des Therapeuten über seine Arbeitsweise – Auf Indikation zur Psychotherapie, auf die Kompetenzen des Therapeuten sowie auf mögliche Risiken und Grenzen der Psychotherapie für den Patienten ist einzugehen. Über das Setting (Sitzungsablauf, -dauer, -frequenz) und über den Selbstbestimmungsgrundsatz des Patienten soll aufgeklärt werden. Aufgabe, Ablauf und Ziel der probatorischen Sitzungen sind zu erläutern. Die Schweigepflicht des Thera-

Kasten 2.6

Inhalte eines Erhebungsbogens, zu denen der Patient in Vorbereitung auf den psychotherapeutischen Erstkontakt Stellung nimmt.

Wegen welcher Beschwerden wird eine Psychotherapie gewünscht?

Beschreibung der Beschwerden nach Art, Dauer, Variabilität und Persistenz

Welche Vorbehandlungen haben diesbezüglich bereits stattgefunden?

Skizze der derzeitigen Lebenssituation des Patienten

Art und Ausmaß der Beeinträchtigung durch die Beschwerden

Welche körperlichen, materiellen, finanziellen, sozialen und psychischen Bedingungen verschlimmern die gegenwärtige Lage des Patienten?

Worauf sind die Beschwerden vermutlich zurückzuführen? (Kausalattribution)

Sind Berentungs- u.ä. sozialrechtliche Regelungen in Bearbeitung oder beabsichtigt?

Was hat Patient bisher selbst unternommen, um die Beschwerden unter Kontrolle zu bringen?

Konkrete Erwartungen des Patient an die Psychotherapie bzw. an eine Hypnotherapie

Derzeitiger Medikamentenkonsum

peuten und die Kostenregelung sind ebenso zu besprechen wie die Erreichbarkeit des Therapeuten. Die für das Anliegen des Patienten möglicherweise zu realisierende psychotherapeutische Strategie ist in groben Zügen zu skizzieren. In einem Informationsblatt, das dem Patienten ausgehändigt wird, kann das Gesagte nochmals zusammengetragen werden.

- Fragen, die während des Erstkontaktes zu stellen sind, beziehen sich auf: Kommt Patient feiwillig/selbständig oder wurde er geschickt? – Warum wünscht der Patient gerade zu diesem Zeitpunkt eine Psychotherapie? – Ist momentan der richtige Zeitpunkt für den Behandlungsbeginn gegeben (mögliche Mitbehandlungen, auswärtige Verpflichtungen usw.)? – Welche therapeutischen Vorerfahrungen liegen vor? – Welche Erwartungen/Einstellungen hat der Patient?

- Abzuklären sind: Voraussetzungen liegen vor, eine Psychotherapie derzeit zu beginnen – Abklärung von Suizidalität – Komorbiditäten (z. B. chronische Erkrankungen, Behinderungen) – Anhängigkeit eines Rentenverfahrens.
- Erarbeitung einer vertraglichen Vereinbarung: Dabei ist zwischen einer juristisch und einer psychotherapeutisch relevanten Vereinbarung zu unterscheiden. In dem juristischen Vertrag ist explizit zu formulieren: Die Aufgaben des Patienten (Einhaltung der terminlichen Vereinbarungen, kontinuierliche Erledigung der vereinbarten Hausaufgaben). Der Therapeut wird ausdrücklich beauftragt, alle diejenigen Maßnahmen zur Durchführung zu bringen, die nach seinem pflichtgemäßen Ermessen sowie nach den Regeln der klinisch psychologischen Praxis erforderlich sind. Es kann sein, dass der Patient Teilleistungen selbst finanzieren muss. Vertrauensschutz sowie Verschwiegenheit hinsichtlich der mitgeteilten persönlichen Informationen gemäß Bundesdatenschutzgesetz wird zugesichert. Bei Privatpatienten ist der Steigerungssatz anzugeben. – Die psychotherapeutisch relevante Vereinbarung enthält die gegenseitigen Erwartungen. Deswegen kann unabhängig von den Auflagen der Leistungserstatter die Therapie eigentlich erst dann beginnen, nachdem Einigung über einen eindeutigen Behandlungsauftrag besteht. Das bedeutet, dass die Therapieziele klar und verbindlich sind und dass die Behandlungsmethoden und Vorgehensweisen dem Patienten mitgeteilt worden sind und auch die Rahmenbedingungen zur Erreichung von Veränderungen. Gut ist auch, die Therapieziele schriftlich zu fixieren und unterschreiben zu lassen.

Bei all diesen Aufgaben sind zwei Dinge unerlässlich zu beachten: Der Therapeut soll von Beginn an alles unternehmen, eine *therapeutische Allianz* zwischen ihm und seinen potentiellen Patienten herzustellen und auszubauen. Er soll ferner die *Behandlungsmotivation* des Patienten stärken. Das ist bei chronischen Schmerzpatienten besonders wichtig, aber nicht leicht zu verwirklichen. In **Kasten 2.7** sind in Thesenform einige Hinweise zusammengetragen, die sowohl die therapeutische Allianz als auch die Behandlungsmotivation des Patienten stärken können.

Im Anschluss an die Erstsicht hält der Therapeut seine Eindrücke und Informationen über den Patienten fest. Er notiert auch, welche Angelegenheiten seitens des Patienten noch zu regeln sind, bevor die Behandlung beginnt. Ein solches Erstsichtprotokoll ist in Anhang F wiedergegeben worden.

Kasten 2.7

Grundhaltungen des Therapeuten während des Erstgespräches

Dem Patienten unausgesprochen zeigen, dass seine Voreingenommenheit gegenüber der Psychotherapie und seine Befürchtungen hinsichtlich einer kaum wirksamen Behandlungsmaßnahme ernst genommen werden. Er kann frei und offen darüber reden. Aber: «Beweisen kann man nur auf dem Boden gleicher Voraussetzungen. Wenn Du, Patient, willst, dass ich, Dein Therapeut, Dir die Welt Deiner Zweifel aus den Angeln hebe, so komm herüber! Hier lebt es sich besser!»

Die individuellen Ängste und Befürchtungen, die an eine Psychotherapie geknüpft sind, werden angesprochen und überlegt, wie realistisch derartige Befürchtungen sind.

Dem Patienten erläutern, dass es nicht nur um Schmerz geht, sondern auch um die Begleitumstände, z. B. ständige Beschäftigung mit Schmerz, Gewichtszunahme als «Ersatzhandlung», depressive Stimmung, Stimmungsschwankungen, körperliche Veränderungen, soziale Isolierung. Nicht mit den Begleitumständen drohen, sondern ihre Wirklichkeit herausstellen und fragen, ob sich Patient das von seinem Leben eigentlich gefallen lassen will.

Dem Patienten vorschlagen, die Therapie als ein Experiment anzusehen. Was hat er nicht alles versucht bisher! Mit der Psychotherapie beginnt halt ein neuer Versuch, der in Analogie zu einem wissenschaftlichen Experiment seitens des Patient und des Therapeuten mit Präzision, Hingabe und kritischer Distanz verwirklicht wird.

2.4 Befunddokumentation

Hier geht es nicht um die Dokumentation der Untersuchungsbefunde zu wissenschaftlichen Zwecken, sondern um die Fixierung der Befunde zum Zwecke höchstmöglicher Sicherung qualitativ guter Arbeit in der Psychotherapie und speziell der Hypnotherapie.

Die erhobenen Befunde sind zu ordnen und so zusammenzustellen, dass sie in der Therapie auch tatsächlich benutzt werden können. Die Darstellung soll so knapp sein, dass sie für praktische Zwecke ausreicht, aber sie soll durch Dritte auch nachvollziehbar sein. Ganz auf eine Befunddokumentation zu verzichten, geht nicht;

denn die Rechts- und Berufsordnung für Psychotherapeuten verlangen es. So ist dies wohl am einfachsten, wenn sich die Gliederung der Befundzusammenstellung an der Gliederung dieses Kapitels orientiert. Im **Kasten 2.8** ist eine Heuristik der Befunddokumentation enthalten.

Unter abrechnungstechnischer Betrachtung kann man Hypnotherapie auf zweierlei Weise praktizieren. Mit Bezug auf GOP 845 dauert eine Hypnose etwa 20 min.

Kasten 2.8

Zusammenstellung der 6 Abteilungen einer Befunddokumentation zum Zwecke einer Hypnotherapie

Stelle die für den Patienten relevanten **somatischen Befunde** zusammen! Welche Konsequenzen haben sie für die Hypnotherapie?

Stelle die relevanten Befunde aus der **Schmerzanamnese** zusammen! Wie beschreibt Patient seine Schmerzen? Wie kontrolliert Patient seinen Schmerz? Besonderheiten des Chronifizierungsprozesses.

Stelle die auf den Schmerz bezogene **Problemlage** des Patienten dar! Welche Bedeutung wird dem Schmerz zugemessen? Welches Krankheitsverhalten ist charakteristisch? Welche psychosozialen Konsequenzen haben die Schmerzen? Beschreibe das Arbeits- und Leistungsverhalten des Patienten! Welche (antezetenden und konsequenten) Beziehungen bestehen zwischen Schmerz und sozialem Netzwerk/Familie/Partnerschaft/Sexualität?

Stelle die für die Hypnotherapie relevanten **psychometrischen Befunde** zusammen aus dem Basismodul, den körperlichen Funktionstests und aus störungsspezifischen Tests!

Formuliere das **Behandlungsziel** des Patienten und beachte dabei die positive Definition, die Attraktivität für den Patienten, die Realisierbarkeit, die konkrete Abrechenbarkeit und die ökologische Einbettung in den Lebensraum des Patienten !

Stelle die relevanten Befunde aus der **Hypnodiagnostik** zusammen! Nimm Stellung zur Einstellung des Patienten gegenüber der Hypnotherapie, zu seinen kommunikativen Besonderheiten sowie zu den Erfahrungen des Patienten mit Hypnose und Relaxation und zu seinen hypnotherapeutischen Kompetenzen!

Es ist klar, dass Schmerzpatienten von einem solchen Arrangement kaum profitieren werden, denn weder unter einer Klärungs- noch unter einer Bewältigungsperspektive kann man während dieser Zeit mit dem Patienten einen konkreten Arbeitsauftrag für die Hypnose erarbeiten, noch gar diesen in Trance bearbeiten.

Hypnotherapie kann man aber auch als Verhaltenstherapie gemäß GOP 870 abrechnen! Wie lautet das Argument?

Hypnotherapie in der hier vorgestellten Weise gehört taxonomisch zu den sog. verdeckten Methoden. Je nach dem Arbeitsauftrag erfolgt eine verdeckte Sensibilisierung oder eine verdeckte Desensibilisierung. Bei Zeier (1976) bereits liest man unter dem Stichwort «Sensibilisierung, verdeckte: Verhaltenstherapeutische Prozedur, durch die ein Patient zunächst unter Anleitung durch den Therapeuten (-> Fremdkontrolle) und später durch -> Selbstkontrolle lernt, sich selbst vorstellungsmäßig einen aversiven Reiz zu verabreichen, wenn er sich versucht fühlt, das unerwünschte Verhalten auszuführen.» Kossak (1991) zitiert eine ganze Reihe angloamerikanischer Arbeiten, in denen begründet wird, weswegen Hypnotherapie unter einer Bewältigungsperspektive den kognitiv-behavioralen Behandlungsmethoden zugerechnet werden kann.

2.5 Resümee

Was ist zu den Inhalten der Diagnostik festzuhalten, was zum Ablauf, zu möglichen therapiebezogenen Strategien, was ist zur diagnostischen Urteilsbildung und zur Dokumentation festzuhalten, wenn eine Hypnotherapie geplant ist? Die Beantwortung dieser Fragen verlangt im Vergleich zur eigentlichen Hypnotherapie eine ausführlichere Darstellung. Auf Tagungen und Fortbildungsveranstaltungen ist ein geringes Bewusstsein über den Stellenwert der Diagnostik festzustellen. Damit hängt die geringe Kenntnis über Handlungs- und Anwendungswissen diagnostischer Strategien zusammen. Das ist nicht weiter verwunderlich, denn die diagnostische Forschung im Hypnosesektor fristet ein Schattendasein. Diese Sachlage kontrastiert mit juristischen Erfordernissen. Das deutsche Qualitätssicherungsgesetz im Gesundheitswesen verpflichtet auch Hypnotherapeuten, das zu behandelnde Störungsbild und die Art der Behandlung zu dokumentieren. Die bisherigen Ausführungen sollten dafür eine Hilfe sein.

Das praktische Vorgehen ist durch zwei Prinzipien gekennzeichnet:

Was Du auch immer tust, versuche von Anfang an eine therapeutische Allianz mit dem Patienten aufzubauen! Was Du auch immer tust, erhebe die erforderlichen Informationen so sparsam, aber präzise, dass dabei die Behandlungsmotivation des Patienten auf- und ausgebaut wird!

Man kann die diagnostischen Aufgaben im Rahmen einer Hypnotherapie in zwei Aufgabenkomplexe unterteilen: Zum einen geht es um die Beschreibung des Ist-Zustandes des Patienten, also um die Beschreibung seiner Schmerzen. Zum anderen geht es um die Analyse ihrer Bedeutungen. Beide Aufgabenkomplexe werden in einem sechsstufigen Ablauf realisiert, nämlich

1. Schmerzanamnese
2. Verhaltens- und Problemanalyse
3. Zielanalyse
4. Psychometrische Datenerhebung
5. spezifische Hypnodiagnostik
6. Befunddokumentation.

Während die Schmerzanamnese weitgehend nach standardisierten Vorgaben erhoben werden kann, ist bei der Problemanalyse ein individuum- und krankheitsbedingtes Vorgehen notwendig. Das erfordert Fingerspitzengefühl. Dennoch ist dabei ein Rahmen vorgegeben, der in der Exploration des Arbeits- und Leistungsverhaltens, der partnerbezogenen Besonderheiten und des sozialen Netzwerkes des Patienten gegeben ist.

Noch sensitiver als die Problemanalyse ist die Zielanalyse, weil sie vom Patienten nicht handlungsbezogen konkret dargestellt werden kann. Besteht doch das Anliegen des Patienten darin, seine Schmerzen loszuwerden bzw. zu verringern. Während der Therapeut bei der Problemanalyse von seinem störungsbezogenen Basiswissen ausgehen kann und dabei weitgehend hypothesentestend exploriert, versagt eine solche Strategie bei der Erhebung der Zielanalyse. Was soll das Basiswissen sein, wenn man die Behandlungsziele des Patienten kennen lernen will? Darüber liegen wissenschaftliche Erkenntnisse nicht vor. Deswegen kann die Exploration nur Erkundungscharakter haben. Damit dies optimal möglich ist, wurde das dazu verfügbare operative Wissen im zurückliegenden Kapitel anwendungsbezogen dargestellt.

Es besteht darin, mit dem Patienten gemeinsam Behandlungsziele zu formulieren, die in der Therapie tatsächlich auch realisiert werden können. Inwieweit dies gelingen kann, soll daran festgemacht werden können, dass man die Behandlungsziele anhand von fünf Indikatoren/Kennzeichen prüft, nämlich

1. Positive Formulierung
2. Attraktivität für den Patienten

3. Konkretheit
4. Erreichbarkeit durch den Patienten selbst
5. Vernetztheit im Lebensvollzug des Patienten.

Während die bisherigen Überlegen für Psychotherapie ganz allgemein gelten können, bezieht sich die hypnosespezifische Diagnostik auf folgende Sachverhalte:

- Die *Einstellungen* des Patienten gegenüber einer Hypnotherapie sollte der Therapeut kennen und sie ggf. modifizieren. Dafür kann ein offensives Vorgehen seitens des Therapeuten empfohlen werden. Verschiedene methodische Möglichkeiten wurden dargestellt. Der Fragebogen «HypnoS» stellt ein sehr ökonomisches Screening zur Erfassung von Einstellungen gegenüber Hypnose, Imaginationsfähigkeit, Offenheit/Vertrauen gegenüber Hypnose und Erfahrungen des Patienten mit Hypnose dar.
- Die *kommunikativen Besonderheiten* des Patienten sollten dem Therapeuten bekannt sein. Insbesondere sollte er wissen, wie die Suggestionen vom Patienten rezipiert werden. In Ermangelung empirischer Kenntnisse müssen sich Behandler auf ihr Erfahrungswissen verlassen, ohne dass sie dabei sogleich in ideologisch fundierte Überzeugungen flüchten. Heuristik ist die dem Therapeuten zu empfehlende Grundhaltung!
- Der Therapeut sollte sich Kenntnisse darüber verschaffen, welche *spezifischen Kompetenzen* der Patient für die Hypnotherapie mitbringt. Sie beziehen sich auf Relaxationsfähigkeit, Imaginationsfähigkeit und Suggestibilität. Der Therapeut sollte sich darüber klar sein, dass hohe Suggestibilität bei geringer Imaginationsfähigkeit nur eine geringe Wahrscheinlichkeit für einen guten Behandlungserfolg haben. Mit den 15 Skalen des FIRST können derartige individuelle Besonderheiten erfasst werden. Die Skalen sind psychometrisch (itemanalytisch, faktorenanalytisch) konstruiert worden und die Testdarbietung erfolgt voll standardisiert anhand einer CD.
- Dem Therapeuten stehen verschiedene *hypnosespezifische Methoden* zur Verfügung, mit denen er den Patienten in Trance gehen lassen und dann schmerzspezifische Probleme klären kann. Die fließenden Übergänge zwischen Diagnostik und Therapie sind ein Wesensmerkmal dieser Methoden. Der Patient profitiert damit bereits in den diagnostischen Sitzungen direkt und unmittelbar.

In Büchern, die als Handreichungen für Psychotherapeuten geschrieben worden sind, findet der Leser viel operatives Wissen. Das Organisationswissen wird hingegen rudimentär dargestellt. Im Unterschied dazu sind im Kapitel 2.4 Hinweise gegeben worden, wie man als Therapeut vorgeht, wenn sich ein Patient zur Behandlung anmeldet und was bei einer Erstsicht zu beachten ist.

Für die *Dokumentation* der Befunde liefern die Informationen aus den o. g. sechs Abteilungen optimale Voraussetzungen, einen differenzierten und vollständigen Therapieantrag zu stellen. Es sollte herausgestellt werden, dass die Dokumentation auch unter abrechnungtechnischen Aspekten belangvoll ist.

Darüber hinaus ist sie insoweit wissenschaftlich bedeutsam, als auch für den konkreten Einzelfall belegt wird, dass die Hypnotherapie ein kognitiv-behaviorales Vorgehen ist. Das soll nunmehr gezeigt werden anhand eines Flussdiagramms (vgl. **Abb. 2.4**). Gleichzeitig bildet das Flussdiagramm die trancefördernden und -hemmenden Mechanismen ab. Es ist somit ein Bindeglied zwischen Theorie der Hypnose und davon abgeleiteten Anwendungsoptionen.

Hypnotische Trance ist das Ergebnis mehrerer Erlebnisqualitäten während des hypnotischen Prozesses. Dabei interagieren die Erlebnisqualitäten (z. B. Relaxation) teilweise fördernd, teilweise auch hemmend (vgl. die Vorzeichen an den Pfeilen). Hirnphysiologisch dominiert ein Theta-Rhythmus, welcher im medialen Dience-

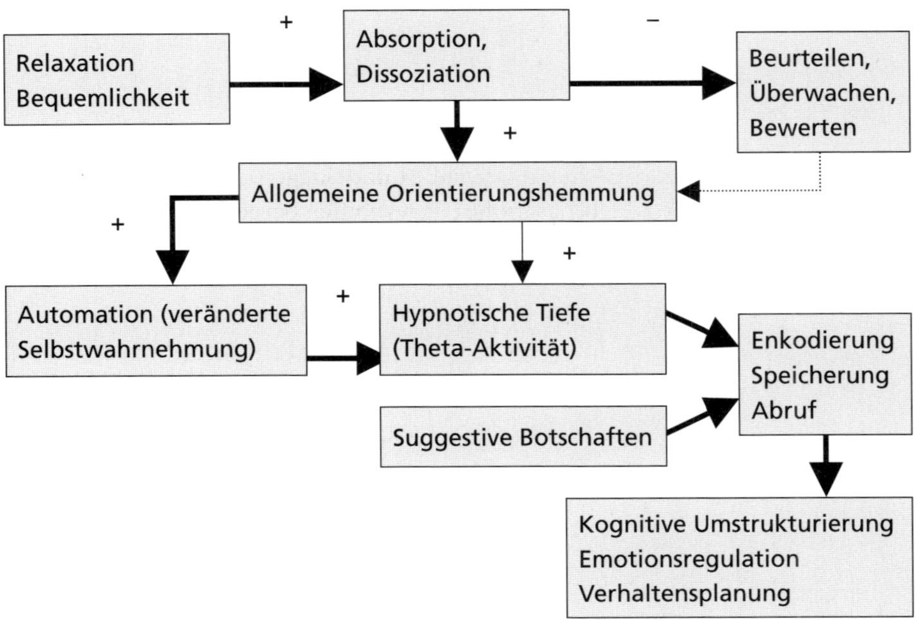

Abbildung 2.4: Ein allgemeines Erfahrungsmodell der Hypnose (modifiziert nach Rainville und Price, 2004). Erläuterungen im Text

phalon, im Hippocampus und im präfrontalen Kortex besonders gut nachzuweisen ist. Theta-Aktivität kann entweder spontan oder deterministisch generiert werden. Unter deterministischer Generierung von Theta versteht man die Tatsache, dass entweder ein externales (hypnotische Induktion, posthypnotischer Auftrag) oder ein internales (Imagination) Ereignis zu vermehrter Theta-Aktivität führt. Das entsprechende Erlebens- und Verhaltenskorrelat bezieht sich auf das episodische Gedächtnis, also auf die Speicherung, Konsolidierung und den Abruf von Fakten und Quellen, deren psychologische Zusammenhänge mit Aufmerksamkeit, assoziativen Lernen, mit der Modulation von Emotionen nachgewiesen sind.

3 Therapieplanung

Anwendungsbezogen unterscheidet man zwischen einer strategischen oder Globalplanung und einer konkreten, auf die jeweilige Hypnose bezogenen Planung. Wir setzen voraus, dass eine Hypnotherapie bei dem Patienten tatsächlich auch angezeigt ist und behandeln nicht die Frage, welche alternative psychotherapeutische Intervention angezeigt oder möglich ist. Denn auch das gehört zur Therapieplanung.

Bei der *strategischen Planung* werden auf der Grundlage der diagnostischen Erkenntnisse über die Problemstruktur, die Bedingungsanalyse der Störung und die Zielstellung des Patienten in dreifacher Weise Entscheidungen getroffen:

1. Welches soll das dominante Arbeitsprinzip sein?
2. Auf welche hypnotherapeutische Methode spricht der Patient am besten an?
3. Welche Beziehungsgestaltung erwartet der Patient vom Therapeuten?

Die *konkrete Therapieplanung* ist im Wesentlichen die Erarbeitung eines konkreten Arbeitsauftrages, den der Patient an den Therapeuten richtet. Im Kapitel 3.5 und in Teilen in Kapitel 3.6 wird darauf Bezug genommen. Die strategische Therapieplanung ist Gegenstand der Kapitel 3.1 bis 3.4.

3.1 Wahl des dominanten Arbeitsprinzips

Bei der Auswahl des während der Therapie dominierenden Arbeitsprinzips leistet die Systematik von Grawe (1995) gute Dienste. Er unterscheidet zwischen Problemaktualisierung, Motivationsanalyse, Ressourcenaktivierung und Problembewältigung. Diese sog. Wirkprinzipien stellen gewissermaßen den Rahmen dar, innerhalb dessen die Hypnotherapie abläuft. Es ist selbstverständlich, dass sich im Therapieverlauf die Akzentuierung der Arbeitsprinzipien ändert. Allerdings wird bei einem Schmerzpatienten, der eine sehr starke organische Fixierung hat, seine psychische Begleitsymptomatik abwehrt und gegenüber einer Psychotherapie Vorbehalte hat (vgl. Kausalattribution in Kap. 2.2), die Bewältigungsperspektive – das ist die Ressourcenaktivierung und die aktive Hilfe bei der Problembewältigung – Vorrang haben. Allmählich gewinnen dann die anderen beiden Arbeitsprinzipien, die man als Klärungsperspektive zusammenfasst, zunehmende Bedeutung im Behandlungsverlauf. Im **Kasten 3.1** sind die Arbeitsprinzipien beschrieben. Der Therapeut kann sich anhand dessen über den Stellenwert bei dem konkreten Patienten und während der Therapie informieren und daraufhin seine Entscheidungen treffen. Der Therapeut stellt sich also die Frage: Welches Wirkprinzip ist für diesen Patienten am Therapiebeginn, in der Mitte der Therapie und am Ende notwendig, und mit welchem kann ihm am wahrscheinlichsten geholfen werden, sein Behandlungsziel zu erreichen?

Scholz und Sauer (1998) haben die 83 von Lankton und Lankton (1994) formulierten metaphorischen Anekdoten inhaltsanalytisch auf das Vorliegen der genannten Arbeitsprinzipien geprüft und Anwendungsregeln für den Fall mitgeteilt, dass diese Anekdoten in der konkreten Hypnotherapie genutzt werden. Sie sind eine gute Anleitung insbesondere für weniger erfahrene Hypnotherapeuten, denn sie liefern zum einen Inhalte für hypnotische Interventionen; zum anderen informieren sie darüber, welche Schwerpunkte – bezogen auf die Arbeitsprinzipien – mit der jeweiligen Geschichte angesprochen werden.

3.2 Auswahl der geeigneten Methode

Gegenwärtig kann nicht auf eine handhabbare Taxonomie hypnotherapeutischer Methoden zurückgegriffen werden. In jedem Falle müsste eine solche Taxonomie die im **Kasten 3.2** aufgelisteten Vorgehensweisen enthalten.

Bei der *Visualisation* beziehen sich die suggestiven Instruktionen – wie der Name bereits verrät – auf den optischen Analysator. Dadurch angeleitet «sucht» der Schmerzpatient den visuellen Input nach Interferenzen zwischen vorgestelltem und tatsächlichem Wahrnehmungsinhalt ab. In den hypnotischen Botschaften dominieren Worte wie *sehen, schauen, gucken, ansehen, erblicken, erspähen, erkennen, zu sehen bekommen, nach dem Rechten sehen, überwachen, voraussehen, nachsehen, alles durch eine andere Brille sehen, schwarzsehen, ähneln, gezeigt bekommen oder*

Kasten 3.1

Entscheidungsregeln für den Einsatz psychotherapeutischer Arbeitsprinzipien sensu Grawe (1995) in der Hypnotherapie.

Problemaktualisierung ist angezeigt, wenn beim Patienten

- Ambivalenzen seiner Emotionsregulation, insbesondere Unsicherheit und Angst dominieren;
- bisher unberücksichtigte Aspekte seines schmerzbezogenen Erlebens und Verhaltens kennzeichnend sind;
- Konflikte, Probleme, Schwierigkeiten oder Inkompetenz bedeutsam sind.

Motivationale Klärung ist angezeigt, wenn beim Patienten

- Bedeutungszusammenhänge zwischen seinem Schmerz und dessen intra- und interpersonalen Konsequenzen inadäquat repräsentiert sind;
- bewusste, konzeptgesteuerte, unbewusste, automatische, nicht bewusste oder unklare Zusammenhänge zwischen Selbst- und Idealbild diskrepant sind;
- Eindeutigkeit seiner Intentionen, Klarheit seiner Entscheidungen, Transparenz seiner Handlungen, Ziele, Werte oder Beziehungen kaum oder nicht gegeben sind.

Ressourcenaktivierung ist angezeigt, wenn beim Patienten

- seine sozialen Beziehungen im Hinblick auf sein Schmerzproblem bestätigt, aufgebaut oder aktiviert werden sollen;
- krankheitsbewältigende Erwartungen, Hoffnungen, individuelle Kompetenzen und Gewohnheiten nutzbar gemacht werden sollen;
- individuelle Möglichkeiten, persönliche Vorteile, Kompetenzen, günstige Voraussetzungen bewusst gemacht und verstärkt werden sollen (Ermutigung).

Aktive Hilfe zur Problembewältigung ist angezeigt, wenn beim Patienten

- Anleitungen, Intentionen, Entscheidungen oder Handlungsvollzüge ausgearbeitet und differenziert werden sollen;
- Hilfe, Hilfsmittel, Erfolge gegeben werden sollen, damit sein Kompetenzen erweitert werden;
- Unterstützung/Ermutigung zur Barriereüberwindung angezeigt ist.

Kasten 3.2

Zusammenstellung gebräuchlicher hypnotherapeutischer Methoden.

- Visualisation
- Imagination (Guided Imagery)
- Mentales Training
- Hypnose mittels direkter (Mikro-)Suggestionen (Stellvertreter-, Einkreistechnik)
- Hypnose mittels indirekter (Makro-)Suggestionen (Anekdoten, Witze, Rätsel)

sehenswert. Visualisation ist besonders dann geeignet, wenn körperliche Prozesse und deren Veränderung angesprochen werden sollen.

> «Sie können nun einmal die Gelenke Ihrer rechten Hand betrachten und sie vergleichen mit denen Ihrer linken Hand … Und sie können sich erlauben, sie mit einer optimistischen Brille anzuschauen, einfach nur so … und wie eine Hellseherin in die Zukunft blicken …»

Bei der *Imagination* werden zusätzlich suggestive Instruktionen gegeben, die sich auf auditive, olfaktorische, gustatorische und insbesondere kinästhetische, aber auch auf mentale Botschaften beziehen. Die suggerierten Wahrnehmungsinhalte werden so dargeboten, dass sie im Hinblick auf ihre symbolischen bzw. attributiven Aspekte verarbeitet werden können; je enger ihre Verknüpfung zwischen tatsächlicher und vorgestellter Wirklichkeit, um so starrer, aber auch um so gegenwärtiger ist die Imagination.

> «Immer dann, wenn Sie im Hörsaal sitzen, können Sie sich sowohl auf das konzentrieren, was Sie da hören als auch auf das, was Sie sich mit Ihrem Rücken vorgenommen haben: Gerade sitzen!»

Mit Imaginationsinstruktionen wird zudem das Wissen über gespeicherte Wahrnehmungsinhalte verfügbar gemacht, das das Ausmaß an Erfahrungen mit schmerzinkompatiblen Instruktionen kennzeichnet.

«Und wenn ein Vogel am Himmel vorbeifliegt, können Sie sich sagen hören, dass er Ihren Schmerz mitnehmen soll. Spüren Sie nur, wie Sie sich dabei frei und leicht und ungezwungen fühlen können!»

Schließlich wird in den Imaginationsinstruktionen eine respondente oder reaktive Komponente eingebaut, um emotionale und motivationale Begleitprozesse zu aktivieren. Das garantiert die assoziative Verknüpfung unterschiedlicher mentaler Prozesse.

«Ihr Schmerz, der Ihnen wie eine hässliche Kakerlake schwarz und feingliedrig vor Augen tritt, kann sich von Ihnen entfernen. Lassen Sie diese Kakalake zur Fensterwand kriechen. Öffnen Sie das Fenster und schauen Sie zu, wie sie aus dem Fenster krabbelt. … Und fort ist sie. Sie können das Fenster schließen, damit sie draußen bleibt.»

Weiterführende Informationen zur Imagination als Behandlungsmethode sowie Anwendungsbeispiele finden sich bei Vaitl (1993).

Das *mentale Training* ist in der hier vorgestellten Form von Christmann (1994) entwickelt worden. Es gliedert sich in drei Schritte, wobei der dritte Schritt das mentale Training im eigentlichen Sinne ausmacht. In **Tabelle 3.1** ist der Ablauf wiedergegeben.

Bei Bongartz und Bongartz (1998) sind die Stellvertreter- und die Einkreistechnik beschrieben, die man bei entsprechender Intention seitens des Therapeuten als *direkte hypnotische Suggestionen* anwenden kann.

Für die *Stellvertretertechnik* wird der Umstand ausgenutzt, dass in der deutschen Sprache «sie» sowohl als Anrede in der Höflichkeitsform als auch als 3. Person pluralis gebraucht wird. Die Aussagen sind in der Weise doppeldeutig, dass sie in der 3. Person pluralis einen Sachverhalt, eine Handlung beschreiben und in der Höflichkeitsanrede eine Suggestion ist.

«Die Wanderer haben Mühe, das Tal zu durchqueren. Sie möchten sich deshalb ihres Gepäcks entledigen, wenigstens etwas von dem Ballast zurück lassen. Es ist ohnehin zu viel, was Sie sich da aufgebürdet haben. Warum sollten Sie nicht auch einiges von dem ablegen, was Sie belastet. Sie entledigen sich von dem, was Sie beschwert, was überflüssig ist! Aber wovon werden Sie sich befreien? Sie überlegen, was Ihnen am meisten hilft, voranzukommen, Ihr Ziel zu erreichen …»

Bei der *Einkreistechnik* wird der Problemraum in verschiedene Teilthemen aufgegliedert. Beispielsweise wird das zu behandelnde Problem «Compliance» aufgespalten in verschiedene Teilprobleme, nämlich Medikamenteneinnahme, Einhalten von

Tabelle 3.1: Aufbau des Mentalen Trainings gemäß Christmann (1994)

Bezeichnung	Anliegen/Ziel	Vorgehen
Edukation	Patient gewinnt Verständnis für Ursache, aufrechterhaltende Bedingungen und einzuleitende Gegenmaßnahmen	Erläuterung des individuellen Vorgehens anhand vorliegender diagnostischer Daten
Erläuterung der Bewältigungsmaßnahmen	Persönliche erfolgversprechende Bewältigungsmaßnahmen werden erarbeitet	Anwendung kognitiver Umstrukturierung, Fokussieren, Zeitprojektion, Reframing u.ä.
Anwendung der Bewältigungsmaßnahmen in Trance	Durcharbeiten der Problematik und Einübung optimaler Bewältigungsstrategien in sensu	Entspannungsinduktion Exposition: Konfrontation mit aversiven Reizbedingungen, um entsprechende Emotionen auszulösen; prolongiertes Erleben von aversiven Gefühlen, so dass insbesondere deren Reduktion erlebt wird Bewältigung: Darbietung der vorher besprochenen oder geübten Problemlösungen Erfolgsinduktion und Rücknahme der Trance

Terminen, Rückenschule, Gymnastik, zu alten Freunden/Bekannten Kontakt aufnehmen, Hausaufgaben. Während der Hypnose kann man von den körperlichen Begleitvorgängen ausgehen, die mit dem Teilproblem zusammenhängen (z.B. Muskeltonus, Bewegungseinschränkung). Dann geht man über zu den mit dem Teilproblem verbundenen Gefühlen (z.B. Scham, Schmerz, Angst, Ärger) und Kognitionen (z.B. Abwehr, Rechtfertigung). Schließlich werden cues oder Teilschritte suggeriert, die in einer Erfolgsmotivation münden.

Wer auf der imaginativen Ebene bleiben möchte, sollte den Problemraum eingangs weniger differenziert und ausführlich mit dem Patienten durcharbeiten als wenn metaphorisch gearbeitet werden soll. Im letztgenannten Falle «montiert» man die körperlichen Begleitprozesse, Gefühle und Kognitionen auf einen Stellvertreter

(z. B. ein Tier, «mein Freund Gerhard»). Insgesamt gesehen eignet sich die Einkreistechnik besonders gut, wenn im Behandlungsverlauf komplexe und uneindeutig zu bestimmende Behandlungsziele in Teilzielen bearbeitet werden sollen. Ein instruktives Beispiel für die Einkreistechnik findet sich bei Bongartz und Bongartz (1998, S.205f).

Posthypnotische Aufträge benutzen in aller Regel direkte Suggestionen (vgl. Kap. 4.5.).

Beim Einsatz der *indirekten hypnotischen Suggestionen* werden wenigstens drei Grundprinzipien benutzt, nämlich

- Utilisation
- Suggestionen werden früher oder später wirksam
- Auslösen von Suchprozessen.

Gemäß dem Prinzip der *Utilisation* wird das aktuelle Verhalten des Patienten während der Hypnose ihm so rückgemeldet, dass es als hilfreich gedeutet wird. Einem Patienten, der sich beispielsweise während der Hypnose fortgesetzt über seine schmerzenden Hände streicht, kann man suggerieren, dass sein Streichen die Wirkung der Hypnose erhöht. Jetzt oder später werde er diese Erfahrung machen. Generell gilt: Mit Hilfe des Utilisationsprinzips wird bei dem Patienten eine Ja-Haltung induziert.

Bei Anwendung des zweiten Prinzips wird dem Patienten suggeriert, dass er früher oder später *die in der Suggestion enthaltene Information selbst erfahren* werde.

«Wir können unseren Schlaf weder herbeireden noch erzwingen. Wer hat nicht schon diese Erfahrung gemacht. Und besonders dann, wenn man vor Schmerzen nicht schlafen kann. Aber ist es nicht auch so, dass man sich tagsüber auch wohl fühlen kann, wenn man in der Nacht zuvor kaum geschlafen hat? Verliebte können ein Lied davon singen! Würde es für Sie eine Hilfe sein, sich nachts daran zu erinnern, dass der kommende Tag Ihnen wenigstens eine Gelegenheit bieten wird, die Sie zufrieden macht … Sie sich sogar darüber freuen? Warum also schlafen müssen? Ruhen und Ausruhen … von den Einflüssen Ihrer Umgebung abgeschirmt sein! …»

Das dritte Prinzip besteht im Auslösen von *Suchprozessen.* Dafür wird das Problem des Patienten bzw. dessen Lösung in einen anderen Inhalt transformiert, z. B. in eine metaphorische Anekdote, eine Symbolik, ein Rätsel, in einen Aphorismus oder einen Witz. Im Kapitel 4 wird darauf ausführlich eingegangen.

Im **Kasten 3.3** sind zusammengefasst verschiedene hypnotherapeutische Aufgaben beschrieben, die mit den soeben beschriebenen Methoden leicht und effizient behandelt werden können.

Kasten 3.3

Indikationsempfehlungen von hypnotherapeutischen Techniken.

Wenn Patienten über äußerlich sichtbare körperliche Veränderungen klagen, oder wenn vornehmlich visuelle Botschaften suggestiv vermittelt werden sollen, dann empfiehlt sich die Anwendung von **Visualisationen.**

Wenn Patienten die sensorisch-diskriminative Qualität ihrer Schmerzen beklagen oder wenn vornehmlich sensorische und mentale Botschaften suggestiv vermittelt werden sollen, dann empfiehlt sich die Anwendung von **Imagination.**

Wenn die Problem-, bzw. Krankheitsbewältigung des Patienten unangemessen ist, und wenn der Therapeut auf der Bewältigungsebene bleiben möchte und zudem kognitiv-behaviorale Methoden einsetzt (etwa Stressbewältigung), dann empfiehlt sich das **mentale Training.**

Wenn die Schmerzen und Besonderheiten des Krankheitsverhaltens einen für den Patienten bewusstseinsnahen funktionalen Stellenwert hat, und wenn in der Therapie zu indirekten Suggestionen übergegangen werden soll, dann empfiehlt sich die **Stellvertretertechnik.**

Wenn die Schmerzprobleme mit Erlebnissen aus der Vergangenheit verbunden sind, oder wenn in der Therapie komplexe Problemstellungen aufzugliedern sind, dann empfiehlt sich die **Einkreistechnik.**

3.3 Überlegungen zur Beziehungsgestaltung während der Hypnose

Auf die Besonderheiten des Therapeuten-Patienten-Verhältnisses in einer Hypnotherapie wird in Kapitel 5.2 eingegangen. Hier wird dargestellt, wie der Hypnotherapeut die Erwartungen des Patienten an die Hypnose realisieren kann, wie er suggestive Instruktionen formuliert aufgrund seiner Kenntnis über die Erwartungen, Einstellungen und Strebungen des Patienten. Bongartz[1] hat in verschiedenen

1 Für die Erlaubnis, das Gedankengut und in Teilen wörtliche Formulierungen hier wiedergeben zu dürfen, danke ich Herrn Prof. Dr. Walter Bongartz sehr.

Tabelle 3.2: Komplementäre Suggestionen für Patienten mit dezidierten Erwartungen an die Hypnose

Patient hat ausgeprägt	Mögliche komplementäre Suggestion
Verlangen nach Hypnose und findet Gefallen an Trance	Die meisten Menschen freuen sich, wenn sie die Möglichkeit haben, sich zu entspannen in einer angenehmen, komfortablen, tiefen Weise. – Und Sie können erfreut sein, ihren Trancezustand mehr und mehr zu genießen, mit jedem Atemzug, tiefer und tiefer.
Angst, Widerstand, rigides Konzentriert-sein auf Teilaspekte seines Erlebens und Verhaltens	Jeder von uns weiß, dass wir stets als Ganzes reagieren auf die Dinge, die auf uns zukommen. Entspannung ist bequem und sie betrifft alle Teile Ihres Körpers, Ihr Denken und Ihre Gefühle. – Der Mensch ist wie ein Netzwerk, wenn ein Teil sich zu verändern beginnt in einer positiven Weise, werden alle anderen ihm folgen.
Geschäftigkeit, Übereifer, Hektik, Workoholics	Und die Automatik Ihrer Gedanken und Gefühle, Ihr Unbewusstes wird all die Arbeit tun, die früher oder später getan werden sollte. – Und Ihr Unbewusstes schläft nicht, es wird nicht müde werden, es arbeitet immer. Sie können es für sich arbeiten lassen. Nicht wahr, es ist eine große Sache mit den automatischen Vorgängen in uns, sie sind zu Ihrem Vorteil.
Leistungs-orientierung	Je langsamer wir beginnen, um so schneller werden Sie in eine komfortable, tiefe Trance kommen! – Und Sie fühlen sich dabei sehr wohl. Sie können zufrieden mit sich sein. – Möglicherweise werden Sie wirklich überrascht sein, wie gut Sie das alles machen!
Angst vor Verände-rungen, mangelndes Zutrauen, Zweifel an der eigenen Stand-festigkeit bzgl. Zielerreichung	Ist Ihnen schon eingefallen, wie nützlich diese neuen Erfahrungen für Sie in ihrem Alltag sind? Was haben Sie nicht alles schon in Ihrem Leben gelernt: – Gehen, Sprechen, Schreiben und Lesen. Und was haben Sie nicht schon alles gelernt, was das Leben Sie lehrte – und Sie sind fähig, noch viel mehr zu lernen, einfach so! Auch das zu erwerben, was Sie sich vielleicht gar nicht vorstellen können – im Moment!
Orientierungslosig-keit, neurastheni-scher Status, akute Belastung, Krise	Ja, es gibt gar kein Bedürfnis sich anzustrengen oder durchzuhalten, kein Bedürfnis, irgendetwas zu tun. Jetzt können Sie es Ihrem Unbewussten überlassen, die Dinge zu tun, die notwendig sind, während Sie sich entspannen. – Und Sie haben ganz recht, sich so zu entscheiden, sich zu entspannen, zu Ihrem inneren, sicheren Platz zu gehen, Ihren inneren Frieden zu suchen oder Ihren inneren Ratgeber.

Patient hat ausgeprägt	Mögliche komplementäre Suggestion
Enge familiäre Bindung als Ressource	Es ist ein das Herz erwärmendes Gefühl die ruhigen, lachenden Augen Ihrer Kinder (Enkel) zu sehen, ihre unbeschwerte Stimme zu hören. Möglicherweise bringen Sie einen Falter zu Ihnen oder einen Stein oder solche Dinge, die Sie lieb haben, um Sie daran teilhaben zu lassen. – Möglicherweise kommt in Ihnen ein starkes Gefühl auf, dass Ihre Eltern stolz auf Sie sind – ein wirklich schönes und tiefes Gefühl!
Einsamkeit, Gefühle von Verlassensein	Warum sollte man seine Einsamkeit nicht beklagen dürfen? – Irgendwer hat einmal gesagt, Einsamkeit sei für das eigene Befinden das, was Diät für den Körper ist. – Warum sich also nicht mal auf eine solche Diät einlassen. Das, was Du entbehren kannst, das macht Dich reich. – Alles hat seine Zeit, auch das Alleinsein hat seine Zeit und geht vorüber. – Und während Sie so darüber nachdenken, fällt Ihnen vielleicht etwas ein, dem Sie sich schon längst mal widmen wollten, es aber immer wieder aufschoben. Warum sich nicht jetzt dem zuwenden?
Technikorientierung, Machbarkeitsüberzeugung, Routineverhalten	Wie ein Ingenieur mit seinen Werkzeugen, so können Sie jetzt den Fluss Ihres Blutes regulieren, den Pulsschlag etwas drosseln und Stufe für Stufe sich mehr entspannen. Manche gehen in Trance so, als ob sie vor ihrem Monitor sitzen und den richtigen Knopf drücken – und zur richtigen Zeit. So können auch Sie Ihre automatischen Prozesse in Ihrem Körper und in Ihrem Gehirn so regulieren, dass alles von allein, alles von selbst funktioniert
Unentschiedenheit, Ambivalenz, geringes Durchhaltevermögen	Manchmal ist es wirklich gut, sich in Abhängigkeit von der jeweiligen Situation zu entscheiden. Und wenn Sie meinen, dabei Ihr Gesicht zu verlieren, weil Sie sich so hin- und herschwankend vorkommen, dann mag Ihnen einfallen, wo Sie Kompromisse eingehen können und wo Sie standhalten werden. – Wenn Sie Ihren inneren Ratgeber befragen, was für Sie gut ist, dann wird Ihnen klar, woran Sie festhalten wollen.
Somatische Kausalattribution, Gesundheitsorientierung	Und die heilenden Wirkungen der Trance können nun beginnen durch ihren gesamten Körper zu fließen und Gesundheit in jede Zelle Ihres Körpers zu bringen, in jede Faser Ihres Körpers. – Einige Menschen fühlen, dass Heilung wie ein Licht ist, dass auf sie zukommt. Sie können sich ein farbiges Licht mit angenehmer Intensität vorstellen.
Narzisstische Grundhaltungen, Profitorientierung	Jemand, der weiß, was er wünscht, intelligent ist und mit erklärtem Willen handelt, der ist besonders fähig eine komfortable und tiefe Trance zu erreichen und eine ganze Menge davon zu genießen und mitzunehmen. – Möglicherweise kommt Ihnen das sogar irgendwie komisch vor, wie Sie von der Arbeit Ihres Unbewussten profitieren.

Workshops immer wieder auf den Nutzen und die Bedeutung dieses Aspektes der Beziehungsgestaltung und seine Implementierung im konkreten hypnotherapeutischen Verlauf aufmerksam gemacht (vgl. auch Bongartz und Bongartz, 1998, Kap. 5.2). Auf seine Erfahrungen wird nachfolgend Bezug genommen.

Zweckmäßigerweise sollte der Therapeut auf das Beziehungsverhältnis bereits in der Hypnoseinduktion bzw. bei der Trancevertiefung explizit Bezug nehmen, denn auf diese Weise wird die komplementäre Beziehungsgestaltung sensu Casper (1993) optimal realisiert. Aber: wenn die Beziehungen zum Patienten sogleich über das Schmerzproblem explizit aufgebaut werden, dann ist Behutsamkeit geboten. Denn die Sichtweise des Patienten in Bezug auf sein Schmerzproblem könnte dem Aufbau einer förderlichen Beziehung hinderlich sein. Das gilt es schon allein deshalb zu vermeiden, weil die therapeutische Allianz per se als ein grundlegender Prädiktor jeglicher Psychotherapie gilt und deshalb von Anfang an zu favorisieren ist.

In **Tabelle 3.2** sind Beispiele für typisch dominante Erwartungen von Patienten an die Hypnose und Beispiele für die komplementären Suggestionen zusammengestellt worden.

3.4 Schmerzspezifische Ansätze der hypnotherapeutischen Intervention

In diesem Kapitel geht es darum, welche hypnotherapeutischen Foci eine wesentliche Bedeutung im Behandlungsplan haben sollen. Dies festzulegen ist geboten, wenn die Hypnotherapie maßgeschneidert sein soll, was schon allein dadurch begründet ist, dass nicht jeder Schmerzpatient dieselbe psychotherapeutische Hilfe nötig hat.

Eine Heurisitik, dabei systematisch vorzugehen, liefert das von Riley und Wade (2004) vorgeschlagene Vier-Stadien-Modell[2], das in **Abbildung 3.1** in stark abgeänderter Form dargestellt worden ist. Das modifizierte Modell gibt dem Hypnotherapeuten eine Systematik der aufgrund der diagnostischen Informationen zu behandelnden Foci an die Hand, weil die fünf Stadien des Modells Stufen der Schmerzverarbeitung darstellen und zudem eine neurowissenschaftliche Begründung liefern (vgl. Kap. 2.6), was warum behandelt wird und wie sich die Behandlungswirkungen, wenn nicht gar erklären, so doch zumindest interpretieren lassen.

In diesem Zusammenhang aber ist bedeutsam, dass anhand diesem Modell geplant werden kann, auf welcher Ebene der Schmerzverarbeitung die hypnothera-

2 Der Begriff «Stadium» nimmt Bezug auf die Schmerzverarbeitung. In hypnotherapeutischer Betrachtung sollte angemessener von Ebenen die Rede sein.

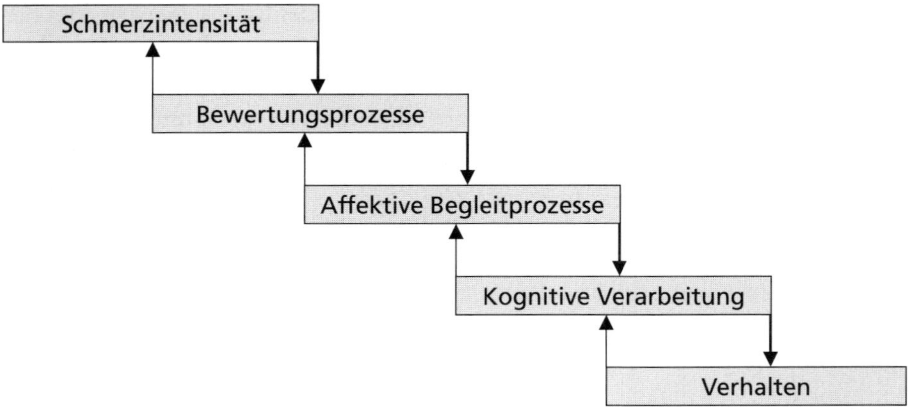

Abbildung 3.1: Fünf-Stadien-Modell der Schmerzverarbeitung als Heuristik für die Auswahl hypnotherapeutischer Interventionsmaßnahmen. Die rekursiven Pfeile stellen dar, dass spätere Schmerzstadien einen Rebound-Effekt haben, d. h. die Intervention auf einem «höheren» Stadium bewirkt auch eine Veränderung auf einem «niedrigeren» Stadium. Weitere Erläuterungen im Text!

peutische Intervention erfolgen soll. Dabei ist von dem Grundsatz auszugehen, dass die Hypnotherapie sich auf die spezielle Äußerungsform des Schmerzes bezieht und dabei das jeweilige Krankheitsbild und die subjektive Bedeutung für den Patienten berücksichtigen soll.

Bei der Kommentierung des nunmehr *Fünf-Stufen-Modells* zu nennenden Schemas werden die einzelnen Ebenen erläutert und durch Beispielsuggestionen näher veranschaulicht.

Interventionsmöglichkeiten auf der Ebene der *Schmerzintensität* beziehen sich auf eine Modifikation der sensorisch-diskriminativen Wahrnehmungskomponente von Schmerz. Die Intensität der Schmerzsensationen soll verändert werden. Es wird also ein Vorgehen gewählt, das die unmittelbare Bewertung der Schmerzintensität modifiziert. Hierbei konzentrieren sich die Suggestionen auf die autonomen und somatomotorischen Begleitprozesse des Schmerzes sowie auf die unmittelbare Umgebung der Schmerzwahrnehmung. Wenn beispielsweise ein Migränepatient darunter leidet, dass seine linke Gesichtshälfte vor Schmerz extrem berührungsempfindlich ist, dann kann die Suggestion darauf hinauslaufen, dass der Patient beobachten soll, wie dieser Schmerz zerfließt, flacher wird, und dass er das «Verwässern» der Schmerzen an seinem Hinterkopf, dem Nacken, den Rücken bis zu den Fußsohlen registrieren kann. Der Kontakt zum Fußboden schaffe dann die Möglichkeit des Abfließens.

Generell geht es also um Imaginationsinstruktionen, in die sensorische schmerzinkompatible Suggestionen eingearbeitet werden. Diese können sich auf visuelle, akustische oder andere Wahrnehmungsmodalitäten beziehen.

«Nun lasse ich Ihnen alle Zeit dieser Welt, damit Sie sich eine winterliche Hochgebirgslandschaft vorstellen können ... Ich möchte Sie einladen, mit mir dort einen Spaziergang zu unternehmen oder zu einer Abfahrt auf gut präparierten Skipisten. Spüren Sie nur, wie der frische Wind über Ihr Gesicht weht. Und wie Sie durch die Geschwindigkeit Ihrer Bewegungen diesen Wind noch verstärken ... ein Gefühl von Naturverbundenheit, von Frische, von Abhärtung – ein gutes Gefühl!»

Hierbei, aber auch bei dem nachfolgend dargestellten hypnotherapeutischen Focus kann mit Dissoziationen gearbeitet werden. Dabei kommt Zeitdissoziation (Transformation des Schmerzes zu einem Zeitabschnitt, der für den Patienten mit wenig Schmerz infolge Abgelenktsein verbunden ist) oder räumliche Dissoziation (Transformation des Schmerzes zu einer Stelle, die für den Patienten mit wenig Schmerz infolge Abgelenktsein verbunden ist) zur Anwendung.

Auf der zweiten Stufe der Intervention geht es um die Modifikation der unmittelbaren *Missempfindungen*. Sie haben blockierende Funktion in Bezug auf angemessene Bewältigungsmaßnahmen und damit verbundene emotionale und kognitive Prozesse, weil der Bedrohungscharakter der Schmerzen für den Patienten im Vordergrund steht. Hier wird die affektiv-motivationale Schmerzkomponente des Schmerzes (vgl. Scholz, 1994) angesprochen. In der Hypnose wird deshalb der Schmerzstimulus bzw. die Schmerzquelle in einen anderen Kontext transformiert. Wenn beispielsweise ein unter Spannungskopfschmerz leidender Patient davon berichtet, dass sich sein Kopf so anfühlt, als ob ein Stahlband um den Kopf fest geschweißt wäre, kann die Intervention darin bestehen, dieses Stahlband zu lösen. Für Hypnotherapeuten, die gern mit Märchen arbeiten, ist «Froschkönig oder der getreue Heinrich» eine ideale Story; signalisiert doch der erlöste Prinz seinem Diener fälschlicherweise: «Heinrich, der Wagen bricht!», worauf der Diener antwortet: «Nein, Herr, der Wagen nicht. Es war ein Band von meinem Herzen, das da lag in tiefsten Schmerzen ...» Fortsetzend kann der Hypnotherapeut permissive indirekte Suggestionen folgender Art geben:

«... und ich frage mich, welches Band sich bei Ihnen früher oder später lösen mag – früher oder später. Und wie sich das für Sie anfühlen mag. Sie können es testen – jetzt, in Ihrer Vorstellung. Wie fühlt sich das an, wenn das Band gelöst wird? ... Vielleicht nehmen sie nur sehr kleine Veränderungen in Ihrem Gesicht oder wo auch immer wahr. Möglicherweise empfinden Sie dort so etwas wie Kühle oder Kälte oder Sie haben irgendeine andere Empfindung, die Ihnen gut tut. Und spüren Sie nur, wie Sie sich locker fühlen, gelöster, freier. Es scheint so, als ob der Schmerz seine Geisel verloren hätte und Sie nun nicht mehr quälen könnte.»

Auf der dritten Stufe werden die *affektiven Begleitprozesse* von Schmerz behandelt. Das sind Gefühle von Angst, der Schmerz könne nicht mehr aufhören, gar stärker werden. Die gesamte Palette von Unsicherheit, Niedergeschlagenheit, Benachteiligung, Behindertsein, Frustration, Hoffnungslosigkeit, Depression, aber auch Enttäuschung, innere Auflehnung und Ärger stehen hier zur Debatte und werden während der Hypnotherapie bearbeitet. In verhaltenstheoretischer Sichtweise werden also dysfunktionale operante Verstärkungen gelöscht und assoziative Bindungen von Emotionen (Paarassoziation: Schmerz und Erwartung negativer emotionaler Konsequenzen) modifiziert. Kurzum: Es geht um die Leidenskomponente von Schmerz, die oftmals im Gegensatz zu den verbalen Äußerungen des Patienten über seinen Schmerz und zu seinem Verhalten steht. Dabei werden via Imagination oder metaphorischer Anekdoten die physiologischen Begleitprozesse dieser Emotionen und die schmerzbezogenen dysfunktionalen Annahmen über den Schmerz sowie ihre Verhaltenskonsequenzen ausführlich thematisiert. Schmerzinkompatible Erlebens- und Verhaltensweisen werden darauf folgend suggestiv angeboten. Sie werden mit alternativen emotionalen Konsequenzen verbunden, wie im folgenden Beispiel gezeigt.

Eng mit den affektiven Begleitprozessen verbunden ist die Ebene der *kognitiven Verarbeitung*. Schwerpunkt der hypnotherapeutischen Interventionen auf dieser Ebene sind die im autobiografischen Gedächtnis gespeicherten Ereignisse und die daraus resultierenden negativen Selbstinstruktionen, dysfunktionalen Annahmen über die Bedeutung des Schmerzes, über seine Genese und über seine Prognose. Deswegen greift der Therapeut die damit verbundenen Erwartungen, Überzeugungen und Hoffnungen bzw. Befürchtungen auf. Ausgehend von den Überzeugungen werden die impliziten und expliziten Versuche des Patienten thematisiert, Schmerz in sein Leben zu inkorporieren und Kontrolle darüber zu gewinnen. In diesem Zusammenhang sollte eingegangen werden auf die Einstellungen des Patienten gegenüber seinem Schmerz, und möglichst eine Diskrepanz aufgezeigt werden zwischen den wirklichen und den vom Patienten erwarteten schmerzbezogenen Konsequenzen.

Neulich zog mich mein Nachbar wegen seines Rückenschmerzes ins Vertrauen. Nachts, wenn alles schläft, aber er keine Ruhe finden kann, da käme ihm das ganze Ausmaß seiner Probleme zu Bewusstsein. Er fühle sich benachteiligt, wenn seine Kumpels ausgehen in die Disco. Dann hocke er Zuhause vor dem Fernseher, denn wegen seiner Schmerzen im Rücken müsse er auf solche Annehmlichkeiten verzichten. Er habe so einen Bammel davor, sich zu verrenken. (Der Therapeut artikuliert alle schmerzbezogenen Klagen, ihre physiologischen Begleitprozesse und dysfunktionale Annahmen des Patienten.) Ziemlich einsam sei es um ihn geworden; vor allem als seine Partnerin ihn unlängst verlassen habe. – Ich zögerte eine Weile, dann bot ich ihm an, dass wir doch mal unter Männern miteinander sprechen sollten: «Ihre Schmerzen, hatten Sie diese schon, als Sie noch mit Ihrer Freundin zusammen waren?» «Ja, klar!», gab er zu Antwort. Und wenn Sie ganz innig beisammen waren, sich streichelten, wenn sich Ihre Lippen berührten usw. – war es da auch schlimm? «Wo denken Sie hin.», gab mein Nachbar zu Antwort. «Wie soll das denn gehen? Wenn ich mich so ganz bei ihr fallen lassen konnte, wenn mein Blut in Wallung kam, wenn ich hörte, dass ich zu ihr kommen sollte, das war unheimlich schön; unvergessliche Stunden. Meine Schmerzen waren da wie weg geblasen.» Dabei sah mein Nachbar ein wenig verlegen nach unten. Ich schwieg. Nach einer Weile fragte ich ihn: «Wenn Sie Zärtlichkeiten austauschen, dann fühlen Sie sich sehr wohl. Kein Gedanke an den Schmerz. Die besten Stunden, die Sie erlebten?» Während ich so redete, begleitete mein Nachbar meine Worte mit einem stetem bejahendem Kopfnicken. «Und warum sich nicht wieder solche Gelegenheiten verschaffen?» Mein Nachbar schwieg. Dann kam es nachdenklich aus seinem Munde: «Ja, warum eigentlich nicht?» Und nach einem kurzen Atemzug kam es über seine Lippen: «Wissen Sie was? Meine Ex-Partnerin hat mich schon wiederholt angerufen und mich eingeladen zu ihr zu kommen, damit wir noch mal über alles reden. Aber ich habe ihr gesagt, dass sich wegen meiner Rückenschmerzen sowieso nichts ändern würde. Ich kann ihr doch nicht zumuten, sich mit mir Schmerzmuffel einzulassen – dachte ich.» Optimistisch und mit fester Stimme versicherte er mir nun aber: «Ich werde sie anrufen, ja, dann gleich. Vielleicht hat sie heute Abend Zeit. Vielleicht auch ein anderes Mal. Ich werde ja sehen. Und» – so kam es lachend aus seinem Munde – wenn es gut geht, dann müssen wir mal eine Flasche Wein miteinander trinken, aber bei mir.»

Hierbei sind metaphorische Anekdoten besonders geeignet, weil sie in Form von Macro-Suggestionen appliziert werden. – Man geht dabei in einem Dreierschritt vor:

1. Die schmerzbezogenen Erwartungen, Überzeugungen bzw. Einstellungen und die damit zusammenhängenden Verhaltensweisen werden aus der Sicht des Protagonisten (des Patienten) dargestellt.
2. Entgegengesetzte schmerzbezogene Erwartungen, Überzeugungen bzw. Einstellungen und Verhaltensweisen werden aus der Sicht eines anderen Protagonisten dargestellt. Alternativ kann das Verhalten des 1. Protagonisten aus der Sicht eines Antagonisten (eines signifikant Anderen) kommentiert werden.
3. Die Konsequenzen in Bezug zu den Auffassungen der im Schritt 2 eingeführten Person werden auf den verschiedenen Ebenen beschrieben, wobei der positive Nutzen der alternativen Sichtweise herausgearbeitet wird.

Auf der Ebene des *Verhaltens* wird der offene verhaltensbezogene Schmerzausdruck (z. B. Klagsamkeit, häufiges Hinlegen während des Tages, Delegieren von Verantwortung, Rückzug von sozialen Aktivitäten), aber auch das Krankheitsverhalten im engeren Sinne (z. B. Umgang mit Behandlungsmaßnahmen, Inanspruchnahmeverhalten bzgl. Medikamente, medizinischer Maßnahmen) zum Gegenstand der Behandlung. Hypnose dient dabei ganz wesentlich der Ressourcenaktivierung. Es werden alternative Verhaltensweisen geplant und in sensu geübt. Das kann wiederum mittels geleiteter Imaginationen erfolgen, aber auch mittels indirekter Suggestionen. Diese können in eine metaphorische Anekdote eingekleidet sein. Beispiel: Eine Patientin mit Steifigkeit der Fingergelenke infolge rheumatoider Arthritis.

«Früher konnte die Hamstermutter Frau Kornfeld während des gesamten Tages für ihre Familie sorgen. Sie … (*Therapeut zählt Tätigkeiten auf, die sich Patient krankheitsbedingt nicht zu tun im Stande sieht*) … Aber – weiß der Himmel, weshalb – sie wurde bereits morgens um zehn müde und hatte unwiderstehliches Verlangen zu schlafen. «Wie komme ich bloß damit zurecht. Ich muss mich in mein warmes Nest legen, mein Mann muss mich mehr unterstützen.» … Ach, und was der Hamsterin diesbezüglich alles in den Sinn kam. Aber so ging es nicht. Am Verhalten ihrer Kinder und ihres Mannes merkte sie, dass Frau Kornfeld trotz ihrer Krankheit ihren Teil dazu beitragen sollte, damit sich jeder Zuhause wohl fühlen konnte. … Da kam die Hamsterin auf einen Gedanken. Bis zehn Uhr könne sie tätig sein und den Haushalt verrichten. Dann werde sie müde. Da werde sie sich hinlegen. «Aber bis zehn Uhr, das geht in Ordnung!», das sagte Frau Kornfeld mit großer Überzeugung zu sich. Bis zehn Uhr wollte Sie den Hausputz machen, sie wollte die Post versorgen und bis zehn Uhr wollte sie auch das Mittagessen vorbereiten. «Prima!», sagte sie sich. Wenn ich abends vorher plane, was ich zwischen sieben und zehn Uhr schaffe, dann werde ich das am nächsten Tage so machen. Da mache ich mich nützlich. Und die Kinder werden sich ebenso freuen wie mein Mann, wenn ich aktiv bin. Ich werde von sieben bis zehn Uhr meine wichtigen Aufgaben für den Tag erledigen. ... Und je länger und je gewissenhafter Frau Kornfeld bis zehn Uhr tätig war, um so mehr Tage zogen ins Land, an denen sie sogar bis um elf tätig sein konnte, ohne müde zu werden. Allmählich wurde es sogar um zwölf. «Also, mache Dir einen Plan, was Du bis zu einer bestimmten Zeit erledigen kannst, ohne dass Du müde wirst! – Und tu es dann auch am nächsten Tag. Wünschen und Planen ist das Eine. Verwirklichen und Erledigen ist das andere!», so instruierte sich die Hamsterin, Frau Kornfeld ... Und wie könnten Sie mit der Devise von Frau Kornfeld umgehen?»

3.5 Vermittlung des hypnotherapeutischen Vorgehens

Nachdem die diagnostischen Aufgaben und die Therapieplanungen abgeschlossen sind, beginnt die eigentliche Hypnotherapie. Der Patient ist aufgrund der bisherigen psychotherapeutischen Kontakte schon gut mit der allgemeinen Arbeitsweise des Therapeuten vertraut. Eine tragfähige therapeutische Allianz besteht bereits. Nun geht es zunächst um die Vermittlung des Therapierationale, dessen Bestandteile im **Kasten 3.4** zusammen gefasst sind.

Kasten 3.4

Ablaufschema zur Vorbereitung des Patienten auf die Hypnose. Erläuterungen im Text!

Vermittlung eines Erklärungsmodells

Erläuterung des Sitzungsablaufes

Erläuterung der Aufgaben des Patienten und des Therapeuten zum Zwecke einer hilfreichen Hypnose

Erarbeitung des konkreten hypnotherapeutischen Arbeitsauftrages

Das Therapierationale verlangt die *Vermittlung eines theoretischen Erklärungsmodells.* Man beginnt zweckmäßigerweise damit, dass die Einstellungen, Erwartungen, aber auch Vorbehalte des Patienten im Hinblick auf die Hypnotherapie angesprochen und ggf. korrigiert werden. Dann wird in einer für den Patienten verständlichen Sprache erklärt, weshalb der vorgesehene Therapieschwerpunkt in der Hypnotherapie liegt. Eng damit zusammenhängend ist die Frage des Patienten, wie seine Schmerzen erfolgreich durch Hypnotherapie behandelt werden können. Die Antwort beginnen wir damit, dass wir dem Patienten einen Provokationstest vorschlagen (vgl. **Kasten 3.5**).

Der Therapeut erläutert dann dem Patienten die Grundgedanken der *Schematheorie* des Gedächtnisses in einer für den Patienten maßgeschneiderten Weise. Dieser Grundgedanke besteht darin, dass unsere Wahrnehmungen durch Vorstellungen (oder Schemata) determiniert werden, die wir aufgrund unserer Erfahrungen bilden und mit Hilfe derer wir unbekannte Informationen organisieren und interpretieren (vgl. Myers, 2005, Kap. 6). – In Anhang G ist ein Text wiedergegeben, der in unseren CDs zur Selbsthypnose stets als ein Priming-Text aufgesprochen ist. Er enthält die Grundgedanken dessen, was dem Patienten zur Erläuterung des Therapierationales mitzuteilen ist.

Bei der Erläuterung des *Sitzungsablaufes* wird eine Dauer von 50 min berücksichtigt. Jede Sitzung beginnt damit, dass der Patient von seinen zwischenzeitlichen Fortschritten und von seinen Problemen bei der Realisierung der Vereinbarungen berichtet. Der Therapeut erkundigt sich also, wie gut die Übertragung des während der letzten Sitzung Erarbeiteten in den Alltag gelingt. Es ist unbedingt darauf zu achten, dass die zwischenzeitlichen Fortschritte und dann die Realisierungsprobleme der Vereinbarungen die Gesprächsinhalte sind.

Davon ausgehend wird ggf. ein neuer konkreter Behandlungsauftrag gemeinsam erarbeitet oder der bereits erarbeitete wird differenziert bzw. repetitiert. Dann wird die Hypnose appliziert, und nach der Reorientierung des Patienten werden seine Erlebnisse während der Hypnose und ihre aktuellen Wirkungen besprochen.

Zum Schluss werden Vereinbarungen darüber getroffen, was der Patient bis zum nächsten Sitzungstermin tun will. In **Tabelle 3.3** ist der Ablauf nochmals zusammen getragen. Man achte auf die Zeitbegrenzungen der einzelnen Schritte. Das Augenmerk ist deshalb erforderlich, weil u.U. für die eigentliche Hypnose keine ausreichende Zeit verbleibt oder der Patient keine Möglichkeit hat, ihre Effekte nochmals durchzusprechen.

Die *Aufgaben/Rolle* des Patienten besteht in Bezug auf die Hypnose lediglich darin, es sich im Entspannungsstuhl bequem zu machen und das zu verfolgen, was der Therapeut sogleich sagen wird. Auf die Bedeutung, dass die Hypnose primär eine Eigenleistung des Patienten ist, sollte unbedingt hingewiesen werden – in mög-

Kasten 3.5

Provokationstest zum Nachweis schmerzspezifischer Schemata des Patienten.

Dem Patienten werden einige Wörter dargeboten, auf die er gemäß dem Prinzip der freien Assoziation rasch reagieren soll.

Stimuluswort	Mögliches Reaktionswort des Therapeuten
Intensiv	Arbeiten
Brennend	Liebe
Ausdauernd	Training
Rezept	Kochtopf
Berentung	Alter
Gymnastik	Weltmeisterschaft
Krankheitsverlauf	Wissenschaft
Prognose	Wetter

Nachdem der Patient geantwortet hat, teilt der Therapeut dem Patienten jeweils mit, welches schmerzinkompatible Wort ihm in den Sinn gekommen ist beim Aussprechen des jeweiligen Reizwortes. Mit großer Wahrscheinlichkeit wird der Patient mehrere der Reizwörter mit Teilaspekten seiner Schmerzen assoziieren. Diese Tatsache greift der Therapeut auf und fragt den Pat, ob er sich erklären könne, weshalb der Therapeut momentan gar nichts zum Schmerz, dem Patienten hingegen aber sehr viel eingefallen ist.

Sollte der Patient nicht gemäß seinem Schmerzschema reagieren, erläutert der Therapeut das Ergebnis eines anderen Patienten und erkundigt sich nach hypothetischen Erklärungsmöglichkeiten für ein solches Verhalten des Beispiel-Patienten.

Tabelle 3.3: Zeitlicher Ablauf einer hypnotherapeutischen Sitzung

Sitzungsinhalt	Dauer
Patient berichtet über zwischenzeitlich erreichte Forschritte und über Realisierungsproblem	5 min
Erarbeitung des konkreten hypnotherapeutischen Arbeitsauftrages	15 min
Realisierung des Arbeitsauftrages in Trance	20 min
Nachbesprechung der Hypnose	10 min

lichst jeder Sitzung. Im Übrigen erschwert sich der Therapeut die Arbeit durch ungünstige Suggestionen bzw. Betonung von zu erwartenden Schwierigkeiten und Problemen, wenn er den Patienten dahingehend befragt, ob er sich denn wirklich in der Lage sieht, sich einer Hypnose zu unterziehen.

Viele Patienten – aber auch ein guter Teil der Therapeuten – meinen, dass die Hypnose in dem Maße besonders erfolgreich sei, wenn sie sehr tief sei. Tiefe sei dann und in dem Maße realisiert, wenn der Patient kaum noch etwas von dem wahrgenommen hat, was der Therapeut suggerierte. Auffassungen dieser Art gründen auf die wissenschaftlich nicht zutreffende Feststellung, wonach Hypnose eine Art Teilschlaf sei. Das ist falsch! Wie zahlreiche experimentelle Studien mit elektroencephalographischen bzw. cerebral-bildgebenden Methoden belegen können, unterscheiden sich Personen mit hoher Suggestibilität bei gleichzeitig hoher Imaginationsfähigkeit von Personen mit geringer Imaginationsfähigkeit dadurch, dass bei den erstgenannten Personen eine erhebliche Thetaaktivität orbitofrontal festgestellt werden kann, die mit zunehmender Hypnosedauer parietooccipitale Regionen erfasst (Rossi, 1993). Man weiß heutzutage, dass Abrufprozesse aus dem (episodischen) Gedächtnis von vermehrter Thetaaktivität im Hippocampus, in medialen Regionen des Zwischenhirns sowie im orbitofronatalen Kortex begleitet sind. Das bedeutet, dass die hypnotherapeutische Intervention nicht lediglich auf eine generalisierte Entspannung (Alphastatus) orientiert sein sollte. Vielmehr sollten die Suggestionen den Charakter von Arbeitsanweisungen haben, die Suchprozesse inaugurieren.

Die *Aufgaben/Rolle des Therapeuten* werden dem Patienten als die eines Erkunders dargestellt, wobei emotionale Wärme und positive Wertschätzung dem Patienten ebenso entgegen gebracht werden wie ein hohes Ausmaß an Selbstkongruenz i.S.v. Echtheit. – Die Erarbeitung des Behandlungsauftrages bietet dafür reichlich Gelegenheit.

In den ersten therapeutischen Sitzungen sollten die diversen Regelungen, die der Grenzwahrnehmung in der Therapie dienen, besprochen und erklärt werden. Das betrifft u. a. die vom Patienten während der Hypnose einzunehmende Liege- oder Sitzposition; die Funktion von Hintergrundmusik, die räumliche Position des Therapeuten, seine vorherige Ankündigung, falls die Füße, Finger, Hände, Arme oder die Stirn des Patienten berührt werden und auch das Erfordernis Bonbons oder Kaugummi während der Hypnose aus dem Mund zu nehmen sowie die Brille – so vorhanden – abzusetzen.

3.6 Erarbeitung des Behandlungsauftrages

Die nachfolgenden Ausführungen stehen in enger Verbindung zu denen von Kapitel 2.2.4. Im Unterschied zur Erarbeitung der psychotherapeutischen Zielstellung(en), die global und strategisch ist bzw. sind, geht es bei der Erarbeitung des Behandlungsauftrages um das, was während der konkreten Hypnose er- bzw. bearbeitet werden soll.

Die Klärung des Arbeitsauftrages hat nicht nur inhaltliche, also therapeutische Bedeutung. Und die Arbeit an einem konkreten Behandlungsauftrag ist auch kein formaler Zweck, kein notwendiges Übel für die Durchführung einer Hypnose. Sie ist ein psychotherapeutisch wichtiges Gesprächsthema. Denn hierbei teilt der Patient Wesentliches mit, was ihn konkret beschwert und was er ändern möchte. Es ist eine Art Selbstkundgabe des Patienten, wenn er sich mit bestimmten Facetten seines Schmerzproblems dem Therapeuten mitteilt. In den Mitteilungen des Patienten ist aber auch ein Appell an den Hypnotherapeuten insoweit enthalten, als das, was der Patient anvertraut, das Bewusstsein des Therapeuten für seine Problemlage schärfen mag. Schließlich wird bei der Klärung des Arbeitsauftrages das vom Patienten gewünschte Beziehungsverhältnis zum Therapeuten offenbart (vgl. Kap. 3.1). Sieht er in dem Therapeuten einen Partner, eine Fachperson, eine Autorität, einen Dilettanten? Kurzum: Mit der Klärung des Arbeitsauftrages teilt der Patient seine Rollenerwartung an den Therapeuten mit.

Wenn der Therapeut auf die Erarbeitung des konkreten Arbeitsauftrages zu sprechen kommt, dann löst er damit beim Patienten ein priming aus. Damit werden Suchprozesse gebahnt, die für die Bildung neuer kognitiver Schemata unumgänglich und für die Effektivität der Hypnose von entscheidender Bedeutung sind.

Eine Einzelsitzung kann im Idealfall so ablaufen:

1. Patient berichtet von seinen Fortschritten bzw. neu aufgetretenen Schwierigkeiten.
2. Therapeut fragt nach, welche Vorstellung der Patient zur Lösung des Problems hat bzw. was er nunmehr in Angriff nehmen will.
3. Aus den Darlegungen des Patienten formuliert der Therapeut einen positiven Ausgang und fragt nach, ob es das ist, was der Patient heute in Trance bearbeiten möchte.
4. Gegebenenfalls ist dieser Arbeitsauftrag umzuformulieren.

Am aufwendigsten ist Punkt 3. Mit Hilfe von drei Fragetechniken, die bei Fischer-Epe (2002) beschrieben worden sind, kann es gelingen, den Patienten zur Selbstreflexion anzuregen, dabei lösungsorientiert vorzugehen und gleichzeitig die Kooperation zu erhöhen.

Mit *zirkulären Fragen* wird der Patient aufgefordert, etwas über sich aus der Perspektive eines Anderen zu sagen. Zirkularität steht für eine Art Kreislauf, in dem sich Wahrnehmungen, Haltungen und Verhaltensweisen gegenseitig bedingen. In zirkulärem Denken wird Abstand genommen von linearen Ursache-Wirkungs-Zusammenhängen und es wird dazu übergegangen, die Vernetzungen und gegenseitigen Beeinflussungen der einzelnen Elemente im Gesamtzusammenhang in den Vordergrund zu stellen (vgl. auch Simon und Rech-Simon, 2002).

Typisch für zirkuläre Fragen sind triadische Fragen. Dabei wird der Befragte über die mögliche Antwort einer dritten Person befragt. Die Person, der die Frage gestellt wird, muss sich also in diese dritte Person hineinversetzen.

Wenn ich Ihre Tochter fragen würde, wie man Ihnen am besten … (z. B. Ihre Angst nimmt), was würde sie dann antworten?

Wenn ich Ihren Chef fragen würde, weswegen Sie solche Rückenprobleme haben, welche Vermutungen würde er diesbezüglich äußern?

Wenn ich Ihre Mutter fragen könnte, wie man Sie als Kind am besten … (z. B. beruhigte, ablenkte), was hätte sie wohl geantwortet?

Solche zirkulären Fragen richten sich zwar an den Patienten. Seine Antwort soll aber jene sein, die eine für den Patienten relevante Person geben würde.

Fragen nach hypothetischen Lösungen regen beim Patienten einen kreativen Suchprozess an, denn sie provozieren beim Patienten positive Bilder von Zielzuständen und sind deshalb sehr geeignet, einen konkreten Arbeitsauftrag für die Hypnose zu entwerfen. Solche Fragen stellen vom Patienten bereits gefundene Lösungen und noch offen stehende Möglichkeiten in den Mittelpunkt. Das Hypothetische an der Frageform ermöglicht einen weitgehend angstfreien Umgang mit Veränderungen, weil sie unverbindlich sind. Trotzdem lassen sich so immer neue Sichtweisen einführen, wie die nachfolgenden Fragen belegen.

Angenommen, Sie haben eine befriedigende Kontrolle über Ihre Schmerzen; was könnten Sie sagen, was Sie während unserer Behandlung anders gemacht haben als in früheren?

Angenommen, Sie hätten bei einer guten Fee einen Wunsch frei; was würden Sie sich wünschen in Bezug auf die Behandlung? Welche Schritte wären nötig, um Ihr Ziel zu erreichen?

Mal angenommen, wir hätten einen ersten erfolgreichen Behandlungsschritt hinter uns. Was wäre dann anders für Sie als es jetzt ist?

Wenn ich Sie in 5 Jahren fragen könnte, was Sie damals gemacht/nicht gemacht haben, damit die Behandlung für Sie ein voller Erfolg geworden ist, was würden Sie mir da wohl sagen?

Bei den *Fragen zu wünschenswerten Alternativen* wird eine erstrebenswerte Aktivität des Patienten formuliert. Damit richtet der Therapeut die Aufmerksamkeit des Patienten auf neue, konstruktive Lösungen. Dadurch werden individuell angemessene Lösungen entwickelt, die dann in Trance imaginiert werden können. Dieser Fragetyp ist besonders geeignet, einen konkreten Arbeitsauftrag für die jeweilige Sitzung zu erarbeiten, wenn der Patient selbst nicht recht zu sagen weiß, was sein Anliegen für die gegenwärtige Sitzung sein kann.

Mal angenommen, Sie wären auf eine neue und erfolgreiche Weise auf dem Weg zu Ihrem Ziel,

... würden Sie dann Anregungen brauchen, wie Sie fortan mit Ihrer Migräne umgehen? **Oder** ...

... würden Sie dann Zuhause die Entspannungsübungen trainieren? **Oder** ...

... würden Sie sich wie ein Indianer fühlen, der keinen Schmerz kennt? **Oder** ...

... würden Sie sich ablenken, indem Sie Kopfrechenaufgaben oder ähnliches durchführen? **Oder** ...

... gibt es da noch eine andere Alternative?

3.7 Therapiebegleitende Evaluation

Jede einzelne therapeutische Hypnose soll dokumentiert werden. Dafür sprechen mehrere Gründe gleichzeitig:

- Das Qualitätssicherungsgesetz verlangt die fachgerechte Dokumentation heilkundlicher Maßnahmen.
- Der Therapeut leistet Selbstschutz.

- Obwohl die Hypnotherapie ohne jeden Zweifel ein sehr wirksames Behandlungsverfahren ist, hat sie noch oft um die gebührende Akzeptanz und Wertschätzung zu kämpfen. Esoterische Ansprüche, konfessionelle Überzeugungen und guruhafte Ambitionen stehen der Hypnotherapie als ein wissenschaftlich gesichertes Behandlungsverfahren entgegen.
- Informationen über das Processing der Hypnose für weiterführende hypnotherapeutische Arbeit werden fixiert und sind eine nützliche Quelle für die eigene Arbeit bei analogen Patienten.

Ein *Hypnoseprotokoll* vom therapeutischen Geschehen anzufertigen ist eine geeignete Möglichkeit, dies alles zu berücksichtigen. Allerdings soll dieses Protokoll klar strukturiert, kaum aufwendig auszufüllen sein und den wesentlichen Ablauf der Hypnose beschreiben. Eine Dokumentation, die diesen Erwartungen gerecht wird, hat drei Teile:

Der erste Teil bezieht sich auf die konkrete Hypnosevorbereitung und fasst den Arbeitsauftrag für die konkrete Hypnose zusammen. Gemeinsam mit dem Patienten wird stichwortartig festgehalten, welches konkrete (Teil-)Problem in der Sitzung aufgegriffen und was mittels Hypnose erreicht werden soll. Von besonderer Wichtigkeit ist die Formulierung des posthypnotischen Auftrages (der selbstverständlich dem Patienten erst in Trance am Ende der Hypnose gegeben wird, vgl. Kap. 4.5).

Der zweite Teil hält die Stellungnahmen des Patienten über seine Erlebnisse während der Hypnose fest. Sie beziehen sich darauf, wie gut die Hypnose für den Patienten maßgeschneidert war, wie gut er sich entspannen konnte und wie gut er sich das Gehörte vorstellen konnte sowie welchen Einfluss evtl. aufgetretene Störungen hatten. Der Patient soll auch Angaben darüber machen, was ihm besonders hilfreich war, welche besonderen Erinnerungen bzw. innere Bilder er in sich wach gerufen hat und was ihn möglicherweise weiter bringen wird.

Wenn die hypnotherapeutischen Suggestionen in eine Anekdote eingekleidet waren, eignen sich die in **Kasten 3.6** formulierten Explorationsfragen.

Den dritten Teil des Protokolls beantwortet der Therapeut auf der Basis seiner eigenen Beobachtungen. Er hält fest, welche Besonderheiten der Kooperation er beim Patienten feststellte (vgl. **Kasten 3.7**).

Eventuell aufgetretene Widerstände seitens des Patienten – etwa infolge Angst oder Ablehnung – werden festgehalten. In technischer Hinsicht notiert der Therapeut, inwieweit seine Instruktionen der Entspannung und der Imagination des Patienten förderlich oder hinderlich gewesen sind. Ebenso hält er besondere Vorkommnisse während und unmittelbar nach der Hypnose im Protokoll fest. Schließlich notiert er, ob und ggf. welche Änderungen im Therapieplan nötig sind.

Kasten 3.6

Explorationsgesichtspunkte zur Beurteilung des Hypnoseverlaufs

Exploration, falls metaphorische Anekdote o.ä.:

Was wollte Ihnen die Geschichte sagen?

Mit wem können Sie sich am ehesten identifizieren?

In welcher Hinsicht können Sie einen Bezug zu sich selbst herstellen?

Wie stark konnten Sie sich in die Geschichte hineinversetzen?

Könnten Sie die Geschichte nacherzählen?

Kasten 3.7

Beobachtungsraster während und kurz nach Hypnose

Welche Reaktion auf direkte, welche Reaktion auf indirekte Suggestionen?

Wobei motorische Unruhe?

Wann erstmals welche mimischen Zeichen von Entspannung?

Welche Zeichen für das Angesprochenwerden des Patienten durch die Suggestionen vs welche Zeichen für Schlaf?

Wie berichtet Patient über die hypnotischen Trance- und therapeutischen Suggestionen? (z.B. verkürzt, sektoral; Wiedergabe von persönlich bedeutsamen Inhalten; Bezugnahme auf persönliche Erlebnisse in der Vergangenheit)

Insgesamt gesehen ist das Hypnose-Protokoll nicht nur ein Bericht über die stattgefundene psychotherapeutische Intervention, sondern zugleich auch ein Arbeitsblatt, das die hypnotherapeutische Arbeit erleichtert und kontinuierlich zu größerer Kompetenz des Therapeuten führt. Im Anhang H ist ein Protokollformular zu finden, das die genannten Informationen enthält.

Wie geht man damit um, wenn ein Patient nach Beendigung der Hypnose ein geringes Mitteilungsbedürfnis hat? Nach der Reorientierung beobachtet man häufig, dass Patient sich ausgeruht fühlt, er ist ausgeglichen, lächelt, schaut verlegen fragend den Therapeuten an, berichtet oft nur von einer bestimmten Facette, einem

Detail der Hypnose. Meistens handelt es sich dabei keineswegs um den Ausdruck von Unkooperativität, Widerstand oder drgl. Vielmehr ist das Schweigen des Patienten ein Zeichen von Verarbeitung. Wer – aus welchen Gründen auch immer – dennoch wissen möchte, was in dem Patienten während der Hypnose vorgegangen ist, der kann den Patienten bitten, seine Erlebnisse mittels Fragebogen zu beantworten. Dazu eignet sich entweder der Untertest AUGZU aus dem Freiberger Imaginations-, Relaxations- und Suggestibiliätstest (FIRST) – er enthält die Skalen Nervosität, Schläfrigkeit, Gelassenheit, Aufgeschlossenheit und Zuversicht – oder die Inventory Scale of Hypnotic Depth (Field, 1965) mit den Skalen Absorption und Unbewusstheit.

3.8 Resümee

Therapieplanung hat gemäß der vorliegenden Darstellung vier Bestandteile:

- In die Überlegungen zu den Rahmenbedingungen der Hypnotherapie gehört die Entscheidung für mindestens ein dominantes Arbeitsprinzip.
- Der Therapeut muss sich entscheiden, welche spezielle hypnotherapeutische Methode er anwenden will.
- Der Therapeut muss sich entscheiden, welchen schmerzspezifischen Ansatz er seiner Behandlung zugrunde legen möchte.
- Während der konkreten hypnotherapeutischen Intervention sind jene Beziehungsregeln zu inkorporieren, die den Erwartungen/Einstellungen des Patienten am weitesten entgegenkommen.

Für jeden der vier genannten Bestandteile einer Therapieplanung sind jeweils gesonderte Entscheidungen bzw. Auswahlen zu treffen. Dies sind aber keine Richtig-Falsch-Entscheidungen, ebenso keine Entweder-Oder-Wahlen, sondern es sind für jeden einzelnen Bestandteil *Zweckmäßigkeitsentscheidungen* zu treffen, d. h. es müssen Regeln aufgestellt werden! Regeln sind Richtlinien, (Verhaltens-)Anweisungen, die für einen gewissen Zeitraum verbindlich sind und unter bestimmten Bedingungen gelten. Wenn etwa der Behandlungsverlauf eine neue Wendung annimmt, dann sind folglich neue Überlegungen zur Therapieplanung anzustellen.

Im Hinblick auf die Wahl des dominanten Arbeitsprinzips kommen Variationen allenthalben vor. Aber man wird davon ausgehen können, dass am Anfang der Behandlung die Hilfe des Therapeuten bei der Problembewältigung dem Patienten sehr willkommen ist. Bald schon wird man dazu übergehen, die Ressourcen des

Patienten zu aktivieren. Wenn der Behandlungsverlauf durch häufige Rückschläge gekennzeichnet ist, sollte sich die Hypnotherapie primär auf die Klärungsperspektive konzentrieren, weniger auf die Lösungsperspektive. Dabei können die für die Hypnose als spezifisch formulierten Arbeitsprinzipien Anwendung finden, nämlich Folgen und Führen, nonverbale Kommunikation, Utilisation, Inkroporation, Umdeutung, Einstreuen, Dissoziation, indirekte Formulierungen, Konfusion (vgl. Revenstorf, 1990).

Bei dieser Aufzählung wird deutlich, wie eng in der Hypnotherapie die Wahl des dominanten Arbeitsprinzips mit der Entscheidung für eine bestimmte methodische Vorgehensweise verkettet ist. In diesem Zusammenhang taucht auch die Frage auf, ob Imaginationsinstruktionen unter Trancebedingungen schon Hypnose ist. Was überhaupt ist Hypnose in wissenschaftlicher Betrachtung? Nahezu jeder Autor gibt darauf eine Antwort. – Mit dem Verweis auf diesen Sachverhalt soll das Problem lediglich angesprochen werden; denn es gibt unter den Praktikern mehr Ideologen als es wünschenswert ist. Man vergleiche in diesem Zusammenhang die vielen Beiträge in dem von der Milton Erickson Gesellschaft installierten Diskussionforum[3].

Wenn möglicherweise die Wahl des dominanten Arbeitsprinzips und die Wahl der hypnotherapeutischen Methode enger mit der Art der Ausbildung, den Berufserfahrungen und dem Menschenbild des Hypnotherapeuten assoziiert ist, so ist diese Verknüpfung bei der Auswahl des therapeutischen Focus weniger beliebig. Zwar erinnert das Fünf-Stadien-Modell an das BASIC-ID-Schema von Lazarus (1995). Das hier vorgestellte Schema ist aber hierarchisch gegliedert und folgt so einer inneren Systematik. Zudem sind die aufgrund des Modells durchgeführten Therapieplanungen, also die Auswahl von Interventionsstrategien, neurowissenschaftlich begründbar, und entsprechende Behandlungserfolge können im Kontext dieser Erkenntnisse interpretiert werden. Der Zauber des Esoterischen ist mit einer solchen Sichtweise davon geweht. Das ist ein großer Vorzug dieser Heuristik.

Folgt man ihr, so zeigt sich, dass hypnotherapeutische Schmerzbehandlung sehr viel mit Imagination arbeitet. Damit rückt diese Art der Behandlung in die Nähe kognitiv-behavioraler Arbeitsweisen, ohne darin aufzugehen. Die einzelnen Ebenen des Fünf-Stadien-Modells sind in dem Sinne rekursiv, als die Hypnotherapie auf einer globaleren Ebene – z. B. die Ebene der affektiven Begleitprozesse – stets auch Auswirkungen auf elementarere Ebenen hat – z. B. auf der Ebene der schmerzbezogenen Bewertungsprozesse oder auch auf der Ebene der Schmerzintensität. Je globaler die für die Hypnotherapie ausgewählte Ebene allerdings ist, um so eher

3 HYPNOSE-L@LISTSERV.DFN.DE

wird man zweckmäßigerweise zu Formen der indirekten Suggestionen unter Verwendung von metaphorischen oder symbolischen Anekdoten greifen (müssen).

Die Wahl des therapeutischen Focus hängt wiederum ab von den Erwartungen des Patienten an die therapeutische Allianz. Hier sind die Beziehungsregeln zwischen Patient und Therapeut angesprochen. Bei der Vorbereitung des Patienten auf die Hypnose sollte man sich Zeit lassen. Damit ist nicht gemeint, dass man die beabsichtigte Behandlungsstrategie zu einem Diskussionsproblem werden lässt. Insgesamt gesehen soll die therapeutische Allianz von beiderseitigem Vertrauen und von Sicherheit des Therapeuten geprägt sein. Stets sollen die Einlassungen des Therapeuten so formuliert sein, dass sie beim Patienten eine Ja-Haltung erzeugen.

Diese Ja-Haltung wird vor allem dadurch optimiert, wenn der Therapeut den Patienten darum bittet, ihm einen konkreten Arbeitsauftrag für die Hypnose zu erteilen. Dies ist eine Garantie dafür, dass der Therapeut abseits von impressionistischer Selbstüberzeugung sozusagen im «Kundenauftrag des Patienten» die Hypnose maßgeschneidert gestaltet.

Die Erarbeitung des Arbeitsauftrages und die Information über Anliegen und Ablauf der hypnotherapeutsichen Sitzungen sind quasi zwei Seiten derselben Medaille, die man als Edukation in der Psychotherapie bezeichnen kann.

4 Konstruktion von hypnotherapeutischen Texten

In diesem Kapitel werden die Handwerkszeuge dessen zusammengetragen, wie man hypnotherapeutische Texte für den Patienten erarbeitet und kommuniziert. Wenn hier der Begriff «Text» gewählt wird, so liegt es daran, dass Texte keine einschränkende Bedeutung haben; sie können schriftlich formuliert und vorgelesen oder aber spontan erdacht und erzählt werden. Texte sind auch kein Stilmittel wie etwa eine Metapher, eine Anekdote oder eine Erzählung. Und doch werden diese Stilmittel in der Hypnotherapie oft verwendet. Der Begriff «Text» soll sinngleich mit «Geschichte» oder «cover story» verwendet werden.

Hier geht es also um den Aufbau und um die Wiedergabe therapeutisch wirksamer Texte. Wie macht man das optimal? Weil dieses Kapitel primär methodologisch ausgerichtet ist – auch darin sollte sich ein auf wissenschaftlicher Grundlage arbeitender Hypnotherapeut auskennen – kann der Inhalt dieses Kapitels die anwendungsbezogene Ausbildung und das praktische Training nicht ersetzen. Zur Auffrischung, Wiederholung bzw. zum Ausprobieren sind kleine Übungen im Text eingebaut. Der Leser kann auf diese Weise im Selbstversuch seine kommunikative Flüssigkeit und Flexibilität trainieren und damit seine Kompetenzen als Hypnotherapeut erweitern. – Übungen haben dann den größtmöglichen Erfolg, wenn der Übende Rückmeldung über seine Leistungen erhält. Der Charakter dieser Übungen lässt dies jedoch schwerlich zu; denn es gibt zu jeder Übung ganz verschiedene Lösungen. Sie können hier unmöglich alle mitgeteilt werden. So liegt denn das Ziel mancher dieser Übungen nicht so sehr im Ergebnis als vielmehr in einem Differenzierungslernen. Eine Turmspringerin kann nicht nur derart trainieren, dass Sie springt, sondern auch derart, dass sie sich mental mit ihrem Start, den Körperbewegungen während des Springens und der Art des Eintauchens ins Wasser auseinandersetzt. Von einem ebensolchen Charakter sind die Übungen dieses Kapitels!

Zur vertieften Auseinandersetzung mit den Inhalten dieses Kapitels sei auf die Standardwerke von Bongartz und Bongartz (1998), Revenstorf und Peter (2001) und Kossak (2004) verwiesen, die zugleich die Referenzliteratur zu diesem Kapitel bilden.

4.1 Grundsätze und Heuristiken

Ausgehend vom Fünf-Stadien-Modell der Schmerzverarbeitung (vgl. Abb. 3.1) sind Interventionsmöglichkeiten auf fünf Ebenen durchführbar. Sie sind in **Abbildung 4.1** als psychologische Konstrukte benannt worden. Die Abbildung veranschaulicht die Selbstverständlichkeit, dass die einzelnen Konstrukte miteinander in Wechselwirkung stehen. Dennoch – so zeigt die praktische Erfahrung – sollte man in Abhängigkeit vom jeweiligen Focus der Behandlung für die Hypnotherapie schwerpunktmäßig auch unterschiedliche methodische Zugänge wählen.

Wie geht man vor, wenn man *Schmerzwahrnehmungen* korrigieren will? Die Ausgangslage besteht darin, dass der Patient bereits sensibilisiert ist, d.h. seine Schmerzschwellen sind herabgesetzt. Gemeint ist in diesem Zusammenhang die

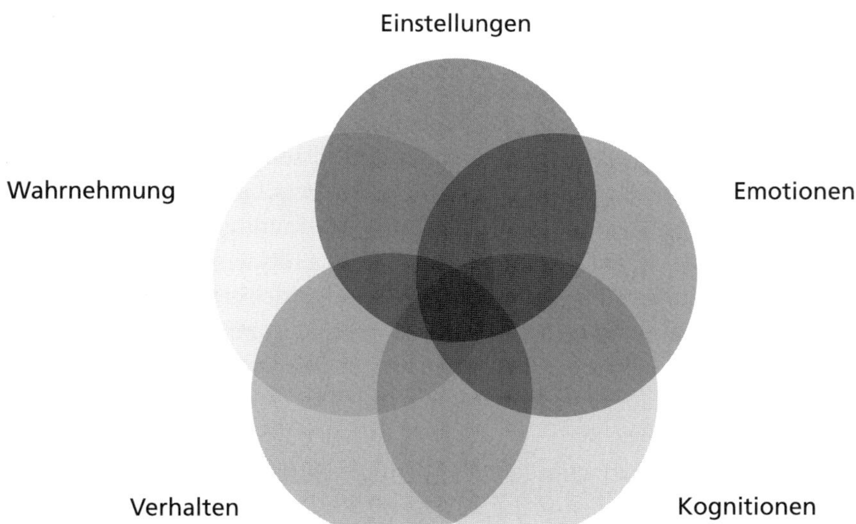

Abbildung 4.1: Psychologische Konstrukte, auf die während der Hypnotherapie eines Schmerzpatienten Einfluss genommen werden kann.

Wahrnehmung der Schmerzintensität, der sensorisch-diskriminativen und der affektiv-motivationalen Schmerzqualität. Die hypnotherapeutische Strategie besteht dann darin, dem Patienten zu helfen, sich wieder ein «dickeres Fell» anzulegen. Der Therapeut soll dem Patienten dabei helfen, seine Schmerzschwellen zu erhöhen. Er arbeitet mit Imaginationen, in die viele direkte Suggestionen eingekleidet sind (vgl. Kap. 4.2).

Wie geht man vor, wenn man schmerzbezogene *Einstellungen* korrigieren will? Die Ausgangslage besteht darin, dass Einstellungen wie sich selbst erfüllende Prophezeihungen wirken und ihre Bedeutung durch Selbstverstärkungskontingenzen gewinnen. Schmerzbezogene Einstellungen funktionieren deshalb wie Selbstverstärkungsprogramme. Die hypnotherapeutische Aufgabe besteht darin, dem Patienten zu helfen, alternative Einstellungen in Erwägung zu ziehen und neue Zusammenhänge zwischen dem Schmerz und den vorausgehenden und folgenden psychophysischen und sozialen Bedingungen des Patienten herzustellen. Die Behandlungsstrategie kann darin bestehen, mithilfe einer metaphorischen Anekdote dem Patienten die Identifikation mit einer schmerzbezogen erfolgreichen Person (oder einer Figur) zu ermöglichen und dabei die zu korrigierenden Einstellungen aufzuzeigen (vgl. Kap. 4.3).

Wie geht man vor, wenn man schmerzbezogene *Emotionen* korrigieren will? Die Ausgangslage besteht darin, dass Gefühle von Angst, Niedergeschlagenheit, aber auch Ärger und Verzweiflung dominieren. Die Aufgabe des Hypnotherapeuten besteht darin, dem Patienten zu helfen, dass er seine Gefühle und deren Begleitumstände zunächst akzeptieren lernt. Darauf aufbauend wird der Patient zu einem Perspektivenwechsel angeleitet (Reframing), in dem die Bedeutung bzw. Bedeutsamkeit seines Schmerzes verändert wird. Die Behandlungsstrategie besteht darin, weniger den Kontext, in dem die Schmerzen auftreten, also die schmerzauslösende Situation verändern zu wollen als vielmehr die Bedeutung, die der Schmerz für den Patienten in dieser Situation hat. Die emotionale Konnotation von Schmerz ist häufig auf Angst, Verstimmung, Schuld bzw. auf Scham fokussiert. Besonders hilfreich ist es, wenn die aversive Emotion einem Vergleich derart unterzogen wird, dass der bestehenden Emotion eine neue, kreative, positive Funktion zugewiesen wird. Das Vorgehen zeigen folgende Beispiele, in denen die Formulierung «… ist wie …» gebraucht wird.

… Und wenn Ihr Schmerz kommt, dann kommt auch Ihre Angst mit. Warum eigentlich sollten Sie sich nicht einmal fragen, ob nicht **Ihre Angst wie ein Freund** zu Ihnen ist. Er **warnt Sie,** Dinge nicht zu tun, die Sie eigentlich machen wollten.

... Und wenn Ihr Schmerz kommt, dann kommt auch Ihre Angst mit. Ihre **Angst ist wie ein Versteck, das Sie schützt** ... schützt wovor, vor wem – das ist eine eigenartige Frage.

Wenn Sie sich wie ein Außenstehender betrachten, dann ist Ihre Verstimmung, Ihre Niedergeschlagenheit wie ein großer Berg. Und wenn Ihnen einfällt, wie viele Herausforderungen Sie schon bewältigt haben, dann ist dieser große Berg für Sie wie eine echte Herausforderung – nicht wahr?

Schuld, das ist wie eine Krücke – sie stützt und unterstützt einen. Aber wofür? – wozu?

Trauer, das ist wie ein Panzer. Er schützt vor Verletzungen.

Scham, das ist wie ein Nebel. Man wird davon umgeben, wo man doch Klarheit braucht.

Wie geht man vor, wenn man schmerzbezogene *Kognitionen* korrigieren will? Die Ausgangslage besteht darin, dass der Patient sich viele dysfunktionale Annahmen über seinen Schmerz zurechtlegt und negative, fatalistische Selbstinstruktionen formuliert. Hier besteht die Aufgabe des Hypnotherapeuten darin, dass der Patient seine krankheitsverstärkenden Kognitionen zunächst wahrnimmt und als solche erkennt. Darauf aufbauend wird der Patient zu einem Perspektivenwechsel angeleitet (Reframing), in dem der Kontext bzw. die vom Patienten wahrgenommene Schmerzsituation verändert wird. Es findet mithin eine kognitive Umstrukturierung in Trance statt, bei der die negativen Gedanken in einen neuen Rahmen gebracht werden, welcher mit dem status quo unvereinbar ist. Der Zweck liegt also darin, dem Patienten seine Gedanken in einen schmerzinkompatiblen Zusammenhang zu bringen, wie folgendes Beispiel zeigt:

Wie oft mag ihm (dem Patienten oder einer Symbolfigur) durch den Kopf gegangen sein: «Mir ist nicht mehr zu helfen! Solch ein Gedanke muss etwas ganz Schlimmes sein! Das ist eine sehr ernste Sache!» Wie oft mögen ihm schon solche Gedanken durch den Kopf gegangen sein? Und dann hat er sie wieder verworfen.

Ist es nicht konsequent, einen Gedanken in Ruhe zu Ende zu denken? Mein Freund Gerhard ist darin ein richtiger Meister. Als er davon sprach, ging mir der Mund fast nicht von allein zu: Wenn ihm nämlich nachts im Bett solche Gedanken kommen, da steht er auf, zieht sich seinen Bademantel an, setzt sich an seinen Tisch, nimmt Papier und einen Stift – und dann schreibt er sie auf und auch, was es ihm nützt, solche Gedanken zu haben. Wohl gemerkt: Er tut das nur an seinem Tisch. Dort schreibt er sich zuerst die negativen Gedanken auf. Dann notiert er, was diese Gedanken ihm nützen. – Und wissen Sie, was dann auf dem Zettel steht? … Aber vielleicht probieren Sie es selbst aus, wenn Sie nachts solche Gedanken haben. Warum nicht?

Wie geht man vor, wenn man unangemessenes *Krankheitsverhalten* korrigieren will? Die Ausgangslage besteht darin, dass das vom Patienten gezeigte Verhalten zwar schmerzverstärkend, aber aus seiner Sicht dennoch nützlich zu sein scheint. Er steht seinem eigenen Verhalten oftmals ambitendenziell gegenüber oder aber – z. B. im Falle einer Aggravation – konkordant. Die Aufgabe des Hypnotherapeuten besteht dann darin, alternatives Verhalten, das bisher in einer umschriebenen Situation zielführend gewesen ist, aufzugreifen und dem Patienten in verschiedenen Situationen zugänglich zu machen. Selbst kleine, unscheinbare, aber dem unangemessenen Krankheitsverhalten entgegen stehende Verhaltensweisen des Patienten werden aufgegriffen. Man kann von einem shaping in sensu sprechen. Die therapeutische Strategie kann darin bestehen, dass die während der Hypnose gebrauchten aktiven Verben nominalisiert werden wie z. B. das Durchstehen, das Tätigsein, das Handeln, das Erreichen, das Bemühen, das in Angriff nehmen und in verschiedenen Kontexten bzw. Situationen dem Patienten zu applizieren, etwa so:

Dieser Hamster ließ sich nicht unterkriegen, obgleich sein Bau immer wieder zugeschüttet wurde. Viele Blessuren an seinem Körper waren stumme Zeugen davon. Und dennoch, sein Bemühen, etwas für seine Jungen zu holen, war sprichwörtlich. Wenn er unangenehme Auseinandersetzungen mit anderen hatte, dann stand ihm der Sinn nach Ausgleich. Trotz seiner Handicaps war sein Handeln beachtlich. Wenn sich Besuch anmeldete, dann staunten seine Gäste nicht wenig über das zwischenzeitlich Erreichte. Und was hatte der Hamster nicht schon alles erreicht, allein durch sein Übergehen von Kleinigkeiten und Nebensächlichkeiten! Manchmal hatte er sich am liebsten hängen lassen wollen und gegenüber allen und allem klagen. Doch dann erinnerte er sich – morgens beim Zähneputzen oder nach der Mittagsmahlzeit oder vor dem Fernsehen – mein Durchstehvermögen hat mich das alles erreichen lassen. Und so legte er sich wiederum sein Programm für die nächsten Stunden oder für den Rest des Tages fest: Was will ich tun, was will ich erreichen, wie will ich handeln? Fragen über Fragen! Aber sie gefielen ihm. Und noch mehr die Antworten darauf. Am allermeisten aber das Erreichte.

Kommentar: Im ersten Teil der Anekdote soll eine Identifizierung des Patienten mit dem Bewältigungsverhalten des Hamsters erreicht werden (trotz Handicaps sorgt er für die Seinen und erhält dadurch positive soziale Verstärkung). Im zweiten Teil der Anekdote wird das shaping in sensu demonstriert. Die Aktivitäten werden für Zeiten bzw. Situationen reserviert, in denen es am wenigsten anstrengend ist.

4.2 Direkte Suggestionen

Die Arbeit mit direkten Suggestionen gilt als die klassische Form der hypnotherapeutischen Intervention. Der Patient selbst oder das zu behandelnde Symptom werden mit der Suggestion aufgefordert, sich zu ändern. Die etymologische Wurzel von Suggestion – suggerere = zuführen, liefern – weist darauf hin, dass die Suggestion etwas Bestehendes ergänzt, anreichert[1]. Selbstverständlich müssen die Suggestionen vom Patienten akzeptiert werden und ihm einsichtig sein. Unterstellt wird also, dass eine Grundwahrscheinlichkeit dafür besteht, dass die direkten Suggestionen tatsächlich vom Patienten angenommen werden können und dass die in der Suggestion enthaltene Möglichkeit zur Wirklichkeit wird. Der «Schlitten», den der Hypnotherapeut dafür braucht, besteht in der Sicherheit seiner Formulierungen. Suggestionen werden mit Gewissheit appliziert; sie haben einen positiven Aufforderungscharakter und wirken wie sich selbst erfüllende Prophezeiungen. Zur vertieften Auseinandersetzung mit diesen Überlegungen sei auf Kossak (2004) verwiesen.

Schmerzen haben oft Niedergeschlagenheit zur Folge. Gebrauchen Sie Ihre Reserven, wenn Sie Niedergeschlagenheit überkommt und die Schmerzen stärker werden.

Wenn der Schmerz wieder kommt, werden Sie sich gegen seine Folgen wehren! Sie werden sich ablenken und irgendetwas tun, das Ihnen Freude bereitet. Und das kann ganz Unterschiedliches sein!

1 Deshalb sind auch negative Suggestionen – z. B. «Sie werden keine Schmerzen mehr haben.» – sowohl logisch falsch als auch selten wirksam.

Hole (2001) betont zurecht, dass die sich selbst erfüllende Prophezeiung einer direkten Suggestion ein bestimmtes *Beziehungsmuster* zwischen Therapeut und Patient voraussetzt. Wünschenswert ist, wenn der Therapeut eine eher aktive, direktive, letztlich festlegende Haltung einnimmt und die des Patienten dazu komplementär ist. Hier zeigt sich, dass eine differenzierte Therapieplanung entscheidende Weichen für das Therapeut-Patienten-Verhältnis stellt und damit auch die Anwendung der direkten Suggestionen bestimmt.

Es wäre zu kurz gedacht, wenn man angesichts des genannten Interaktionsmodus auf direkte Suggestionen verzichten wollte. Abgesehen davon, dass die Überlegenheit der indirekten gegenüber den direkten Suggestionen keineswegs endgültig belegt ist, müssen in die *cover stories* – dieser Begriff ist gleichbedeutend mit Text, Geschichte oder metaphorischer Anekdote – Suggestionen eingebaut werden, die eben auch direkt sein können. Weil Suggestionen vom Patienten auch angenommen werden müssen, um wirksam zu sein, setzen direkte Suggestionen voraus, dass zwischen dem Patienten und dem Hypnotherapeuten nicht nur Übereinstimmung bzw. Komplementarität in den Behandlungszielen besteht, sondern auch in den Einstellungen und Überzeugungen (vgl. die Beziehungsregeln in Kap. 3.3).

Aus all den genannten Gründen hat man verschiedene Formen der direkten Suggestion entwickelt. Zwei der nützlichsten sind bereits dargestellt worden. Es handelt sich um die Suggestionen mittels *direktem Vergleich* und um Suggestionen, die mittels *Stellvertretertechnik* appliziert werden. Eine dritte, hier zu nennende Form, in der direkte Suggestionen gegeben werden, sind die Imaginationsanleitungen.

Im **Kasten 4.1** ist eine Übung beschrieben, die helfen soll, die am häufigsten geklagten Beschwerden bei Arthrose mittels direkter Vergleiche zu behandeln. Die direkten Vergleiche wurden in eine cover story eingekleidet.

Im Kapitel 3.2 wurde bereits die *Stellvertretertechnik* als eine Möglichkeit zur direkten Suggestion beschrieben. In der Literatur wird diesbezüglich auch von *Einstreutechnik* gesprochen. In mancher Literatur (vgl. Bongartz und Bongartz, 1998) ist sogar von zwei verschiedenen Techniken die Rede. Ungeachtet dieses Begriffswirrwars[2] handelt es sich um eine einfache und recht wirksame Technik, «mit der direkte Suggestionen durch den Kontext, in dem sie geäußert werden, nicht als direkte Suggestionen erkennbar sind, aber doch als solche wirken können» (Bongartz und Bongartz, 1998, S. 74). M.a.W.: Die Einführung eines Protagonisten und ggf. eines Antagonisten – das sind die Stellvertreter – bilden mit ihrem Erleben und

2 Er wird zudem dadurch noch vergrößert, dass diese Suggestionen als «indirekte Kommunikation» oder als «indirekt direkte Suggestionen» bezeichnet werden.

Kasten 4.1

Übung «direkter Vergleich»

Ausgangslage: Patientin mit Coxarthrose. Sie klagt über Reibegeräusche, Bewegungseinschränkungen insbesondere am Bewegungsanfang, Belastungs- und Ermüdungsschmerz sowie Kälteempfindlichkeit und Wetterfühligkeit.

Cover story: Besichtigung einer alten Windmühle

Intervention mittels direkten Vergleichen: … Da steh'n Sie nun in dieser alten, vom Winde umwehten Mühle. Sie werden freundlich gebeten, sich in den ersten Stock zu begeben. «Das kann ich doch nicht bei meinen Hüftschmerzen!» Und überwinden sich doch … Jede Stufe dieser Treppe gibt ein knarrendes Geräusch von sich. Die Holzstufen reiben sich in ihren Verankerungen. Das ist so wie bei Ihren Gelenken. Sie müssen gepflegt, geschmiert, in Bewegung gehalten werden, wenn sie wie eh und je benutzt werden sollen.

Und oben im ersten Stock haben sie einen imposanten Rundblick – weit in die Landschaft. Dass Ihnen das heute möglich ist, wo Sie schon am Morgen merkten, dass sich ein Wetterumschwung ankündigt. Und nun angesichts dieses Erlebnisses ist es Ihnen, wie wenn Sie die Flöhe hätten husten hören. Ihre Wetterfühligkeit, das ist so wie die viel zu fein eingestellten Barometer, die den Druck registrieren. Sie sind genau, aber sie nützen im Alltag wenig. Hätten Sie sich an Ihre Wetterfühligkeit gehalten, dann wäre dieser wunderschöne Ausblick in die warme Landschaft Ihnen nicht möglich gewesen. …

Setzen Sie die Geschichte fort, in dem Sie direkte Vergleiche («das ist so wie …» oder «das ist so, als ob …») formulieren für Bewegungseinschränkungen insbesondere am Bewegungsanfang, Belastungs- und Ermüdungsschmerz sowie für Kälteempfindlichkeit. Achten Sie darauf, dass sich aus dem Vergleich eine Bewältigungsperspektive für den Patienten ergibt.

Verhalten den psychotherapeutischen Focus. Indem Protagonisten rsp. Antagonisten eine Doppelbedeutung haben (zumindest eine zweifache Deutung zulassen) – nämlich «sie», die Protagonisten und Antagonisten einerseits und andererseits «Sie» als der Patient – kann der Patient die empfangene Botschaft unter dem Inhaltsaspekt oder aber auch unter dem auf sich selbst bezogenen Bedeutungsaspekt decodieren.

Wenn während der Hypnose selbst oder während des Nachgespräches der Therapeut merkt, dass sich der Patient von den Stellvertretern kaum angesprochen fühlt, dann sollte gemäß eines Vorschlages von Revenstorf und Freund (2001) geprüft werden, ob die direkten Suggestionen, bei denen das Prädikat im Infinitiv formuliert wird, vom Patienten besser angenommen werden (vgl. **Tab. 4.1**). Vielfach werden diese Suggestionen noch durch Substantivierung der Prädikate (syn. Nominalisierung) verstärkt.

Eine wirksame Methode, direkte Suggestionen anzuwenden sind *Sensualisierungen*. Ihr Einsatz kann empfohlen werden, wenn

- der Wahrnehmungs-, insbesondere der sensorisch-diskriminative Aspekt der Schmerzen modifiziert werden soll;
- Ängste in Bezug auf den eigenen Körper reduziert werden sollen;
- eine hartnäckige Symptomfixierung und mangelnde Bereitschaft für eine Änderung der «übergeordneten» Zusammenhänge zwischen Schmerz und Schmerzverhalten offensichtlich ist;

Tabelle 4.1: Stellvertreter- (Einstreu-)technik und Infinitiv- bzw. Substantiv-Formulierung als Beispiele direkter Suggestionen.

Stellvertreter- (Einstreu-)technik	Infinitiv-Formulierung und Nominalisierung
Die Möwen trotzen dem Wind mehr als die Schwalben … SIE nehmen alle ihre Kräfte zusammen und stemmen sich gegen den Wind. Die Schwalben hingegen hocken bei diesem Wetter in ihren Nestern ... SIE lassen es sich gut gehen … IHNEN können harte Anforderungen nichts anhaben … SIE brauchen IHRE Zeit, und günstige Gelegenheiten, um sich das IHRE zu suchen.	Der Trotz der Möwen ist sprichwörtlich im Vergleich zu dem der Schwalben. Das Sammeln aller ihrer Kräfte ist eine Garantie – alles sammeln – um sich gegen den Wind zu stemmen. Das Verweilen der Schwalben in ihren Nestern hingegen hat bei diesem Wetter durchaus etwas für sich. Es sich gut gehen lassen … das ist es, was sie immun macht gegenüber harten Anforderungen.
Interpretation: Möwen und Schwalben sind Stellvertreter für die Person des Patienten. SIE, IHNEN und IHRE sind Pronomina, die in den Text mit Bezug auf die Person des Patienten eingestreut worden sind.	Interpretation: «Trotz» ist die Nominalisierung von «trotzen», ebenso «das Sammeln» von «sammeln» und «das Verweilen» von «verweilen». «alles sammeln» und «sich gut gehen lassen» sind die verstärkende Infinitiv-Formulierung.

- eine «tiefer gehende», globale Hypnotherapie mittels Imagination eingeleitet werden soll (für den Fall, dass der Patient gegenüber der Hypnotherapie zunächst Vorbehalte hat).

Zur angemessenen Durchführung dienen die in **Kasten 4.2** niedergelegten Regeln. Am Beispiel eines Patienten mit Spannungskopfschmerz, der vom Patienten als mittelgradig bis schwer, als drückend und ziehend beschrieben wird, soll die therapeutische Imagination erläutert werden. Allgemein läuft die Sensualisierung bei einem Schmerzpatienten in fünf Schritten ab:

1. Der Patient wird instruiert, sich eine schmerzfreie Stelle seines Körpers zu suchen, an der er gern gestreichelt wird. Dort wird er imaginativ von einer anderen Person lange und ausführlich gestreichelt.
2. Der Patient stellt sich vor, dass er diese seine Körperstelle selbst streichelt – lange und ausführlich. Ziel ist das Kennenlernen positiv besetzter Körperstellen – nicht der Schmerzwahrnehmung.
3. Fortführendes erkundendes Streicheln unter Einbeziehung der schmerzenden Körperstellen. Zuerst streichelt der Patient sich selbst, dann zeigt er in seiner Vorstellung der anderen Person seine schmerzenden Stellen (z. B. bei einem Kopfschmerzpatienten Stirn, Schläfen und Haare). Der Patient instruiert in seiner Vorstellung die andere Person, wie sie die schmerzenden Stellen streicheln soll.
4. Die andere Person streichelt abwechselnd die schmerzende Körperregion und die schmerzfreien, positiv besetzten Körperstellen. Sie schiebt sozusagen die positiven Empfindungen in die schmerzenden Regionen des Kopfes. Ziel ist es, dass der Patient erfährt, wie er den Schmerz imaginativ modulieren kann.
5. Der Patient wird angeleitet sich vorzustellen, wie er selbst abwechselnd seine schmerzenden und nicht schmerzenden Körperstellen streichelt. Er soll dies zunehmend intensiver und unabhängig von der Schmerzintensität tun.

Im Anhang J ist der vollständige Text einer Schmerzsensualisierung für den o.g. Patienten wiedergegeben

Abschließend ist festzuhalten, dass direkte Suggestionen selbstverständlich bereits in der Tranceeinleitung bzw. –vertiefung gegeben werden sollten. Die Funktion der Trance besteht vornehmlich darin, das netzwerkförmige Denken (i.S.v. Krankheitsschema) für die Imagination vorzubereiten und auszubauen. Man nimmt an, dass sich die Suggestibilität der Hypnotisierten dank erfolgreicher

Kasten 4.2

Verfahrensregeln der Schmerzsensualisierung bei Spannungskopfschmerz.

1. Im Anschluss an die Vereinbarung des konkreten Arbeitsauftrages wird dem Patienten eine Imaginationsübung vorgeschlagen. Es geht dabei um ein «Experimentieren», «Ausprobieren» von Bekanntem und Vertrauten, aber auch von Neuem und Unvertrautem.

2. Patient wird in Trance versetzt.

3. Patient erhält die Instruktion zur Imagination, wie er sanft von einer anderen Person über eine seiner schmerzenden Stellen gestreichelt wird. Später soll er sich vorstellen, wie er sich selbst streichelt.

4. Patient soll während dessen überhaupt nichts leisten und erreichen; er soll einfach spüren und merken und sich dabei wohl fühlen.

5. Während der Imagination werden ausführlich und differenziert unangenehme Wahrnehmungen und Gefühle wie Schmerz, Angst u.drgl. appliziert, und der Patient wird instruiert, diese eine Weile auszuhalten.

6. In den Imaginationstext werden Feedbackinstruktionen eingearbeitet. Der Patient gibt sie sich in seiner Vorstellung selbst.

7. Die imaginierten Rückmeldungen sollen ausschließlich positiv, konkret und konstruktiv sein (positive Selbstinstruktion).

8. In seiner Anleitung bezieht der Therapeut so viele verschiedene informationsaufnehmende Systeme wie möglich ein (visuell, akustisch, olfaktorisch, propriozeptiv, kinetisch).

direkter Suggestionen erhöht. Wenn der Therapeut direkte Suggestionen gibt, so sollte er folglich berücksichtigen, dass er auch der Garant für die hilfreichen suggestiven Erfahrungen des Patienten ist. Direkte Suggestionen sind wahrscheinlich dann hilfreich, wenn eine primär symptomorientierte Behandlung vorgesehen ist.

4.3 Indirekte Suggestionen

Das Wesen der indirekten Suggestionen besteht darin, dass sie als Empfehlungen, Vorschläge, als Hinweise oder Ermutigungen formuliert sind. Sie sind also keine Aufforderungen oder Anweisungen. Das zweite Wesensmerkmal besteht darin, dass in der cover story der Patient als Person nicht vorkommt. Vielmehr ist der Inhalt einer cover story eine Anekdote, eine Fallbeschreibung, ein Rätsel, ein Witz oder eine Fabel. Häufig wird in diesem Zusammenhang auch von Metaphern gesprochen, in die indirekte Suggestionen eingekleidet seien. Wer sich also Gedanken über optimal zu formulierende indirekte Suggestionen macht, der muss sich notwendig mit Metaphern auseinandersetzen.

Zur vertieften Lektüre der nachfolgenden Ausführungen sei auf Lakoff und Johnson (2003) und auf Gordon (1992) verwiesen.

4.3.1 Therapeutische Metaphern

Was ist eine Metapher und wie gebraucht man sie im hypnotherapeutischen Kontext? Eine Metapher – so kann man es in verschiedenen Wörterbüchern und Lexika nachlesen – ist eine rhetorische Figur; ein bildlich veranschaulichender Ausdruck; eine allegorische Darstellung, eine fiktionale literarische Schilderung oder ein künstlerischer Ausdruck, die eine symbolische Bedeutungsparallele übermittelt. Auf jeden Fall ist eine Metapher per se keine Darstellung einer Handlung oder eine Schilderung. Deswegen wird im hypnotherapeutischen Sprachgebrauch auch von therapeutischen Metaphern gesprochen. Das aber ist auch keine befriedigende Lösung; besser sollte von einer *metaphorischen Anekdote* gesprochen werden.

Wir gebrauchen den Begriff «therapeutische Metaphern» dann, wenn

- in der Darstellung ein Wort oder eine Wortgruppe die Funktion eines bildlichen oder symbolischen Ausdrucks hat;
- der Ausdruck aus seinem eigentlichen Bedeutungszusammenhang in einen anderen übertragen wird, ohne dass ein direkter Vergleich zwischen Bezeichnendem u. Bezeichnetem vorliegt (z.B. Teufelsweib steht für Frau mit sexappeal; Angsthase steht für eine Person, die zögert, ein Wagnis einzugehen; Urgestein steht für eine Person mit Tradition und festen Überzeugungen);
- die Metapher in eine Handlung oder eine Schilderung eingekleidet ist, wobei dafür beliebige Darstellungsmittel benutzt werden können.

Was ist ein Symbol? Es wird als therapeutische Metapher gebraucht, um eine Bedeutung bzw. ein Sinnbild zu beschreiben, das stellvertretend für etwas sinnlich nicht Wahrnehmbares steht. Es wird als ein Erkennungs- oder Beglaubigungszeichen genutzt (z. B. der innere Helfer, der gute Teil in Ihnen). – Zum Symbol steht die Allegorie in einem engen sachlichen Zusammenhang. Letztere ist eine rational fassbare Darstellung eines abstrakten Begriffs in einem Bild, oft mithilfe der Personifikation (z. B. Fortuna steht für Widerfahren von Glück; Nibelungentreue steht für unreflektierte Bindung). – Eine Metapher ist insgesamt gesehen die Formulierung einer Analogie entweder als ein Symbol oder einer Allegorie.

Gordon (1992) rät – ausgehend von einer therapeutischen Perspektive – insbesondere solche Analogien zu benutzen, die möglichst viele verwandte Details mit dem Patienten haben und der Problemlage des Patienten so weit wie nötig entsprechen. Diese isomorphe Transformation von der Wirklichkeit in die Symbolik macht letztlich den Umfang, die persönliche Bedeutung für den Patienten und die Wirksamkeit der metaphorischen Anekdote aus. Denn je besser sich der Patient in der Metapher «wieder findet», sich mit ihr identifizieren kann, um so mehr ist sie zielführend.

Je flüssiger ein Hypnotherapeut zu einem Sachverhalt eine Metapher, d. h. ein Symbol oder eine Allegorie bilden kann, um so mehr Möglichkeiten hat er, seine metaphorische Anekdote maßgeschneidert dem Patienten zu applizieren. Diesem Zweck dient die nachfolgende Übung.

Der Einbau der Metapher in eine Anekdote geschieht dabei in einem Dreierschritt. Das soll am Beispiel Angst demonstriert werden. Die Metapher soll lauten: Angst ist mein guter Freund.

Am Ende könnte folgende Formulierung stehen:

«Wenn es stimmt, dass alles in der Welt zwei Seiten hat, wie steht es dann mit Ihrer Angst? Ist nicht auch Ihre Angst vor den Schmerzen wie ein Freund, dem es Angst macht, wie es in Zukunft mit Ihnen weitergehen soll? Wenn Sie sich weiterhin so ungerecht behandeln und ausnutzen lassen und nichts dagegen unternehmen …?

Ein guter Freund tritt zurück, wenn es im Interesse seines Gefährten ist. Und was macht Ihre Angst? Warum sollte Ihre Angst nicht in den Hintergrund treten, wenn Sie sich nicht weiterhin so ungerecht behandeln und ausnutzen lassen wollen?»

Kasten 4.3

Übung «Metaphernformulierung»

Prüfen Sie, welche der nachfolgend aufgelisteten Begriffe sich sinnvoll in ein Symbol bzw. in eine Allegorie überführen lässt!

Beispiel:

Vater = Haupt, das Leib und Glieder zusammenhält

Verlässlichkeit = das Fundament eines Hauses

Kribbeln = ein Sack voll Flöhe

Mutter

Chef

Schüler

Arbeit

Haut

Gedanke

Schmerz

Trauer

Hemmung

Wählen Sie eines der in Kapitel 1 beschriebenen Krankheitsbilder aus und formulieren Sie die einzelnen der dort beschriebenen Symptome als Metaphern! So wurde im Kapitel 1.1.2 für Fibromyalgie u. a. Konzentrationsstörungen, Leistungsabfall und allgemeine Müdigkeit angegeben. Mögliche Metaphern sind:
Konzentrationsstörungen = ein Störsender, ein Kabeldefekt, eine Leitungsunterbrechung
Leistungsabfall = eine dahinwelkende Blume, ein ausgeleiertes Gummiband
Allgemeine Müdigkeit = ein schlapper Sack, ein Teighaufen, ein ausgetrockneter Fluss

Tabelle 4.2: Einbau einer Metapher «Angst ist mein guter Freund» in einen anekdotischen Kontext

Schritt	Vorgehen (Anmerkung)
Die Funktion des Symptoms bzw. des Problems wird indirekt eingeführt	Freund sieht mehr als man selbst sieht; er macht sich Sorgen, wenn es mir nicht gut ergeht; er ist an meiner Seite; er ist bedrückt, wenn es mir schlecht geht; er kann nicht schlafen, wenn ich ihn dringend brauche
Die Funktion des Symptoms «erleben» lassen	Das Zusammensein mit dem Freund wird dargestellt; Therapeut beschreibt dessen Wärme, Stimme, seine Hände, seine Zärtlichkeit und lässt dem Patienten seine Solidarität spüren
Das Symptom bzw. die problembezogene Situation den Patienten im Rahmen der vorbereiteten Erfahrungen erleben lassen	Freund und Patient suchen gemeinsam Situationen auf, in denen der Freund den Patienten auf bedrohliche Aspekte der Situation oder inadäquate Bewältigungsversuche des Patienten aufmerksam macht

4.3.2 Transformation des Problems in eine metaphorische Anekdote und dessen Lösung

Wie im Kapitel 4.3.1. zu lesen war, ist eine therapeutische Metapher Teil einer Handlung oder Schilderung. Dafür stehen synonym die Begriffe cover story, metaphorische Anekdote oder Geschichte bzw. Text.

Soeben wurde gezeigt, wie eine Metapher (Angst ist wie ein Freund) in einen syntaktischen Zusammenhang gestellt wird. Hier nun geht es darum, wie man daraus eine therapeutisch relevante Geschichte macht. Der Begriff «Problem» in der Gliederungsüberschrift soll darauf hinweisen, dass etwas verändert werden soll. Der Begriff «Lösung» soll in einem dialektischen Zusammenhang zur Problemdefinition gesehen werden. Oder einfacher ausgedrückt: Wo ein Problem formuliert wird, da gibt es auch (in den allermeisten Fällen) eine Lösung. Wie also geht man weiter vor? Insgesamt braucht es bis zur fertigen Anekdote 8 Schritte[3]:

3 Hier folge ich weitgehend den Empfehlungen von Mohl (1998)

Schritt 1: *Bestimme das Problem!* Dies ist bereits bei der Erarbeitung des Arbeitsauftrages geschehen. Hier nochmals die wichtigen Hinweisfragen: Worum geht es? Wer sind relevante Personen? Wer spielt dabei welche Rolle? Wie verhält sich die wichtige Person, die das Problem hat? Was nimmt sie wahr? Welche Gefühle spielen eine Rolle? Wie reagieren andere darauf? Wie schreitet das Problem fort?

Schritt 2: *Bestimme eine mögliche Lösung des Problems!* Auch dieser Schritt wird nach Möglichkeit gemeinsam mit dem Patienten während der Erarbeitung des Arbeitsauftrages erarbeitet. Gelegentlich hat der Patient aber keine oder eine unangemessene Vorstellung von den Lösungsmöglichkeiten seines Problems. Dann sollte der Therapeut auf jeden Fall selbst eine solche Lösung formulieren, die zur Lage und zu den Ressourcen des Patienten passt. Geeignete Hinweisfragen können sein: Was möchte die Person, die das Problem hat, erreichen? Wie will der Patient sich verhalten können? Wie fühlt der Patient sich, wenn er sein Ziel erreicht? Wie reagieren die relevanten anderen Personen auf das neue Verhalten? Kurzum: Eine Lösung wird möglich, wenn die Formulierung vom Patienten eine Änderung seiner Perspektive verlangt (vgl. Kap. 2.2.4 und 3.6).

Bei deutlichem *Krankheitsgewinn:*

«… Seine Symptome erinnerten ihn daran, dass er etwas falsch machte. Aber was??? … Diese Frage drängte sich ihm immer wieder auf: Aber was??»

Bei geringer *Veränderungsmotivation:*

«… Es ist schon etwas dran, wenn man seinen Prinzipien treu bleibt! Doch was nützt einem das Prinzip ‹Standhalten›, wenn etwas anders werden soll?!»

Schritt 3: *Wähle eine geeignete Inhaltsebene!* Diese Aufgabe übernimmt der Therapeut alleine. Es kommt dabei nicht nur auf Fachwissen, sondern auch auf Kreativität und Phantasie an. Denn der Kontext sollte so gewählt werden, dass damit die Beziehungsgestaltung (vgl. Kap. 3.3) gefördert wird. Der Inhalt sollte zum Idealbild des Patienten komplementär sein. In ungezählten Behandlungen haben sich Tiergeschichten, abgewandelte oder selbst erfundene Märchen, aber auch science fictions bewährt. Wenn keine dieser Darstellungsformen sinnvoll zu sein scheint, dann kann die Geschichte «Von meinem Freund Gerhard …» oder «Von meiner Freundin Rosita …» erfunden werden. Schließlich erweist es sich oft als hilfreich, eine Geschichte von einer Patientin bzw. einem Patienten zu erfinden, die bzw. den man während seines Studiums als Fallbericht kennen lernte. Stets aber muss die Geschichte für den Patienten *interessant* sein.

Schritt 4: *Spiegel das Problem des Patienten und seine mögliche Lösung auf der Inhaltsebene wider!* Hier geht es darum, dass die Schritte 1 und 2 metaphorisch auf die Inhaltsebene transformiert werden. Alle Personen und Ereignisse des Problems treten auch in der Anekdote auf und sind ihnen entsprechend. M.a.W.: Die Realität wird in die Anekdote transformiert! In **Tabelle 4.3** ist dieser Schritt am Beispiel eines Gicht-Patienten illustriert. Der Patient hält seine Erkrankung wegen eines unangemessenen Krankheitsverhaltens aufrecht. Er liebt es, gut und opulent zu essen und trinkt «täglich mindestens eine Flasche Bier und einen großen Whisky dazu».

Eine gute Möglichkeit ist es auch, widerstreitende Bedürfnisse des Patienten in der Anekdote auf zwei Handelnde, einen Protagonisten und einen Antagonisten,

Tabelle 4.3: Spiegelung des Patientenproblems und seiner möglichen Lösung in einen metaphorischen Kontext

In Realität gefunden	In Anekdote ausgetauscht zu:
Patient nimmt pro Woche mindestens einmal ein opulentes Essen zu sich und trinkt täglich mindestens eine Flasche Bier und einen großen Whisky.	Der Baum saugt mit allen seinen Wurzeln all den Dünger auf, den der Baumgärtner auf dem Feld zum Wachsen und Gedeihen der Sprösslinge und Jungbäume ausgeworfen hat.
Patient hält sich nicht an Vereinbarungen. Dadurch häufige Gichtanfälle zusätzlich zur Gefahr einer Chronifizierung oder Sekundärerkrankung.	Der Baum wurde bereits beschnitten, so dass es zum Erhalt seines gesunden Wachstums und seiner Stattlichkeit lediglich der Substanzen bedarf, die er tief in der Erde vorfindet. Wegen des Übermaßes an Mineralienzufuhr werden die Blätter an einzelnen Ästen gelb. Der Baum droht chronisch krank zu werden.
Der Patient möchte in Maßen kalorienbewusst essen und gelegentlich Wein trinken.	Der Baum möchte als Solitärgewächs ein Demonstrationsobjekt für den guten Ruf des Baumgärtners sein. Dazu reichen ihm die Mineralien aus, die er mit seinen Saugwurzeln aus der Erde Tiefe aufsagt.
Der Patient reduziert sein Gewicht, er hat kaum noch Gichtanfälle und ist nicht immerfort auf ärztliche Notfallbehandlung angewiesen.	Der Baum hat an allen Ästen und Zweigen glänzende Blätter, dichtes Laub und eine feste Rinde.

zu verteilen, wobei der Protagonist die Proargumente und der Antagonist die Kontraargumente repräsentiert.

Schritt 5: *Entwirf den Weg zum Ziel!* Auch diesen Schritt hat der Therapeut allein zu gehen. Hier geht es nämlich darum, Lösungen festzulegen! Zwei Möglichkeiten sind dabei nützlich: Einmal kann man einen geeigneten deus ex machina erfinden. Zum anderen kann man reframing (i.S.v. kognitiver bzw. emotionaler Umstrukturierung) benutzen. Die letztgenannte Vorgehensweise könnte beispielsweise darin bestehen, dass der Baum sich an den Spruch erinnert «Das, worauf ich verzichten kann, das macht mich frei!» Ein deus ex machina in der Anekdote von Tabelle 4.3 könnte darin bestehen, dass der Baum hört, wie Kunden sich darüber miteinander unterhalten, dass der Baum zu viel und zu gut gedüngt wird und dass er weitaus schöner aussähe, würde er nicht so viel von dem Dünger bekommen.

Generell soll berücksichtigt werden, dass nach Möglichkeit die Lösung des Problems vom Protagonisten ausgehen soll! Wenn das im Szenario der Anekdote nicht möglich ist, dann kann auch die Zeit das Problem lösen; der Held kann überrascht sein über sein zielorientiertes Handeln; neue Möglichkeiten können sich auftun; es können Wunder geschehen oder der Therapeut operiert mit einer Mutdroge. Eine gute, intelligent zu nennende Möglichkeit ist es, wenn man den deus ex machina mit einem Spruch (Aphorismen, Zitat) unterlegt, welcher dann dem Antagonisten in den Mund gelegt wird. So könnte der Ausgang der in Kasten 4.3 skizzierten Anekdote so sein:

«… Wenn Bäume eine Seele haben, dann ist unser Baum nun ziemlich traurig. Bei den vielen gelben Blättern ist er nun keine Augenweide mehr. – Er wollte schön und stattlich sein. Das aber hieße für ihn, er müsste auf das Eine oder Andere verzichten können … Ja, genau! – Hatten sich doch neulich erst zwei Spaziergänger darüber unterhalten, als sie sich auf der Bank vor dem Baum ein wenig ausruhten und sich gegenseitig ermutigten:

Lass Dich nicht abhalten, wirkliches Leben zu suchen ... In Dir und um Dich. – In Genuss und Verzicht. – In Arbeit und Freizeit. – Mit Kopf und Herz. – Mit Schmerz und Freude. – Allein und mit anderen. Du bist nicht allein auf der Suche nach Deinem wirklichen Leben. Es gibt nichts Faszinierenderes als einen wirklich lebendigen Menschen ...

Tugend besteht nicht im Verzicht auf das Laster, sondern darin, dass man es nicht begehrt.»

Die beiden letzten Absätze im Kasten sind solche Aphorismen. Als Autoren gelten Ulrich Schaffer und George Bernard Shaw. Im Internet sind auf den entsprechenden Homepages Tausende solcher Aphorismen und Sprüche zu finden.

Schritt 6: *Überprüfe die Anekdote daraufhin, dass sie für den Patienten ökologisch ist!* Die gesamte Anekdote muss in den Lebenszusammenhang des Patienten hineinpassen. Insbesondere ist sie daraufhin zu überprüfen, ob sie mögliche negativen Konsequenzen enthält. Diese sind zu entfernen. Die Anekdote ist dann *nicht* wohlgeformt, wenn die Lösungen Ereignisse und/oder Personen einbezieht, die der Kontrolle des Patienten nicht unterliegen. So formulierte Anekdoten sind Anwärter für eine lange und fruchtlose Therapie. Daraus ergibt sich, dass die anstehenden Veränderungen in der Kontrolle des Patienten liegen sollen.

Im **Schritt 7 und 8** soll die Anekdote verfeinert werden. Das kann dadurch erreicht werden, dass Formulierungen eingebaut werden, die beschwichtigen, anklagen, rationalisieren oder von dem nicht lösbaren Problem ablenken und auf Alternativen fokussieren. Mohl (1998) empfiehlt, in die Anekdote (a) Feedback-Instruktionen einzubauen und möglichst viele (b) unspezifische Verben zu benutzen (tun, machen, anklingen lassen), Nominalisierungen (das Sich-Kontrollieren), eingebettete Aufträge («Der Baum hörte, wie die Kunden sprachen: ‹Weniger Dünger würde dem Baum besser bekommen!›») und Markierungen («Diese Selbstkontrolle, ja, sie ist es, die ihm helfen würde!») zu verwenden. Die Feedback-Instruktionen können vor Beginn der Hypnose als nonverbale Reaktionen (z. B. rechten/linken Zeigefinger anheben) aber auch während der Hypnose vereinbart werden.

Mit Bezug auf Gordon (1992) wird der Transformationsprozess zusammenfassend in **Tabelle 4.4** beschrieben.

Tabelle 4.4: Transformationsprozess, das Problem und seine Lösung in eine metaphorische Anekdote

	Aktuelle Situation	Metapher	Beispiel	
Signifikante Person	Patient			Charakter der Geschichte
		Protagonist wird zu	Seemann	
		Antagonist wird zu	Bergsteiger	
Verlauf des Problems	Vorkommnis 1 –>	Ereignis 1	Schwere See	Struktur der Geschichte
	Vorkommnis 2 –>	Ereignis 2	Bergsturm	
	Vorkommnis 2 –>	Ereignis 3	Selbsthilfe	

4.3.3 Einbau von Metaphern und Aphorismen in die Anekdote

In den beiden vorangegangenen Kapiteln ging es darum, Verständnis dafür zu gewinnen, was eine Metapher ist und was eine Anekdote ist und wie sie entwickelt werden. Aphorismen sind Gedankensplitter, die kurz und treffend – meistens in einem Satz – die intendierte Botschaft enthalten. Damit rücken sie ganz in die Nähe von Metaphern. – Hier nun wird dargestellt, wie man eine Metapher bzw. einen Aphorismus in eine Anekdote einbaut. Kurz gesagt besteht die verbindende Strategie zwischen der Metapher und Anekdote darin, dass man während der Erarbeitung eines hypnotherapeutischen Arbeitsauftrages zwei Aspekte vom Patienten erfasst: Der Therapeut verschafft sich Klarheit über das Bezugssystem des Patienten, innerhalb dessen der therapeutische Focus – der in aller Regel dysfunktional ist – angesiedelt ist. In diesem Zusammenhang spricht man von Kalibrierung. Zum anderen bedarf es einer Vorstellung darüber, wie das Bezugssystem (der Maßstab) des Patienten verändert werden kann. In diesem Zusammenhang spricht man von Rekalibrierung.

Kalibrierung: Wenn der Patient sein Problem schildert, dann wird er regelhaft immer wieder weitgehend identische Bedingungen beschreiben. Um von der sich wiederholenden Problemsituation des Patienten zum erwünschten Ziel zu gelangen, muss irgendeine Erfahrungs-/Verhaltensbrücke zwischen Ausgang und Ziel gebaut werden. Beim diesem «Brückenbau» macht man sich die Tatsache zu Nutze, dass sich das Problem des Patienten gewöhnlich beständig wiederholt, d. h. gleiche oder ähnliche Konfigurationen von Ereignissen treten immer wieder auf; dadurch werden immer wieder die gleiche Abfolge von negativen Erfahrungen wiederholt. Beispielsweise reagiert der Patient unter Druck immer wieder mit Spannungskopfschmerz; überwiegend dann, wenn es um gemeinsame Planungen – im Dienst oder Zuhause – geht, gerät der Patient meistens in Wut. Er verspannt sich und bekommt Kopfschmerzen. Das Problem entsteht also regelhaft dann, wenn eine bestimmte Konstellation gegeben ist oder wenn eine bestimmte Intensität gegeben ist.

Diese Kalibrierung sollte der Therapeut aufmerksam beachten, wenn er mit dem Patienten den hypnotherapeutischen Arbeitsauftrag erarbeitet. Denn dabei kommt es häufig dazu, dass Patient zur Illustration seiner Situation oder seines Selbstbildes eine einfache oder auch zusammengesetzte Metapher benutzt (vgl. Kasten; die vom Patienten gebrauchte Metapher ist kursiv gesetzt).

> «Mir geht es da wie dem Wald. Beim **Waldsterben** gibt es auch diese gedankenlose Rücksichtslosigkeit.»

«Wenn ich ein bisschen länger als zehn Minuten laufe, dann habe ich das Gefühl als ob ich in der Hüfte einen **Bohrer** hätte. So weh tut das.»

«Ich komme mir vor wie in einem **goldenem Käfig, der eine offene Tür** hat. Aber ich komme da nicht raus, weil ich in meinen Bewegungen so eingeschränkt bin.

«Meine Depression ist wie eine **Fessel.**»

Die vom Patienten gebrauchte Metapher wird also oft gefunden, wenn der Patient seine Problemlage beschreibt und dabei Vergleiche anstellt mit vergangenen Lebensphasen oder anderen Personen. Will der Therapeut während der Hypnose den Patienten eine solche Metapher erleben lassen, dann nimmt er sozusagen die Metapher beim Wort und schafft in Trance eine Anekdote, in der der Patient einen Teil der Metapher emotional und kognitiv wahrnimmt, auch körperlich spürt. Bongartz und Bongartz (1998) sprechen in diesem Zusammenhang von der *Entfaltung einer Metapher*. Im **Kasten 4.4** ist das Vorgehen beschrieben. Schritt 3 entspricht der Rekalibrierung. Dabei nimmt der Therapeut die in Schritt 2 dargestellte, bisher ungewollte oder schmerzhafte Erfahrung und Verhaltensweise des Patienten und formuliert sie als erleichternd, naturgegeben, wertvoll oder potentiell nützlich um (reframing). Die Formulierungen sind derart, dass die vom Patienten vorgetragenen Gefühle bzw.Verhaltensweisen *nicht* die Probleme per se sind. Vielmehr wird das Problem darauf fokussiert, *wie* der Patient mit seinen Gefühlen/Verhaltensweisen umgeht, sie einsetzt, sich ihrer bewusst ist. Der Patient erfährt während der Metaphernentfaltung, dass er analoge Gefühle in ganz anderen als der momentan dargestellten Situationen durchaus auch als positiv erlebt hat oder dass Personen mit ähnlichen Problemen sich ganz anders als er verhalten, indem sie eine andere Perspektive im Hinblick auf das Problem einnehmen.

Metaphern bzw. Aphorismen können auch in verschiedenen Anekdoten eingebaut bzw. verwoben sein, die gemäß der *Schachtel-Technik* (syn. Verschachtelungstechnik) gestaltet werden, wobei mit jedem dieser Bausteine eine andere therapeutische Intention realisiert werden kann (vgl. Trenkle, 1997; Revenstorf, Freund und Trenkle, 2002). Dies soll nachfolgend konkretisiert werden:

Man beginnt mit einer Anekdote, die eine bestimmte Metapher (z. B. Korsett für Morgensteifigkeit im Rücken bei Fibromyalgie) enthält. An einer spannenden Stelle der Anekdote wird diese unvermittelt abgebrochen, und ohne Übergang wird eine zweite Anekdote appliziert. Die zweite Anekdote greift das Symptom der Kraftlosigkeit des Patienten auf. Dafür bot sich die Metapher «nasser Sack» an. Wiederum unvermittelt wird diese Anekdote abgebrochen. Es beginnt sofort eine dritte

Kasten 4.4

Entfaltung einer Patientenmetapher sensu Bongartz und Bongartz (2002) am Beispiel eines Arthrose-Patienten, der unter coxarthrotischen Reibegeräuschen leidet.

Patient berichtet von Reibegeräuschen, die seine arthrotischen Beschwerden in den Gelenken der Hüfte kennzeichnen und beschreibt sie «als würden die Knochen mit einem Reibeeisen wie eine Kartoffel abgerieben».

Schritt 1: Metapher vom Patienten erklären lassen!
«Ich kann keine 500 Meter laufen, da hört man richtig, wie es reibt in der Hüfte. Links mehr als rechts.»

Schritt 2: Metapher in Trance «lebendig» werden lassen!
z. B. formuliert der Therapeut eine Anekdote, in der der Patient ein Konzert besucht, auf das er sich lange gefreut hat. Man sitzt eng beieinander und kann sich kaum bewegen.

Schritt 3: Vom Patient bisher nicht beachtete Aspekte der Metapher erleben lassen!
Mit einem Reibeeisen im Körper kann man dem Konzert nicht folgen. Man hört immerfort darauf, wie es im Körper knarrt, wenn das Bein oder der Körper mal eine andere Position einnehmen. Andere Konzertbesucher werden von den Reibegeräuschen auch abgelenkt. Das ist dem Patienten peinlich, und er überlegt, das Konzert vorzeitig zu verlassen. Da flüstert ihn sein Nachbar während des Konzertes ins Ohr, dass die Musik viel zu schön, die Interpretation viel zu virtuos ist, als dass man darauf hören sollte, was sich im Körper momentan tut. Immerhin habe der Nachbar viele Darmgeräusche zu verbergen, weil er am Mittag Sauerkraut gegessen habe, und das führe bei ihm zu Blähungen.

Anekdote, die sich auf die Schlafstörungen des Patienten beziehen und als deren Metapher der Patient den Vergleich mit einem Computer (das viele Grübeln des Nachts) wählte. Nachdem diese Anekdote beendet wurde, wird die Anekdote unvermittelt fortgesetzt, die sich auf die Kraftlosigkeit des Patienten bezog. Und nachdem diese Anekdote beendet worden ist, wird der Rest der ersten Anekdote (chronischer Rückenschmerz bei Bewegung) erzählt. Die Struktur dieser Einbettung ist in **Abbildung 4.2** illustriert.

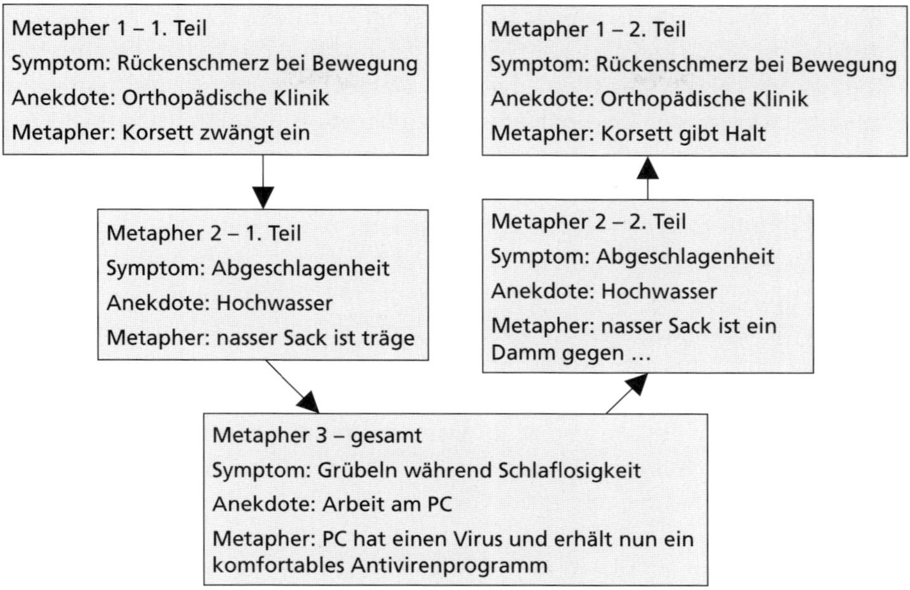

Abbildung 4.2: Schachtelungstechnik als Strategie der des Einbaus verschiedener Metaphern/Aphorismen in verschiedene Anekdoten mit unterschiedlicher therapeutischer Intention.

4.4 Posthypnotischer Auftrag

Wenn der Therapeut eine Suggestion gibt, die erst realisiert werden soll, nachdem der Patient die Trance verlassen hat, dann spricht man von posthypnotischen Suggestionen[4]. Da es in der Therapie stets um Stützung oder Veränderung geht, haben diese posthypnotischen Suggestionen briefing-Charakter, insbesondere dann, wenn die Bewältigungsperspektive im Zentrum der Therapie steht. Sie sind in aller Regel Anweisungen für die Zeit zwischen den therapeutischen Sitzungen. Dabei stellt sich sofort die Frage, welche Unterschiede zwischen posthypnotischen Aufträgen und *Compliance* existieren. Besteht doch die Wirkung eines posthypnotischen Auftrages darin, dass sich der Patient in Bezug auf die posthypnotische Suggestion compliant verhält (demand characteristics).

4 Korrekterweise kann eine Suggestion nicht posthypnotisch sein, wenn sie während der Hypnose gegeben wird. Im hypnotherapeutischen Sprachgebrauch ist damit gemeint, dass die Wirkung dieser Suggestion sich erst entfaltet, nachdem die Hypnose beendet und der Proband reorientiert worden ist.

Dieses Problem sehen viele Hypnoseforscher dadurch als gelöst an, dass der posthypnotische Auftrag nach der Hypnose vergessen und sozusagen vermöge des Unbewussten – also implizit – erledigt wird, während Compliance gleichsam eine Funktion des bewussten Befolgens einer Vereinbarung ist, also explizit erfolgt. Diese Auffassung greift zu kurz, denn wir haben nicht nur ein deklaratives *Gedächtnis* (Wissen), das bewusst, also explizit und intentional arbeitet (der Patient kann z. B. nach der Hypnose häufig wiedergeben, wie sein Auftrag lautet). Wir haben u. a. auch ein prozedurales Gedächtnis (z. B. wissen wir, mit welchem Patienten wir ineffizent gearbeitet haben, ohne dass wir uns daran erinnern könnten, wie es dazu kam). Das prozedurale Gedächtnis arbeitet implizit. Und wir haben auch ein episodisches Gedächtnis, das explizit und u. U. nicht intentional funktioniert (bei manchen Patienten arbeiten wir z. B. übervorsichtig und werden erst in der Supervision darauf aufmerksam gemacht, dass wir unsere Arbeitsweise von einem anderen Patienten auf diesen «übertragen»). Die im Zusammenhang mit dem posthypnotischen Auftrag relevanten Gedächtnisaspekte sind in **Abbildung 4.3** aufgelistet worden.

Kurzum: Posthypnotische Aufträge können in ganz unterschiedlichen Gedächtnisarten ihre Wirkungen entfalten. Es bedarf zur optimalen Wirksamkeit eines posthypnotischen Auftrages keineswegs die Annahme von der ausschließlichen Unbewusstheit. M.a.W.: Damit ein posthypnotischer Auftrag optimal wirkt, bedarf es nicht der Amnesie dieser Suggestion (Barnier, McConkey, 2004).

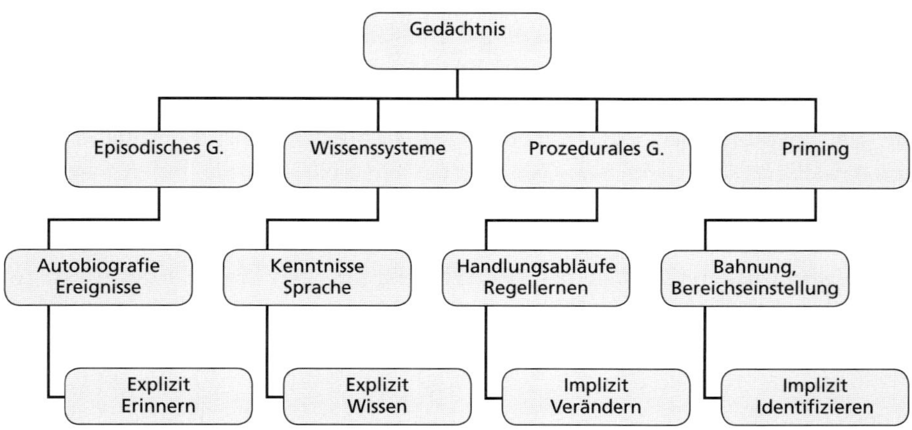

Abbildung 4.3: Für den posthypnotischen Auftrag relevante Gedächtnisaspekte (Systematik sensu Markowitsch, 1999)

In jedem Falle aber haben wir es bei den posthypnotischen Aufträgen mit therapeutisch sehr wichtigen, weil relevanten Suggestionen zu tun. Und es ist erstaunlich, dass gerade dieser zentrale Aspekt der Hypnotherapie ganz besonders wenig beforscht ist. Dass posthypnotische Aufträge kurzzeitig – gleichwohl über Stunden – wirken, das ist wissenschaftlich gesichert (Scholz, 2001). Die Wirkung dieser Suggestionen über Tage oder gar Wochen hinweg ist zwar nicht erwiesen, gehört allerdings zu den Hoffnungen und manchmal sogar zu den klinischen Erfahrungen von Hypnotherapeuten. – Hier soll dieses Erfahrungswissen weiter gegeben werden.

Weltweit gehört die australische Arbeitsgruppe um Barnier zu den ganz wenigen, die sich mit posthypnotischen Wirkungen experimentell und klinisch beschäftigen. Eines ihrer wesentlichen Ergebnisse besteht darin, dass die posthypnotischen Aufträge wirksamer sind, wenn sie handlungs- bzw. verhaltensbezogen und nicht deskriptiv gegeben werden (Barnier und McConkey, 1996). Aber die Koppelung der Auftragserledigung muss nicht unbedingt an einen externalen Reiz gebunden sein, sondern kann – wie Kossak (2002) betont – auch an Kognitionen, physiologischen Zuständen oder (aufsteigenden) Emotionen erfolgen.

Handlungsbezogen: Immer dann, wenn Sie sich mit Ihrer linken Hand über die Schläfen fahren, spüren Sie, wie Erleichterung eintritt, wie Sie besser und tiefer durchatmen können!

Deskriptiv: Sie können an diesem sicheren Ort, der Ihnen gut gefällt, sich so lange erholen, wie es für Sie gut ist. Einfach in Ihrer Vorstellung sich diesen Ort in Erinnerung rufen – heute, morgen, wann immer Sie wollen!

Die Suggestionen des posthypnotischen Auftrages können sich wie alle anderen Suggestionen auch auf Wahrnehmungen (z. B. Wahrnehmung des Schmerzes als Druck), Bewertungen (z. B. Schmerz ist ein Signal, das dich auf etwas hinweisen will), emotionale, kognitive und behaviorale Aspekte der Informationsverarbeitung nach der Hypnose beziehen. Häufig wird der posthypnotische Auftrag an eine Amnesie-Suggestion gekoppelt, d.h. der Patient soll vergessen, was in der Hypnose passiert ist und wie der posthypnotische Auftrag lautet.

In **Tabelle 4.5** sind Hinweise auf die Induktion posthypnotischer Aufträge zusammen gestellt worden. Sie gründen sich auf James, Flores und Schober (2001), sind jedoch an den Stellen modifiziert worden, die in den Bereich der Spekulationen gehören.

Tabelle 4.5: Hinweise zur Formulierung posthypnotischer Suggestionen und deren Kommentierung (weitere Erläuterungen im Text!)

Vorgehen	Erwartete Wirkung	Bemerkungen
Suggestionen geben, wenn Patient in mittlerer oder tiefer Trance ist	Verhindert werden soll, dass das Bewusstsein die Wirkung der Suggestion stört	Unterstellt wird, dass implizite Verarbeitungsprozesse die Wirkung erhöhen und explizite Verarbeitungsprozesse die Wirkung verringern
Klare und gezielte Suggestionen auf direkte Weise und umschriebene Sachverhalte	Angeblich größere Wirksamkeit als bei indirekten Suggestionen	Eindeutige, klare Formulierungen sind vorteilhaft; Wirksamkeitsnachweis steht aber noch aus (vgl. auch Kap. 3.3)
Kongruenz zwischen der Formulierung und den tatsächlichen Kognitionen des Therapeuten	Diskrepanzen stelle Patient angeblich auch in Trance fest	Selbstkongruenz sollte zum Basisverhalten des Therapeuten gehören
Suggestionen in mehrere verschachtelte Metaphern einbetten		Widerspricht einem klaren, eindeutigen und gezielten Auftrag.
Im Auftrag sind auch die Auslöser für die Realisierung des zu erreichenden Ziels enthalten	Je eindeutiger der Auslöser, um so wahrscheinlicher die Aktivierung der Suggestionen	Ist erforderlich, wenn eine Identifizierung und Elaboration der problematischen Situation erfolgen soll
Auftrag soll genau beschreiben, was Patient wie und wann tun soll	Je gezielter der Handlungsplan, um so erfolgreicher die Handlung	Vereinbarkeit mit Resultaten von Barnier et al. (s.o.)
Die «Metaphernschleife schließen»	Tendenz zur guten Gestalt ist resistent gegenüber Störungen	Handlungsplan soll u. a. auch den Abschluss der Handlung enthalten

Dohrenbusch (2003) zitiert mehrere Arbeiten, aus denen hervorgeht, dass die Wirkung posthypnotischer Suggestionen abhängt

- vom zeitlichen Abstand zwischen der Suggestion und ihrer Realisierung; je größer die Distanz, um so geringer die Wirkung;

- vom Ausmaß der Hypnotisierbarkeit des Patienten; je größer die Hypnotisierbarkeit, um so besser die Wirkung;
- vom Schwierigkeitsgrad (i.S.v. Eindeutigkeit) der Suggestion; je komplexer und schwieriger das anzustrebende Zielverhalten, um so geringer die Wirkung des posthypnotischen Auftrages;
- von der Kongruenz der suggerierten Information; je kongruenter die Suggestionen, um so größer die Wirkung.

Hier soll von einem Ansatz berichtet werden, den der Autor selbst entwickelt hat. Er basiert auf vier Schritten, die im **Kasten 4.5** zusammengefasst worden sind:

Kasten 4.5

Die vier Arbeitsschritte zur Formulierung einer posthypnotischen Suggestion

1. Die posthypnotische Suggestion wird direkt aus dem **Arbeitsauftrag** abgeleitet, der nach Möglichkeit gemeinsam mit dem Patienten erarbeitet und dann in Trance realisiert wird.
2. Die posthypnotische Suggestion beginnt mit einer Imagination, in der das vom Patienten gewünschte Ziel in eine **Losung** gekleidet und suggeriert wird. Beispiel: Mein Schmerz ist der Hinweis, dass ich etwas anders machen sollte!
3. Die Losung wird zu einem **Stichwort** verdichtet. Beispiel: Hinweis!
4. Das Stichwort wird an eine Reihe **cues** (externaler und internaler Auslösebedingung) gekoppelt und handlungsbezogen formuliert. Beispiel: Wenn Sie Mittagspause machen – Hinweis! Wenn Sie zur Toilette müssen – Hinweis!

Im Anhang K ist der Text eines vollständig formulierten posthypnotischen Auftrags für eine Patientin mit chronischer Polyarthritis formuliert. Während der Erarbeitung des hypnotherapeutischen Arbeitsauftrages wurde herausgestellt, dass Ihre Schmerzen dann besonders stark und unangenehm sind, wenn Sie kleine Unannehmlichkeiten und Ärger in sich «hineinfrisst». Während der Hypnose wurde dieses Problem in eine Anekdote gekleidet, in der sich die Patientin mit einem Staubsauger vergleichen konnte, welcher ständig verstopft war. Irgendwann fiel es der Besitzerin ein, die Saugvorrichtung als Blasvorrichtung umzufunktionieren. Sich gelegentlich Luft machen, darauf kam es der Patientin an.

Im Anschluss an die posthypnotischen Suggestionen wird die Hypnose beendet, indem die Patientin reorientiert wird. Auch dieser Teil der Hypnose ist dem Text von Anhang K beigefügt.

4.5 Nutzung von Strategien des Neurolinguistischen Programmierens

Die Entwicklung des Neurolinguistischen Programmierens (NLP) hat bekanntlich viel von der modernen Hypnose profitiert. Andererseits können aber in der NLP entwickelte Vorgehensweisen bzw. Behandlungstechniken leicht und wirkungsvoll in der modernen Hypnotherapie angewandt werden. Das hat beispielsweise Mohl (1998) in ebenso hilfreicher wie vorzüglicher Weise demonstriert. Darauf aufbauend werden nachfolgend sechs NLP-Techniken unter dem Aspekt dargestellt, wie sie in eine metaphorische Anekdote eingebaut werden können. Zur vertieften Auseinandersetzung mit dem NLP sei auf Mohl (2002, 2003) oder auf Schwarz und Schweppe (2001) verwiesen.

Das allgemeine Vorgehen beim Aufbau des Textes (der Geschichte, Anekdote) ist kaum anders als es bisher schon dargestellt worden ist. Die dabei erforderlichen Schritte werden zusammengefasst in **Tabelle 4.6** beschrieben (vgl. Kap. 4.3.2).

Nachfolgend wird nun dargestellt, wie Schritt 4 der Tabelle 4.6 konkretisiert werden kann, wenn man ausgewählte NLP-Techniken anwenden möchte. Mohl (1998) schlägt folgende Techniken vor:

- Veränderung von Wahrnehmungspositionen
- Lösung intrapsychischer Konflikte mittels Visual Squash
- Modifikation von Überzeugungen mittels Sixstep Reframing
- Arbeit mit Ressourcen auf der Situationsebene
- Identifizierung von inadäquaten Überzeugungen mittels Core-Transformation
- Informationsverarbeitung auf unterschiedlichen Gestaltungsebenen

Veränderung von Wahrnehmungspositionen

Die bewusst oder unbewusst vom Patienten eingenommene Perspektive wird in der Geschichte unter drei verschiedenen Positionen hinterfragt. Zuerst wird die (inadäquate) Sichtweise des Protagonisten dargestellt. Dann wird eine alternative, nicht unbedingt optimale Position einer anderen Person beschrieben. Schließlich wird eine dritte Position definiert, die den Standpunkt einer außenstehenden, am Konflikt nicht beteiligten Person wiedergibt.

Diese Technik ist besonders dann indiziert, wenn die Schmerzen in Zusammenhang mit *interpersonellen Konflikten* zu stehen scheinen. Die sog. Wochenendmigräne, deren Funktion in der Vermeidung körperlicher Annäherung bestehen kann, ist als repräsentatives Beispiel für diese Technik geeignet. In **Tabelle 4.7** ist das Vorgehen an einem Beispiel illustriert, in dem der Patient als Antagonist in der Rolle einer Pfauenhenne auftaucht.

Lösung intrapsychischer Konflikte mittels Visual Squash

Die beiden widerstreitenden Tendenzen im Patienten werden bildhaft dargestellt. Sie werden als zwei miteinander kommunizierende Personen beschrieben. Hierbei ist darauf zu achten, dass die zentralen Werte und Überzeugungen beider Seiten differenziert herausgearbeitet werden. In der Beschreibung soll offenbar werden, was einer konstruktiven Lösung im Wege steht und wie die beiden konfligierenden Werte wirklich gut zusammenarbeiten können. Dabei werden die Positiva, die konstruktiven Absichten beider Tendenzen deutlich herausgearbeitet. Nach Möglichkeit sollen die Positiva soweit verallgemeinert werden, dass eine gemeinsame positive Absicht hervorgeht. Die zentrale Frage lautet: Welche Ressourcen kann jede der beiden Tendenzen sich gegenseitig unterstützend zur Verfügung stellen, so dass sie sich in der Mitte treffen können?

Die Indikation des Visual Squash ist besonders dann gegeben, wenn Konflikte intrapersoneller Art die Störung aufrechterhalten und wenn die Ambitendenzen sich gegenseitig blockieren. Das kann z. B. dann der Fall sein, wenn der Patient die Teilnahme an sozialen Aktivitäten schmerzbedingt meidet, aber gleichzeitig an seiner Einsamkeit und sozialen Isolation leidet.

In **Tabelle 4.8** ist das Vorgehen am Beispiel einer schmerzbedingten Rententendenz erläutert. In dem Text soll der Patient erkennen, dass man nicht gleichzeitig glaubhaft zwei Rollen einnehmen kann – die Krankenrolle und die des sich Amüsierenden.

Modifikation von Überzeugungen mittels Sixstep Reframing

Mit dieser Technik können emotional bzw. kognitiv festgefahrene Strukturen verändert werden (reframing). Sie eignet sich auch, Widerstände abzubauen. Das passiert – wie der Name bereits erkennen lässt – auf sechs Stufen, beginnend mit der Identifizierung des Verhaltens, das der Patient aufgeben will (z. B. überschießend zu reagieren, wenn sich eine Schmerzattacke ankündigt). Das Problemverhalten

Tabelle 4.6: Arbeitsschritte zum Aufbau eines Textes bei Anwendung von NLP-Techniken (vgl. Mohl, 1998)

Schritt	Bezeichnung	Konkretisierung	Bemerkungen
1	Problem bestimmen	Worum geht es? Wer sind relevante Personen? Wer spielt dabei welche Rolle? Wie verhält sich Patient, der das Problem hat? Was nimmt er wahr? Welche Gefühle spielen eine Rolle? Wie reagieren andere darauf?	
2	Ziel bestimmen (= Problem lösen)	Was möchte der Patient erreichen? Wie will er sich verhalten können? Wie fühlt er sich, wenn er sein Ziel erreicht? Wie reagieren die relevanten anderen Personen auf das neue Verhalten?	
3	Geeignete Inhaltsebene auswählen	z. B. Tiergeschichte, Märchen, Rätsel, wahre Begebenheit, science fiction	Sie soll für Patient interessant sein und seiner Lebenswelt prinzipiell entsprechen.
4	Problem und Ziel in der Inhaltsebene spiegeln	Schritt 1 + 2 werden auf die metaphorischen Ebene transformiert	Dieser Schritt ist der charakteristische, wenn NLP-Techniken eingesetzt werden sollen!
5	Den Weg zum Ziel entwerfen	Dabei auch an geeigneten deus ex machina denken	vgl. die nachfolgende Konkretisierung
6	Die Geschichte formulieren	Möglichst solche Metaphern einbauen, die der Patient selbst in zurückliegenden Gesprächen genannt hat	Falls Schachtelungs-Technik benutzt wird, mehrere Rahmenhandlungen (vgl. Schritt 3) zuvor überlegen

Falls Geschichten zu Übungszwecken formuliert werden sollten, ist die schriftliche Form zu empfehlen. Dabei sollen die nachfolgenden Schritte eingebaut werden			
7	Die Metapher ökologisch überprüfen	Baue in die Metapher Truismen[5] ein, z. B. Ist es nicht so, dass ...; Oft kann es geschehen, dass ...; Manchmal erleben wir, dass ...; wir alle wissen, dass ...; die meisten haben erfahren, dass ...; Die Lebenserfahrung zeigt nicht selten, dass ...; Seit undenklichen Zeiten passiert es immer wieder, dass ... eine Grundkonstante unseres Lebens ist, dass ....; Es gehört zur Erfahrung vieler Menschen, dass ...; In allen Epochen der Menschheit ...; Jeder weiß, was ...	muss in Lebenszusammenhang des Patienten hineinpassen, mögliche negativen Konsequenzen entfernen
8	Feedback-Instruktionen einbauen	z. B. Sie können Ihren rechten Zeigefinger anheben, wenn Sie mir das … bestätigen wollen. – Das kann innerlich aufwühlen, so dass man die Augen fest zusammenpresst. – Warum nicht Stolz empfinden und sich innerlich auf die Schultern klopfen? – Das lockt doch nun wirklich ein Lächeln hervor!	Instruktion für nonverbale Reaktionen bzw. für Antworten des Patienten können/sollten vor Hypnosebeginn vereinbart werden
9	Die Metapher verfeinern	Ist es erforderlich, dass die Zeit das Problem löst? Kann ein Held über sein zielorientiertes Handeln überrascht sein? Welche neuen Möglichkeiten können sich auftun? Kann ein Wunder geschehen? An welchen Stellen soll der Patient beschwichtigt werden? Wo soll er anklagen? Wie kann er die Sache rational betrachten, womit kann er sich ablenken?	Spiegeln und Führen mit den in Schritt 2 formulierten Fragen.
10	Die Metapher vortragen	kongruent sprechen, die Absicht der Anekdote möglicherweise verstecken, geeignete Tranceinduktion und Reorientierung wählen; welcher posthypnotische Auftrag?	

5 Vgl. Bongartz und Bongartz (1998).

Tabelle 4.7: NLP-Technik der Veränderung von Wahrnehmungspositionen als metaphorische Transformation in eine hypnotherapeutische Geschichte

Schritt	Bezeichnung	Beispielformulierung
1	Wahrnehmung der eigenen Position	Ein Pfau meint, der Schönste und Mächtigste auf dem Hofe zu sein und sich alles erlauben zu können
2	Wahrnehmung der Position des Anderen	Eine Pfauenhenne bandelt mit einem Truthahn an, weil er gegenüber der Henne fürsorglich und stark ist
3	Wahrnehmung der Position eines unbeteiligten oder freundlichen Beobachters	Eine Sau, die sich im Dreck suhlt, hat die Gespräche zwischen dem Pfau und der Henne mit angehört. Die Sau fragt den Hahn, ob die Negativa von Schönheit und Macht auch für ihn gelten sollen. Er verneint und macht sich selbst Zugeständnisse in seinem Verhalten gegenüber der Henne. Die Pfauenhenne wird gefragt, was sie wohl motivieren könne, ihre tatsächlichen Bedürfnisse dem Pfau mitzuteilen

Tabelle 4.8: NLP-Technik zur Lösung intrapsychischer Konflikte mittels Visual Squash als metaphorische Transformation in eine hypnotherapeutische Geschichte

Schritt	Bezeichnung	Beispielformulierung
1	Identifizierung der beiden konfligierenden Tendenzen	Der Marketenderwagen im 30jährigen Krieg war zugleich Krankenwagen als auch «Garten der Lüste»
2	Herausfinden ihrer positiven Absicht	Krankenwagen hilft körperlich Kranke und Bedürftige vor den Blicken anderer abzuschirmen und sie ins Lazarett zu transportieren. Marketenderwagen hilft erotisch und sexuell Bedürftige vor den Blicken anderer abzuschirmen und sie auf Wolke sieben zu bringen
3	Die widerstreitenden Tendenzen veranlassen, einander wahrzunehmen, anzuerkennen und miteinander zu kommunizieren	Wagenbesitzer erinnert die Marketenderin daran, alles zu seiner Zeit geschehen zu lassen. Zwar haben auch die Verletzten Zärtlichkeitsbedürfnisse, die sie trotz ihrer Verletzungen befriedigen können. Doch die Benutzung des Wagens zur gleichen Zeit als Lazarett und als Spielwiese ist auf Dauer keine Lösung

soll möglichst eindeutig und exakt bestimmt werden. Im zweiten Schritt wird das Problemverhalten einer fiktiven Instanz zugeschrieben (z.B. der Teil in meinem Unbewussten, der zum Sich-Sorgen neigt). Dadurch, dass der dritte Schritt der Kontaktaufnahme mit dem Problemverhalten dient, wird implizit erreicht, dass der Patient sich eine Hypothese über seine Sorgen bildet, einen Suchprozess über die Funktion seiner Sorgen einleitet. In diesem Schritt kann ein Ja-Nein-Dialog mit dem Patienten während der Hypnose geführt werden, um die Gültigkeit der Hypothese oder die Attraktivität alternativer Hypothesen zu testen. Darauf aufbauend wird im nächsten Schritt das Problemverhalten – hier die übertriebene Neigung zur Sorge/Bedrohung – von seiner Intention getrennt (z.B. Besorgnis als Vorsorge). In den beiden letzten Schritten werden alternative Strategien zur Realisierung der Intention überlegt und ein Handlungsplan (Festlegung von «Verantwortlichkeiten») erarbeitet.

Die Indikation für das Sixstep-Reframing ist gegeben, wenn der Problemlösungsprozess ausschließlich vom Patienten bewältigt werden muss bzw. wenn die Einnahme einer anderen Perspektive erforderlich ist. Das kann etwa bei Krankheitsgewinn oder geringer Veränderungsbereitschaft der Fall sein. Vage Wünsche, Hoffnungen und Erwartungen (z.B. «Ich möchte am liebsten keine Schmerzen mehr haben.» «Wenn man das früher ernster genommen hätte, brauchte ich jetzt nicht zu Ihnen zu kommen.») können mit diesem Vorgehen nicht aufgegeben oder verändert werden.

In der **Tabelle 4.9** ist das Vorgehen am Beispiel eines Patienten mit Spannungskopfschmerz zusammenfassend dargestellt. Der Patient berichtet von Problemen im Umgang mit seinen Arbeitskollegen, fühlt sich von Ihnen gemobbt und verlangt Rücksichtnahme von ihnen.

Arbeit mit Ressourcen auf der Situationsebene

Innere Ressourcen eines Menschen sind Qualitäten und Potenziale, die in seinen Verhaltensweisen, Kenntnissen, Fähigkeiten, Einstellungen, Neigungen, Talenten udrgl. zum Ausdruck kommen. Als äußere Ressourcen gelten andere Menschen, finanzielle oder materielle Mittel. Diese Ressourcen zu wecken, sind Wesen und Anliegen dieser Technik, bei der es um eine Einstellungsänderung weg vom Problemdenken hin zum Lösungs- und/oder Ressourcendenken geht. Wie auch beim Sixstep Reframing, so auch bei dieser Technik: Keine Lösung vorgeben! Sie kann seitens des Therapeuten allenfalls posthypnotisch erfragt und zur Kenntnis genommen werden.

Im hypnotherapeutischen Kontext ist diese Technik besonders hilfreich, wenn ein Patient ermutigt werden soll, sich die Ergebnisse und Erfahrungen seiner

Tabelle 4.9: NLP-Technik zur Modifikation von Überzeugungen mittels Sixstep Reframing als metaphorische Transformation in eine hypnotherapeutische Geschichte

Schritt	Bezeichnung	Beispielformulierung
1	Problembestimmung – störendes Verhalten wird identifiziert	Kind kann häufig nicht zum Kindergarten gebracht werden, weil es unklare erhöhte Temperatur (Fieber) hat.
2	Trennung von Verhalten und positiver Absicht dadurch, dass eine Fiktion konstruiert wird, die für das störende Verhalten verantwortlich ist	Als das Kind wieder einmal im Kindergarten war, hörte es, wie seine Spielkameraden tuschelten: «Der will mit uns nichts zu tun haben und außerdem seine Eltern strafen, weil sie ihn in den Kindergarten schicken!»
3	Bereitschaft, neue Wege dadurch zu gehen, dass mit dem störenden Verhalten Kontakt aufgenommen wird	«Du möchtest den anderen Kindern ein guter Spielkamerad sein, und am Wochenende sollen die Eltern Zeit für dich haben!»
4	Suche nach neuen Wegen dadurch, dass (a) dem störenden Verhalten eine gute Absicht unterstellt wird und (b) Verhalten von der Intention getrennt wird.	«Du kannst den Kindern vorschlagen a, b oder c und den Eltern d, e und f.»
5	Überprüfung der neuen Wege; Ziel ist weitgehender Konsensus	«Mein Vorschlag c an die Kindergarten-Kinder und mein Vorschlag e an die Eltern ist deswegen der beste, weil die Kinder mit mir dann gern spielen und weil die Eltern ohnehin gern mit mir zusammen sind.»
6	Übernahme von Verantwortung	«Aber wie kann das geschehen? Was bist Du bereit zu tun, damit es so klappt, wie es dir gefällt?»

gesamten persönlichen Lerngeschichte zu eigen zu machen, die er insbesondere in analogen, dem Schmerz vergleichbaren schwierigen Situationen gebraucht. Die hypnotherapeutische Arbeit bezieht sich z. B. auf Problemstellungen, in denen der Patient wegen eines Sicherheitsbedürfnisses Veränderungen meidet.

Am Beispiel mangelnder Behandlungsmotivation eines Schmerzpatienten, der sich beim Psychotherapeuten falsch «platziert» fühlt und eine stabile, somatische und internale Kausalattribution hat, soll das Vorgehen in **Tabelle 4.10** demonstriert werden.

Tabelle 4.10: NLP-Technik zur Arbeit mit Ressourcen auf der Situationsebene als metaphorische Transformation in eine hypnotherapeutische Geschichte

Schritt	Bezeichnung	Beispielformulierung
1	Genaue Problembestimmung	(Angst-)Hase erzählt einem Hamster von seiner Unlust, sich allabendlich in sein sicheres Versteck zu begeben.
2	Unterbrechung des inneren Zustandes und Aktivierung eines alternativen inneren Zustandes	Hamster: «Erinnere Dich noch mal genau an das letzte Mal, wo das aufgetreten ist!» (behavioral, kognitiv, emotional, physiologisch)
3	Genaue Zielbestimmung	Hamster: «Was möchtest Du denn erreichen? Wo willst Du Dich allabendlich zur Ruhe betten und Dich gleichermaßen in Sicherheit wiegen?»
4	Kurzreframings	Hamster: «Überlege mal, wo Du Dir Deine Unlust durchaus erlauben kannst!»
5	Ökologie-Check	Hamster: «Mit welchen negativen Konsequenzen musst Du rechnen, wenn Du Dein Ziel erreicht hast, also woanders als in Deinem sicheren Nest die Nacht verbringst? Die Welt wird eine andere sein. Willst Du sie so?»
6	Suche nach Ressourcen und deren Überprüfung zwecks Angemessenheit	Hamster: «Und jetzt können wir mal gemeinsam überlegen, was Du tun kannst, um eingedenk dieses allen Dein Ziel zu erreichen. Vielleicht hast Du 5 Möglichkeiten, vielleicht aber auch nur 3.» – Therapeut nennt mehrere Ressourcen und wie der (Angst-)Hase sie einsetzen kann.
7	Integration der Ressourcen in den Handlungsplan	«Und nun möchte ich, dass Du die beste dieser Möglichkeiten auswählst und dir vorstellst, dass du sie zur Verfügung hast, wenn Dich mal wieder Unlust überkommt.»
8	Erkundung der Zukunftsvorstellungen bzgl. lösungs- bzw. ressourcenorientierten Kontextes	Hamster: «Und wenn Du jetzt an morgen denkst, wenn Du wieder in Dein Nest musst, wie wirst du dich dann verhalten?»

Identifizierung von inadäquaten Überzeugungen mittels Core-Transformation

Hier geht es darum, das Wesen, den Kern persönlicher Überzeugungen und Haltungen zu hinterfragen und – insofern er Wohlbefinden und Schmerzkontrolle entgegen steht – zu modifizieren. Das Vorgehen ist hierarchisch-sequenziell, d. h.: Zuerst wird die gute Absicht einer Überzeugung bzw. Haltung erkundet, um fortschreitend weiter hinterfragt zu werden. «Wenn Sie die Absicht vollständig erreichen können, was ist Ihnen dann wichtig? ... Angenommen, Sie hätten dies wiederum erreicht, was ist Ihnen dann noch wichtiger?» Auf diese Weise wird der Patient zu einem Zustand geführt, der ihm (a) nicht weiter hinterfragbar ist, weil er das Wesen seiner Haltungen zu einer Angelegenheit repräsentiert. Außerdem erfährt der Patient dabei, dass (b) sein Bedürfnis, sich an Überzeugungen bzw. Prinzipien zu halten, schwächer wird.

Der Einsatz dieser Technik ist hilfreich, wenn tatsächlich psychische Gegebenheiten mit den Schmerzen in einem engen Zusammenhang stehen. Das ist beispielsweise gegeben, wenn die chronischen Schmerzen in Zusammenhang mit Missbrauchserlebnissen stehen. In diesem Falle hat der Therapeut zu entscheiden, ob die Behandlungsstrategie bottom-up (vom Missbrauchserlebnis zu den Schmerzen) oder top-down (von den Schmerzen zum Missbrauchserlebnis) gewählt werden soll. Weitere Indikationsgebiete sind Trennungsarbeit oder die Erreichung von Therapiezielen «zweiter Art» (Negativzustand, Unheilbarkeit, Mortalitätserwartung akzeptieren). Die Core-Transformation arbeitet bottom-up, d. h. man geht von den Gegebenheiten aus, reflektiert die Bedeutung des Problems und versucht eine Akzeptanz des nicht (mehr) zu eliminierenden oder zu lösenden Problems zu erreichen. Die Akzeptanz, die im NLP als Core-Zustand bezeichnet wird, kann sich in fünf verschiedenen Formen äußern (vgl. Ötsch und Stahl, 1997), nämlich:

- Ruhen im Sein (So bin ich jetzt und hier)
- innerer Friede (voll in sich ruhen)
- bedingungslose Liebe schenken, erleben, erfahren
- Okay-Sein (seinen Eigenwert spüren)
- Einssein (mit Dir, Natur, Gott)

Die Anwendung dieser Vorgehensweise soll am Beispiel einer Patientin mit Fibromyalgie illustriert werden, deren Rentenantrag bereits zweimal abgelehnt worden ist (vgl. **Tab. 4.11**). Die Patientin hadert mit ihrem Schicksal und zeigt übernachhaltig-querulatorische Tendenzen. Da sie ihr Rentenbegehren nicht durchsetzen kann, bleibt ihr nichts anderes, als sich mit ihrer Lage abzufinden und «das Beste aus dieser Lage zu machen», also einen Core-Zustand zu erreichen.

Tabelle 4.11: NLP-Technik zur Identifizierung von inadäquaten Überzeugungen mittels Core-Transformation als metaphorische Transformation in eine hypnotherapeutische Geschichte

Schritt	Bezeichnung	Beispielformulierung
1	Identifizierung eines unerwünschten Verhaltens	Partner A ärgert sich und ist tief traurig, dass sich Partner B «wie ein Blitz aus heiterem Himmel» von ihm getrennt hat.
2	Bestimmung des unbewussten Teils, der das Verhalten hervorruft	Partner A hat Partner B bis zur Selbstaufgabe geliebt und möchte nun Partner B bei dessen Freunden als «gemeinen Schuft» hinstellen.
3	Kontaktaufnahme mit diesem Teil	Partner A sieht einen Film, in der innerhalb einer Beziehung gegenseitige Abhängigkeit für Treue gehalten wird. Unaufrichtigkeit kennzeichnet die Beziehung.
4	Erfragen der unmittelbaren Absicht	Partner A findet Beispiele dafür, dass er ebenfalls unaufrichtig war und Partner B von sich abhängig gemacht hat.
5	Welches übergeordnete Ziel ist damit verbunden?	Freunde von Partner B sprechen Partner A an, weshalb er so ausgeglichen und zukunftsorientiert ist. Partner A will die ihm zugefügten Verletzungen durch Partner B verbergen. Partner A fragt sich: «Was wirst Du tun, damit das passiert?»
6	Welches noch weiter übergeordnete Ziel ist damit verbunden? Wiederholung von Schritt 6 bis keine neue Aussage mehr gefunden wird	Partner A fragt sich, was seinem Leben außerdem noch Sinn gibt, wobei er Zugeständnisse machen musste, weil Partner B dafür wenig Interesse oder Ablehnung zeigte. Partner A wendet sich ....zu und ist damit «voll ausgefüllt».
7	Core-Zustand = sehr starke Ressource	Freunde von Partner B fragen Partner A, was Partner A getan hat, dass er so ganz verändert ist. «Mein Leben ohne Partner B hat mich persönlich mehr als einen Schritt voran gebracht. Ich muss auf ihn nun nicht mehr Rücksicht nehmen».

Informationsverarbeitung auf unterschiedlichen Gestaltungsebenen

Die hier relevanten Gestaltungsebenen (syn.: logische Ebenen, neurologische Ebenen) beziehen sich auf die Umwelt, das Verhalten, die Fähigkeiten, Überzeugungen, das Selbstbild [und gelegentlich auf die (soziale, spirituelle, mentale) Zugehörigkeit] von Menschen. Diese Kategorien – so wird von den NLP-Vertretern angenommen – sind hierarchisch gegliedert von einer sehr konkreten bis hin zu einer sehr abstrakten Ebene.

Weiterhin wird davon ausgegangen, dass Änderungen auf höherer Ebene (z. B. Überzeugungen) Änderungen auf darunter liegenden Ebenen (z. B. Verhalten) nach sich ziehen, aber das gilt nicht vice versa. Jedoch sind Patienten zunächst dazu bereit, untere Ebenen ihres Erlebens und Verhaltens zu ändern bzw. solche zu verlangen.

Als Besonderheit dieser Technik wählt Mohl (1998) die Schachtelungstechnik als Konstruktionsprinzip. Das heißt, dass zunächst eine bottom-up-Strategie und dann eine top-down-Strategie konstruiert wird, wobei allerdings die Inhaltsebene nicht gewechselt wird.

Der im Kapitel 5.8 mitgeteilte Beispieltext zur Modifikation unangemessenen Krankheitsverhaltens arbeitet mit den Gestaltungsebenen. Hier soll deswegen nur das Konstruktionsprinzip dargestellt und kommentiert werden (vgl. **Tab. 4.12**).

Wie bereits festgestellt: Die Technik der Gestaltungsebenen sind hervorragend für die Behandlung von komplexen psychischen Problemen geeignet. Sie als Leser werden das sogleich feststellen, wenn Sie sich die Mühe machen und sich nachfolgender Übung unterziehen (**Kasten 4.6**).

4.6 Die Sprache während der Hypnose

In diesem Kapitel sollen acht Fragen im Zusammenhang damit beantwortet werden, wie der Therapeut den Text so formuliert, dass er beim Patienten «optimal ankommt». Diese Hinweise beziehen sich also darauf, welche Sprache der Therapeut benutzen sollte, wie er sprechen sollte und welche Besonderheiten seine Kommunikation während der Hypnose haben sollte.

Dass der Hypnotherapeut

- die Geschichte langsam und getragen,
- nicht aber gekünstelt und theatralisch vorträgt,
- dass er Suggestionen u. U. ebenso wiederholt wie wichtige Satzteile,

Kasten 4.6

Übung «Informationsverarbeitung auf unterschiedlichen Gestaltungsebenen»

Entwerfen Sie einen Text, der die Informationsverarbeitung eines Arthrose-Patienten auf unterschiedlichen Gestaltungsebenen wiedergibt.

Problemlage des Patienten:
Wegen seiner Schmerzen bringt sich der Patient einen Polstersessel mit zum Dienst und wegen seiner Schlafstörungen ist er bereits morgens um 6 Uhr in der Dienststelle, weil er da am besten arbeiten könne. Tagsüber ermüdet der Patient sehr häufig. Seine Dienstgeschäfte sind an intensivem Publikumsverkehr gebunden. Seine Kollegen kritisieren den Patienten wegen seiner außergewöhnlich individuellen Art zu arbeiten. Das ist zugleich die Identitätsebene des Patienten.

Methodenhinweis:
Wählen Sie als Inhaltsebene ein Bienenvolk. Dem Patienten wird als Protagonist die Rolle einer Arbeitsbiene zugewiesen.

- dass er gemäß seinem Naturell spricht,

alles das muss hier nicht ausgebreitet werden. Der Hypnotherapeut erwirbt diese Fertigkeiten gleichwohl während seiner Grundausbildung.

Warum sollte der Hypnotherapeut großen Wert auf seine Sprache legen?

Die Sprache ist ein Werkzeug, um sinnliche Eindrücke und Erfahrungen zu übermitteln. Man kann zwischen auditiv-digitaler und auditiv-tonaler Kommunikation unterscheiden. Tonal sind Geräusche und Musik – jeder kann sie wahrnehmen. Digitale Kommunikation macht den Inhalt und die Bedeutung der Informationen aus, die während der Hypnose an den Patienten gerichtet werden. Es ist gut und kann die Wirkung erhöhen, wenn während der Hypnose beide Arten von Kommunikation eingesetzt werden.

Der Therapeut ist gut beraten, den eigenen Sprachgebrauch von negativen Hinweisreizen zu bereinigen, denn es gehört zu den Grundweisheiten der angewandten Kommunikationswissenschaft, dass negative Hinweisreize negative innere Zustände induzieren.

Tabelle 4.12: NLP-Technik zur Informationsverarbeitung auf unterschiedlichen Gestaltungsebenen als metaphorische Transformation in eine hypnotherapeutische Geschichte

Schritt	Bezeichnung	Beschreibe ...	Hinweisfragen
1 (äquivalent zu Schritt 10)	Umgebung	den Kontext räumlich und zeitlich	Wo, wann, wer, mit wem, wer noch?
2 (äquivalent zu Schritt 9)	Verhalten	die durch andere Menschen wahrnehmbaren Aktionen und Reaktionen	Was wird getan; was kannst du?
3 (äquivalent zu Schritt 8)	Fähigkeiten	die emotionalen und kognitiven Prozesse (es sind Interpretationen)	Wie machst du das? Was bringt dich dazu, ein solches Verhalten zu zeigen?
4 (äquivalent zu Schritt 7)	Glaubenssystem/Überzeugungen	die Werte, Überzeugungen, Glaubenssätze (es sind Interpretationen früherer Erfahrungen)	Warum, wofür? Was ist wichtig?
5 (äquivalent zu Schritt 6)	Identität (das Selbstbild)	die Vorstellungen des Patienten von sich in Bezug auf dessen Verhalten, Fähigkeiten, Haltungen	Wer bin ich, wenn ich gemäß meinen Haltungen lebe? Welchem größeren Ganzen gehörst du an?
6 (gespiegelt von Schritt 5)	Identität (das Selbstbild)	die veränderten Vorstellungen des Patienten von sich	Welches Gefühl hast du in deiner Brust, wenn du dich darauf besinnst?
7(gespiegelt von Schritt 4)	Glaubenssystem/Überzeugungen	die veränderten Werte, Überzeugungen, Glaubenssätze	Was ist jetzt für dich wichtig? Wer bist du jetzt?
8 (gespiegelt von Schritt 3)	Fähigkeiten	die veränderten emotionalen und kognitiven Prozesse	Wie machst du das jetzt? Was ist dir jetzt wichtig?
9 (gespiegelt von Schritt 2)	Verhalten	die Beobachtungen anderer Menschen hinsichtlich deines veränderten Tuns bzw. Nicht-Tuns	Was kannst du jetzt? Wozu bist du jetzt in der Lage?
10 (gespiegelt von Schritt 1)	Umgebung	der veränderte räumliche und zeitliche Kontext, die neue Lage	Wie ändert sich deine materielle, finanzielle und soziale Umgebung?

schlimm steht für sehr nachteilig, übel, unangenehm, wird Folgen haben

leider steht für eine unabwendbare Tatsache, der sowohl Sender als auch Empfänger unterworfen sind

unglücklicherweise steht für einen Zufall oder ein Zusammentreffen widriger Umstände

zu meinem Bedauern steht für leichtes Mitleid, Betrübnis oder Reue

Problem steht für eine Schwierigkeit, ein Hindernis, Bollwerk und im übertragenen Sinne für eine Streitfrage

Falsch steht für etwas, das nicht der Wirklichkeit, der Wahrheit entspricht

Ärgerlich steht für unangenehm und leicht zornig werdend

keine Ahnung steht für nichts wissend oder vermutend bzw. es ist selbst kein undeutliches Gefühl vorhanden

In diesem Zusammenhang ist auf den bewussten Gebrauch der Konjunktion «aber» aufmerksam zu machen. Aber schränkt ein und erzeugt oft Widerspruch oder Widerstand beim Empfänger. Wenn man «aber» durch «und» ersetzt, dann wird der sich daran anschließende Satzteil als eine Ergänzung und nicht als ein Widersprechen aufgenommen.

Ihre Schmerzen scheinen Ihnen unabänderlich vorzukommen. Aber es gibt Hinweise darauf, dass …

Alternativ:
Ihre Schmerzen scheinen Ihnen unabänderlich vorzukommen. Und ich kann mich an Berichte von Ihnen erinnern, dass …

Welche Wirkungen haben spezifische vs unspezifische Verben?

Die Bedeutung eines Begriffes entfaltet sich für den Empfänger vor dem Hintergrund seiner Erfahrungen. Die einzelnen im Text vorgetragenen Gedanken spannen ein neuronales Netzwerk auf gemäß den persönlichen Erfahrungen des Patienten. Je komplexer es ist, umso störanfälliger ist es. M.a.W.: Es kann leichter verändert werden als ein starres, sozusagen fest verdrahtetes Netz. Deswegen sollten möglichst wenig spezifische Verben verwendet werden, z. B. verstecken – besser: sich aufhalten; aufschreien – besser: klagen; malen – besser: gestalten; hinken – besser: sich schleppen.

Was helfen Nominalisierungen?

Eine andere Möglichkeit der Verfeinerung hypnotherapeutischer Texte besteht in der Nominalisierung des Textes, das ist die Überführung von Verben oder verbalen Ausdrücken in Substantive. Solche Worte sind zumeist unkonkret und stärker als nicht nominalisierte Worte von den Erfahrungen des Empfängers einer Botschaft geprägt (z. B. sich erholen – die Erholung; machen – der Macher). Nominalisierungen können ebenso wie sinnesspezifische Wörter (z. B. draufschauen, anhören, schnüffeln, auskosten) Suchprozesse auslösen und zudem zu Konfusionen führen und damit die Trance verstärken. Beides erhöht die Wahrscheinlichkeit dafür, dass sich die neuronalen Netze im Hinblick auf den Gegenstand der konkreten Hypnose umstrukturieren, also verändern.

Wie nutzt man zweckmäßigerweise den Rumpelstilzchen-Effekt?

Dieser Effekt besagt, dass der Therapeut das nicht aussprechen, beim Namen nennen soll, was gerade Gegenstand der Kommunikation ist. Wird es nämlich genannt, so geht seine individuelle Konnotation wahrscheinlich verloren. Diese Erkenntnis ist nachgerade archaisch; man findet sie in allen Hochkulturen in Märchen, Sagen und Überlieferungen. So durfte der Name Gottes (Jahwe) bei den Urstämmen von Zion nicht genannt werden («Ich bin, der ich bin.» Exodus, Kap. 3).

Indem der Gegenstand während der Hypnose umschrieben angedeutet wird, werden Suchprozesse ausgelöst, die wiederum die Wahrscheinlichkeit dafür erhöhen, dass das zu verändernde neuronale Netz umstrukturiert wird.

Auf welche Feedbacksignale sollte der Therapeut während der Hypnose achten?

Patienten reagieren während der Hypnose mit unterschiedlichen Zeichen physiologischer Veränderungen. Zustimmung geht außer mit Kopfnicken einher mit Entspannungszeichen wie Pupillenerweiterung, Senken des Kopfes oder freudigem Gesichtsausdruck. Bei der Ablehnung einer Suggestion reagiert der Patient meistens mit Unruhe. Revenstorf (1990) nennt außerdem Kopfschütteln, Augen zusammenkneifen, Pupillenverengung, Anheben des Kopfes, abweisender Gesichtsausdruck (z. B. distanzierendes Lächeln) oder Anspannung. Wenn der Hypnotherapeut solcher Zeichen ansichtig wird, kann er dem Patienten so lange Alternativen anbieten, bis er vom Patienten keine negativen Rückmeldungen mehr oder gar Zeichen seiner Zustimmung erhält.

Der Patient kann aber auch negative nonverbale Rückmeldungen geben (z. B. erschrecken), wenn unerwartet externe Störungen auftreten. Dann sollte der Therapeut versuchen, die Störung in die Anekdote zu integrieren. Wenn z. B. der Therapeut auf der Inhaltsebene von einem Maikäfer spricht und während dessen plötzlich niesen oder husten muss, dann könnte deine Integration dieser Störung etwa so lauten: «Und vielleicht war der Maikäfer erkältet. Oder er musste plötzlich niesen (husten), wie es mich plötzlich so überkam. Jedenfalls ...»

Was ist optimales Folgen (Pacing) während der Hypnose?

Sprache ist der Kanal, auf dem Pacing stattfindet; denn Pacing ist der Prozess des Sich-Anpassens an den Patienten (im gleichen Schritt gehen) während der Hypnose. Ein gutes Pacing sorgt für Harmonie und gute Stimmung. Das erfordert seitens des Therapeuten Sensitivität für die Erwartungen des Patienten, aber auch die Flexibilität, so zu sprechen, wie es der Patient dem Therapeuten nonverbal oder (außerhalb der Hypnose) verbal rückmeldet. Pacing steht nicht im Widerspruch zur Selbstkongruenz des Therapeuten. Denn es ist weder ein Nachäffen, Anbiedern oder Kopieren des Patienten. Man kann Pacing als eine Art soziales Ritual betrachten, das darauf abzielt, weitgehende Übereinstimmung zwischen Patient und Therapeut zu erreichen.

Wie kann der Therapeut den Hypnosetext kongruent vortragen?

Wie bereits festgestellt, sollte der Hypnosetext mit dem Auftreten des Therapeuten, seinem Wesen und seinem Lebensstil grundsätzlich vereinbar sein. Gelegentlich kann es allerdings vorkommen, dass ein Patient deutliches Desinteresse gegenüber dem Hypnosetext zeigt, sogar Zeichen von Ablehnung äußert. Oder es kann sein, dass die Suggestionen in gewisser Weise heikel, tabuisiert oder für den Therapeuten schambesetzt sind. Dann hat der Therapeut zwei Möglichkeiten: Er kann von anderen Patienten berichten, indem er äußert, dass er den Text für einen anderen Patienten geschrieben habe. Für diesen Patienten mit einem ziemlich ähnlichen Problem sei die Geschichte eine tolle Lösung gewesen. Oder der Therapeut kann die Suggestionen anderen in den Mund legen.

Das Annehmen dieser Geschichte ist nicht jedermanns Sache. Und wer kann wissen, wie Ihr Unbewusstes sie aufnimmt.

Mit der Geschichte incl. Suggestionen analog zur Stellvertretertechnik fortfahren, indem der Sachverhalt anderen in den Mund gelegt wird:
Es mag Sie aufmerken lassen, dass es meinem Freund Gerhard so erging wie dem Baum in dieser Geschichte. Sein Klagen und sein Unzufriedensein nahmen bald ein Ende, denn ...

Mit der Geschichte incl. Suggestionen fortfahren, indem die Geschichte eigentlich für jemand anders bestimmt ist:
Nun ist ja die Geschichte für einen Patienten ausgedacht worden, der ein ganz ähnliches Problem wie Sie hatte. Das war überraschend zu erfahren, wie sie ihm geholfen hat. Er meinte, er habe einen gangbaren Weg gefunden wie der Baum in dieser Geschichte. Sein Klagen und sein Unzufriedensein nahmen bald ein Ende, denn ...

Wie soll der Therapeut reagieren, wenn der Patient im Anschluss an die Hypnose über die Bedeutung der Geschichte diskutieren möchte?

Vereinzelt richten Patienten nach ihrer Reorientierung die Frage an den Therapeuten, weshalb er gerade diese Geschichte ausgesucht habe oder was die Geschichte mit ihm zu tun habe. Dann ist der Therapeut versucht, seine therapeutische Intention zu begründen, indem er die Geschichte für den Patienten deutet. Eine solche Exegese bewirkt nun aber, dass sich der Patient mit der Exegese und nicht mit den Suggestionen auseinandersetzt. Die während der Hypnose implementierten Suchprozesse gehen in eine Richtung, die weder dem therapeutischen Auftrag noch der Zielstellung gerecht wird. Deswegen soll sich der Therapeut nicht in eine Diskussion verwickeln lassen.

In einem solchen Fallen stelle ich dem Patienten eine Gegenfrage, indem ich ihn frage, ob er diesbezüglich ein geflügeltes Wort mit nach Hause nehmen möchte. Da er dies meistens bejaht, biete ich ihm eines aus den nachfolgenden an und implementiere dabei eine therapeutische *Doppelbindung*, indem dadurch weitere Suchprozesse ausgelöst werden.

Bewahre in allen Dingen die Freiheit des Geistes und sieh zu, wohin er dich führt. [Ignatius von Loyola (1491–1556)]

Menschen deuten oft nach ihrer Weise die Dinge, weit entfernt vom wahren Sinn. [William Shakespeare (1564–1616)]

Suche redlich die Wahrheit im Stillen, bevor du den Marktplatz betrittst und redest! Du weißt, dass du kein Wort zurückholst! (Ein chinesisches Sprichwort)

Diese Worte beschäftigten sie, und sie fragten einander, was das sei. (Markus 9,10)

4.7 Ein paar Fragen allgemeiner Art

Hier soll auf vier Fragen eingegangen werden, die sich mit der Gestaltung der Hypnose befassen. Sie betreffen den Stellenwert der Trance und der Musik während der eigentlichen hypnotherapeutischen Intervention, die Art der Darbietung und den Umgang mit Patienten, die während der Hypnose einschlafen.

Ist für die Applikation hypnotherapeutischer Suggestionen Trance erforderlich?

Insbesondere Anfängertherapeuten fragen zuweilen, ob therapeutische Suggestionen, wie sie beispielsweise in eine Metapher eingekleidet sind, nur im Zusammenhang mit Hypnose, d.h. nur in Trance wirksam sind. Die Antwort darauf lautet: Eindeutig nein! Wir konnten an mehr als 60 Patienten mit Schlafstörungen zeigen,[6] dass sich die Besserungsraten nur zufällig voneinander unterscheiden, einerlei, ob die Patienten sich einer kompletten Hypnose unterzogen oder die therapeutische Anekdote ohne Hypnoseinduktion und –vertiefung erhielten.

Es gibt Bücher (z. B. Rosen, 1994), die kurze Texte enthalten, die man besonders dann vorlesen kann, wenn die Zeit knapp ist. Allerdings ist es sehr nützlich, wenn der Patient in Trance ist, bevor die in eine Geschichte eingebauten Suggestionen appliziert werden. Denn die mentalen Prozesse des Patienten laufen in Trance nicht logisch-sequentiell, sondern netzwerkförmig ab (Trancelogik).

6 Auf verschiedenen wissenschaftlichen Tagungen haben Schön, Dohrenbusch, Kaspers und Scholz in den Jahren 2000 bis 2003 davon berichtet.

Sollen Metaphern offen oder verdeckt appliziert werden?

Therapeutische Metaphern können in Trance in vierfacher Weise dargeboten werden, wie aus **Tabelle 4.13** hervorgeht.

Hier geht es also darum, wie beiläufig eine Metapher dargeboten werden soll. Bei der Beantwortung dieser Frage gehen die Meinungen auseinander. Vertreter der verdeckten Applikation gehen davon aus, dass die Verarbeitungsprozesse automatisch erfolgen und dann bessere Effekte zeitigen als wenn sie intentional geschehen. Es sei noch nicht einmal nötig, dass der Patient die Beziehungen und die Parallelen zwischen seiner Problemlage und der Handlung und Rollenbesetzung in der metaphorischen Anekdote mehr oder weniger bewusst wahrnimmt. Es könne im Übrigen völlig irrelevant sein, ob eine Metapher verdeckt dargeboten wird oder nicht, vorausgesetzt, dass die darin enthaltene Botschaften auf subtilen Ebenen der Informationsverarbeitung die gewünschten Veränderungen in Gang setzen. Hierzu gibt es derzeit aber noch keine verwertbaren Forschungsergebnisse. Festzuhalten ist allerdings, dass ein priming vor Beginn der Hypnoseinduktion – wie es beispielsweise bei der Erarbeitung des hypnotherapeutischen Arbeitsauftrages erfolgt – den Veränderungsprozess erst wahrscheinlich macht.

Der praktisch tätige Hypnotherapeut braucht gegenüber dem Patienten also nicht herunterzuspielen, dass die Metaphern «therapeutisch» gemeint sind. Im priming wird ja das semantische Netz aktiviert, innerhalb dessen die Suggestionen wirken sollen.

Tabelle 4.13: Mögliche Darbietungsformen von hypnotherapeutischen Metaphern

Darbietung	Direkt	indirekt
offen	Sie fühlen sich schmerzfrei!	Meine Freundin Rosita ging mit ihrem Schmerz um wie mit einem Freund. Sie hielt oft Zwiesprache mit ihm und fragte ihn, was er ihr zu sagen habe.
verdeckt	Es wir Ihnen von Tag zu Tag besser gehen; Sie blicken nach vorn u. a. auch auf den Umgang mit Ihrem Schmerz	Warum sollte es Ihnen nicht morgen besser gehen als heute und übermorgen und überübermorgen usw.? Und warum sollten Sie das nicht feststellen können an Ihrer Freundlichkeit, Ihrer Zuversicht, Ihrem Schmerz, Ihrer Gewissheit?

Welche Hintergrundmusik sollte ausgewählt werden?

Einsichtigerweise wählt man eine getragene (z. B. Tempo Andante, Largo oder Air), wenig dynamische Musik (z. B. Musik der Renaissance bis zur Vorklassik), deren Taktfrequenz etwa um die 55 pro Minute liegt. Das Tempo liegt dann wenig unter dem Ruhepuls. Musik von Tasteninstrumenten (Klavier, Cembalo) oder von Blechblasinstrumenten (Trompete, Posaune, Horn) sind wegen der Präsenz ihres Klanges und ihrer Lautstärke weniger geeignet. Der Patient sollte die Musikstücke nicht kennen. So ist der 2. Satz (Air) aus der Orchestersuite D-dur BWV 1068 von J. S. Bach zwar melodisch als auch tempobezogen nachgerade ideal für eine solche Hintergrundmusik. Allein, das Werk ist viel zu bekannt, und die Wahrscheinlichkeit, dass im Anschluss an die Hypnose darauf Bezug genommen wird, ist sehr groß. Gelegentlich äußern sich eher konservative, intellektuell differenzierte Patienten kritisch, wenn Synthesizermusik als begleitende Meditation eingespielt wird.

Wie geht man damit um, wenn ein Patient während der Hypnose einschläft?

Hypnose ist kein Schlaf, und eine wirkungsvolle Hypnose ist nachweislich kein Erzeugen eines Alphazustandes, in dem der Patient gar möglichst lange verweilen soll! Deswegen soll der Patient in Trance nicht einschlafen. Wenn der Therapeut dies bemerkt, soll er einen Dialog mit dem Patienten eingehen, wobei der Patient nonverbal auf die Fragen des Therapeuten antwortet. Das weitere Vorgehen könnte dann wie in **Kasten 4.7** beschrieben aussehen.

Sollte der Patient tatsächlich schon eingeschlafen sein, dann empfiehlt es sich, dass der Therapeut wahrnehmbar lauter spricht und den Patienten beim Namen nennt.

> «Und als er als Beifahrer im Auto sah, war die Landschaft rings um ihn herum wie ein Buch, das ihm viel zu sagen hatte, nicht wahr, Herr XY? Da waren die vielen belebten Straßen – Sie kennen das, Herr XY – die insbesondere in den frühen Abendstunden besonders lebendig wirken …»

Sollten sich dann immer noch keine Zeichen des Aufweckens erkennen lassen, dann kann der Therapeut dem Patienten mittels direkter Suggestion mitteilen, dass er jetzt von fünf bis eins rückwärts zählen werde. Bei drei könne sich der Patient kräftig räkeln und bei eins die Augen öffnen. Falls aber das Räkeln bei drei ausbleibe, werde der Therapeut bei zwei einen Gegenstand fallen lassen, dessen Geräusch ein deutliches Wecksignal sein wird.

Kasten 4.7

Hypnotherapeutische Intervention für den Fall, dass der Patient während der Hypnose einzuschlafen droht.

Therapeut: Und dieses Verweilen im Entspannungsstuhl macht auch müde. Vielleicht haben Sie Mühe, meinen Worten zu folgen und möchten stattdessen ein wenig schlummern. Das können Sie mir mitteilen, indem Sie Ihren rechten Zeigefinger anheben. Rechts bedeutet Ja und links bedeutet Nein.

Patient hebt den linken Finger, d. h. er möchte nicht schlafen!

Therapeut: Gut so! … Wenn wir uns noch einmal zurück begeben, dann war es in der Geschichte so: … (Therapeut wiederholt die essentials und insbesondere die Suggestionen). Dann fährt er fort in der Darbietung seiner metaphorischen Anekdote. Er baut allerdings gelegentlich Fragen ein, die der Patient durch Anheben des Fingers beantwortet.

Patient hebt den rechten Finger, d. h. er möchte schlafen!

Therapeut: Schlaf ist eine besondere Form der Entspannung. Es ist immer wieder dasselbe, dass man sich entspannen kann – wie hier und jetzt – ohne zu schlafen. Dann können Sie das, was ich Ihnen mitteile besser aufnehmen. Möchten Sie das? Sie können entweder den rechten Zeigefinger für Ja oder den linken Zeigefinger für Nein heben.

Patient hebt den rechten Finger, d. h. er will von den therapeutischen Suggestionen profitieren.

Therapeut versichert dem Patienten, dass er ihm helfen wird, nicht einzuschlafen. Er setzt die Darbietung der metaphorischen Anekdote fort, indem er insbesondere vor den Suggestionen dem Patienten eine Alternativfrage stellt, ob der Protagonist (bzw. der Antagonist) sich so oder so verhält, so oder so fühlt, so oder so eingestellt ist usw.

Patient hebt den linken Finger, d. h. er möchte jetzt schlafen.

Therapeut reorientiert den Patienten, wobei er die Reorientierung besonders ausführlich und gründlich vornimmt. Er kann dem Patienten dann berichten, wie die Geschichte weiter gegangen wäre, wobei er die Suggestionen in jedem Falle appliziert.

Sollte der Patient dann immer noch nicht geweckt sein, wird der Therapeut dem Patienten signalisieren, dass er ihn sogleich an seinen Oberarm fassen und ihn rütteln wird.

Im Nachgespräch macht der Therapeut deutlich, dass er volles Verständnis dafür hatte, dass der Patient eingeschlafen sei. Der Patient komme aber zum Therapeuten, um behandelt zu werden. Und dazu musste der Therapeut ihn wecken.

4.8 Resümee

Dieses Kapitel ist ein methodisch-handwerkliches. Das ist nicht mit praxeologisch zu verwechseln. Denn, was die hypnotherapeutische Praxis braucht, sind auf wissenschaftlicher Basis arbeitende Psychotherapeuten. Aus der Therapieplanung (vgl. Kap. 3) resultiert die Frage, was eigentlich behandelt werden soll. Die fünf eingangs genannten psychologischen Konstrukte Wahrnehmung, Einstellung, Emotion, Kognition und Verhalten ermöglichen dafür einen unter mehreren Zugängen. Der dazu komplementäre ist mit dem Fünf-Stufen-Modell gegeben, das in Kapitel 3 erläutert wurde. Komplementarität liegt deswegen vor, weil das Fünf-Stufen-Modell konsequent am Schmerz, seinem Rang im Alltag des Patienten und am Schmerzkontext orientiert ist. Was hat das für eine anwendungsbezogene Bedeutung?

Wenn es hilfreich ist, dass der Therapeut seinen Patienten dort abholen soll, wo er sich derzeit befindet, dann wird die Hypnotherapie zuerst einmal eine umschriebene Schmerztherapie sein. Wo und womit man beginnt, dazu kann das Fünf-Stufen-Modell wertvolle Hilfe anbieten. Hier ist auch der Einsatz direkter Suggestionen angebracht. Denn, wenn der Schmerz bewältigt werden soll, dann können direkte Suggestionen nicht unnütz sein. Die Sensualisierungstechnik ist als eine solche effiziente Methode anzusehen, bei der direkte Suggestionen unter anderem als hilfreiche Heuristiken eingesetzt werden können. Die Nominalisierung ist eine solche hilfreiche Heuristik.

Im Verlauf einer Schmerztherapie nimmt der Schmerz regelmäßig an Bedeutung ab zugunsten solcher Themen, die mit den 5 genannten psychologischen Konstrukten zusammenhängen. Diese Konstrukte können schmerzbezogene Inhalte haben; sie müssen es indessen nicht. Insoweit ergänzt darum die Fünf-Konstrukte-Heuristik das Fünf-Stufen-Modell.

Wenn an verschiedenen Stellen dieses Kapitels darauf hingewiesen wurde, dass Metaphern, aber auch Symbole oder Allegorien Teilbestandteile von Texten – wir hatten Texte wesensgleich mit Geschichten, metaphorischen Anekdoten oder cover stories gesetzt – so mag das akademisch, möglicherweise sogar sophistisch klingen. Philologen und insbesondere Sprachwissenschaftler haben diesbezüglich einen dezidiert anderen Standpunkt. Es mag hier keine zentrale Rolle spielen, dass Psychotherapeuten in aller Regel keine Großmeister einer präzisen Sprache sind. Immerhin aber brauchen wir eine Begrifflichkeit als Fachsprache, die wir den Philologen entlehnt haben. Allein, darum geht es nicht. Der Verweis auf die differenzierenden Unterschiede beider Begriffsgruppen hat direkte anwendungsbezogene Bedeutung. Dafür stehen folgende Belege:

Während metaphorische Anekdoten im Psychotherapieverlauf beliebig ausgewechselt und auch inhaltlich variieren sollten, bleiben die Metaphern so lange hinreichend konstant – mindestens aber weitgehend ähnlich – wie eine umschriebene Zielstellung (z.B. Schmerz als Fluchtreaktion bei Mobbing) psychotherapeutisch bearbeitet wird.

Ein anderer Beleg für die nützliche Unterscheidung zwischen Geschichte und Metapher besteht darin, dass die Kalibrierung und Rekalibrierung anhand von Metaphern vorgenommen wird. Metaphern sind – davon war die Rede – der Brückenbau vom Problem zur Lösung. Die Konstanz des schmerzbezogenen Bezugssystems, die dysfunktionale Perspektive des Patienten ermöglicht es erst dem Therapeuten, eine maßgeschneiderte Metapher zu formulieren, die in ganz unterschiedliche Anekdoten eingekleidet werden kann.

Ein letzter Beleg soll mit dem Verweis auf die Schachteltechnik gegeben werden. Mittels ihrer werden während einer Hypnose verschiedene Teilprobleme bearbeitet oder – was mindestens ebenso effizient ist – dasselbe Teilproblem unter verschiedenen Aspekten dargeboten. Für das letztgenannte Vorgehen eignen sich identische Metaphern nachgerade hervorragend. M.a.W.: Die Schale wechselt, der Kern bleibt derselbe!

Wissenschaftlichkeit im Gebrauch von posthypnotischen Aufträgen einzufordern, war ein anderes großes Thema dieses Kapitels. Denn allein die mythische Verklärung dieses Sachverhaltes ist es, die der Wichtigkeit, des Stellenwertes von posthypnotischen Suggestionen gleich kommt. In der Literatur findet sich diesbezüglich ziemlich viel Erfahrungswissen. Aber deren Überprüfung steht weitgehend noch aus. Fest steht, dass posthypnotische Suggestionen kurzzeitig wirken. Fest steht auch, dass sie nicht ausschließlich dadurch ihre Wirksamkeit erlangen, dass implizite (automatische, unbewusste) Gedächtnisprozesse aktiviert werden. Andere, nämlich explizite Gedächtnismechanismen werden – das lehrt uns die Gedächtnispsychologie – ebenfalls aktiviert. Und es bleibt die Frage, wenn nicht sogar der Zweifel, was eigentlich erreicht wird, wenn einem posthypnotischen Auftrag eine Amnesiesuggestion folgt. Alles in allem ist zu diesem hypnotherapeutisch überaus wichtigen Sachverhalt Forschung dringend nötig. Der praktisch tätige Hypnotherapeut handelt erfahrungsgemäß hilfreich, wenn die von ihm formulierten posthypnotischen Aufträge so formuliert werden, dass

- sie für den Patienten persönliche Relevanz besitzen,
- sie eine positive emotionale Tönung haben,
- sie eine Handlungsausführung beschreiben und
- die Auslöserreize dafür vielgestaltig sind.

Ein weiterer Schwerpunkt dieses Kapitel betraf die Implementierung von Techniken der NLP für die Formulierung hypnotherapeutischer Geschichten. Sechs solcher Vorgehensweisen wurden erörtert. Bei deren Lektüre mag sich der Leser gefragt haben, wie diese Techniken vereinbar sind mit der o. g. Fünf-Konstrukte-Heuristik oder mit dem Fünf-Stufen-Modell. In der **Tabelle 4.14** wird der Versuch unternommen, diesen Zusammenhang aufzuzeigen. Es wird dargestellt, welche der behandelten NLP-Techniken besonders geeignet zu sein scheint, um speziell schmerzbezogene Themen und eher als allgemein zu bezeichnende Themen zu behandeln. Die Zusammenstellung hat weder endgültigen noch ausschließlichen Charakter.

Der Gebrauch von Tabelle 4.14 soll am Beispiel erläutert werden: Ein Patient ist sehr besorgt, dass seine Schmerzen niemals erfolgreich unter Kontrolle zu bringen sind (= affektive Begleitprozesse). Darüber hinaus ist er infolge einer Trennung von seinem Lebenspartner deutlich depressiv (= Emotionen). Mit der NLP-Technik

Tabelle 4.14: Beziehungen zwischen Behandlungsthemen gemäß dem Fünf-Stufen-Modell, der Fünf-Konstrukt-Heuristik und NLP-Techniken (Erläuterungen im Text!)

	Wahrnehmung	Einstellung	Emotion	Kognition	Verhalten
Intensität		Visual Squash		Ressourcen auf Situationsebene	
Unmittelbare Bewertung	Visual Squash		Core-Transformation		
Affektive Begleitprozesse		Ressourcen auf Situationsebene	Wahrnehmungspositionen	Core-Transformation	Six Step
Kognitive Verarbeitung	Wahrnehmungs-positionen	Core-Tranformation	Six Step	Wahrnehmungs-positionen	
Verhalten				Six Step	Gestalt-ebenen

«Veränderung der Wahrnehmungspositionen» ist es sehr wahrscheinlich, dem Patienten hypnotherapeutisch wirksam zu helfen. Zur Konstruktion einer entsprechenden metaphorischen Anekdote kann sich der Therapeut an die Tabellen 4.6 und 4.7 halten.

Der Behandlungserfolg wird nun aber auch davon abhängen, wie gut der Therapeut das Kommunikationsmittel Hypnose beherrscht und mit situativen Gegebenheiten während der Hypnose umzugehen versteht. Wesentliche diesbezügliche Reflexionen schlossen das Kapitel ab.

5 Anwendung der hypnotherapeutischen Texte in der Psychotherapie

In diesem Kapitel soll dargestellt werden, wie das in den vorangegangenen Kapiteln Erarbeitete in die einzelnen therapeutischen Sitzungen eingebaut bzw. angewendet werden kann. Ausgangspunkt sind das Basiswissen über die Schmerzerkrankung des Patienten, die diagnostischen Informationen über den Patienten, welche in den vorangegangenen probatorischen Sitzungen erarbeitet wurden, und die Therapieplanung.

Die Quintessenz von Kapitel 1 bestand darin, solche Symptome bzw. Erlebens- und Verhaltensbesonderheiten herauszuarbeiten, die störungsrelevant sind und mittels Hypnotherapie behandelt werden können. Im Kapitel 2 wurde der Weg aufgezeigt, wie die aus Kapitel 1 gewonnenen störungsspezifischen Besonderheiten im Einzelfall belegt werden können. Unter Zuhilfenahme des in Kapitel 3 und 4 Dargestellten, soll nun also das Know-how der konstruktiven Anwendung hypnotherapeutischer Texte dargestellt werden. Das wird konkret für die hypnotherapeutische Intervention bei

- Hypersensibilität in Bezug auf Schmerzwahrnehmung
- Unangemessener Schmerzbewältigung
- Schmerzbedingten Verstimmungszuständen
- Schmerzbedingten Schlafstörungen
- Immobilität und
- Unangemessenem Krankheitsverhalten

ausgeführt.

Die einzelnen Unterkapitel folgen einer inneren Gliederung derart, dass zuerst die diagnostischen Befunde eines Schmerzpatienten skizziert werden insoweit dies für die Nachvollziehbarkeit des Hypnosetextes erforderlich ist; dann folgt die Therapieplanung in Stichpunkten. Schwerpunkt ist jeweils ein auf den Einzelfall bezogener hypnotherapeutischer Text, der mit kurzen Kommentaren versehen wird.

Die mitgeteilten Hypnosetexte waren nicht immer zentral bei der Behandlung des jeweils beschriebenen Einzelfalls, d.h. die Darstellung soll nicht zu dem Trugschluss verleiten, dass z.B. bei Spannungskopfschmerz primär an einer Änderung zeitweiliger Verstimmungszustände gearbeitet werden oder bei chronischer Polyarthritis das Krankheitsverhalten im Zentrum der Therapie stehen muss.

Vorab aber sollen ein paar Hinweise zur Vorbereitung des Patienten auf die Hypnotherapie und zu angemessenem Therapeutenverhalten in speziellen Situationen gegeben werden. Schließlich kann sich der Leser über das Vorgehen bei der Hypnoseinduktion, -vertiefung (syn. Trancevertiefung) und -beendigung kundig machen.

5.1 Vorbereitung des Patienten auf die Hypnotherapie

Während der ersten therapeutischen Sitzung wird der Patient über den Inhalt des Gutachtens informiert, das zur Genehmigung seines Antrages auf Psychotherapie führte. Besonderer Wert sollte in diesem Gespräch auf die *Erörterung des Therapieplanes* gelegt werden. Der Therapeut kann dabei Bezug nehmen auf die speziellen hypnodiagnostischen Informationen (vgl. Kap. 2.3) und auf die Gespräche, in denen es um die Einstellungen des Patienten zur Hypnotherapie ging (vgl. Kap. 2.3 und Anhang C).

Nach dieser Berichtsphase wird der Therapeut den Patienten bitten, zwischenzeitlich bei ihm aufgekommene Fragen zur Hypnotherapie zu stellen. Meistens werden das allgemeine Fragen sein, die ganz überwiegend einstellungsbezogen sind. Überflüssig zu erwähnen, dass auch diese Fragen ausführlich und für den Patienten verständlich beantwortet werden sollen! Damit ist nicht gemeint, dass der Therapeut die Erwartungshaltungen des Patienten vollumfänglich bedienen soll. Vielmehr wird sich der Therapeut in einer für den Patienten maßgeschneiderten Weise äußern; er wird objektiv und sachlich sein. In der Debatte sollte der Therapeut seine Aufmerksamkeit hauptsächlich auf folgende vom Patienten vorgebrachte Sachverhalte richten:

- Patient befürchtet in Abhängigkeit vom Therapeuten oder von der Hypnose zu geraten;
- Patient äußert Zeichen von Angst vor Kontrollverlust;
- Patient überschätzt die Wirkungen der Hypnose.

Die auf die Klärung dieser Sachverhalte investierte Zeit zahlt sich aus! Ziel dieses Gespräches soll es deshalb sein, dass der Patient der bevorstehenden Hypnotherapie positiv entgegenblickt, dass er der Kontrolle seiner Schmerzen optimistisch entgegen sieht und darauf hofft, dass die Hypnotherapie ihm bei der Lösung seiner Probleme eine Hilfe ist.

Dann sollte der Therapeut dem Patienten den konkreten *Ablauf einer hypnotherapeutischen Sitzung* erläutern. In der **Tabelle 5.1** sind die Schwerpunkte einer Sitzung prototypisch zusammengestellt worden. Außerdem ist ein zeitlicher Orientierungsrahmen für die Dauer der einzelnen Schwerpunkte angegeben, um bei einer Sitzungsdauer von 50 min ohne Zeitdruck arbeiten zu können.

Tabelle 5.1: Ablauf einer hypnotherapeutischen Sitzung

Schritt	Aktivität	%-Anteil	Dauer in min
1	Patient berichtet über seine zwischenzeitlich erreichten Fortschritte Therapeut erfragt die Wirkungen der Hausaufgaben, informiert sich über die Gründe für evtl. aufgetretene Schwierigkeiten und gibt Empfehlungen für die weitere Erledigung	10	5
2	Patient und Therapeut erarbeiten gemeinsam den hypnotherapeutischen Arbeitsauftrag Therapeut überlegt sich die Metaphern und die cover story	20	10
3	Hypnose (Induktion – Trancevertiefung – Präsentation der metaphorischen Anekdote – posthypnotischer Auftrag – Reorientierung)	50	25
4	Nachgespräch zur Hypnose Vereinbarung von Hausaufgaben	10	5
5	Organisatorisches (z. B. Terminvereinbarung)	10	5

Erfahrungsgemäß sind die Schritte 1 und 5 richtige Zeitkiller. Deswegen sollte der Therapeut acht geben, vor allem Schritt 1 nicht über Gebühr zeitlich auszudehnen, weil sonst ein unnötiger Zeitdruck die Folge ist.

In dem *Aufklärungsgespräch* (vgl. Kap. 3.5) wird der Therapeut dem Patienten darstellen, wie die Hypnose abläuft. Der Patient wird darauf hingewiesen, dass er sich anfangs vermutlich nicht hypnotisiert fühlen wird, denn bei einer Trance «tritt man nicht voll weg» in dem Sinne, dass man sein Bewusstsein verliert. Trance ist ein ganz natürlicher Zustand, den der Patient wiederholt schon erlebt hat, beispielsweise vor dem Einschlafen, vor dem langsamen Aufwachen, während langer Autofahrten oder wenn er in Ruhe auf der Toilette sitzt.

Falls deutliche Hemmungen, gar Ängste beobachtet werden, kann auf die Erfahrungen des Patienten während eines Imaginations- bzw. Suggestibilitätstests (z. B. FIRST) verwiesen werden. Ebenso aber kann der Therapeut mit einer Vorstellungsübung (vgl. Kap. 3.4) beginnen.

Dem Patienten soll eindrücklich erklärt werden, weshalb er auch während der Hypnose die Kontrolle über das gesamte Geschehen behalten wird. Dabei soll herausgestellt werden, dass Menschen Suggestionen nur dann akzeptieren, wenn sie ihrem Wertesystem bzw. den persönlichen Überzeugungen entsprechen.

Im *Nachgespräch* verhält sich der Therapeut weitgehend rezeptiv und nimmt die Eindrücke des Patienten in Bezug auf die Hypnose zur Kenntnis. Das in Anhang H gedruckte Formular eines Hypnoseprotokolls leistet hierfür gute Dienste. Insonderheit der letzte Protokollteil hilft dem Therapeuten, sich über das Erreichte seiner Intentionen klar zu werden. In diesem Zusammenhang können dem Patienten Hausaufgaben vorgeschlagen werden, über deren Realisierung dann zu Beginn der nächsten Sitzung gesprochen wird.

5.2 Therapeutenverhalten vor, während und nach der Hypnose

Was hilfreiches Verhalten in der Psychotherapie ist, hängt wesentlich davon ab, welche Aufgabe gerade zu bewältigen ist. Beispielsweise sind wirksame Hilfen bei der Erarbeitung des hypnotherapeutischen Arbeitsauftrages anderer Art als während der Hypnose oder im Nachgespräch. Grundsätzlich aber sollte der Hypnotherapeut ein aktiver, aufmerksamer und empathischer Gesprächspartner sein.

Erkundigt sich der Therapeut nach den Erfolgen, die mit der vereinbarten Hausaufgabe erreicht worden sind, so ist er ein fragender, ggf. korrigierender Gesprächspartner. Wenn der hypnotherapeutische Arbeitsauftrag erarbeitet wird, so ist ein echter bidirektionaler Dialog optimal. Nachfragen, Bitten um Konkretisierungen oder Anbieten von Alternativen gehören zum wesentlichen Gesprächsverhalten dieses Sitzungsteils.

Im Unterschied dazu spricht der Therapeut während der eigentlichen Hypnose einen Monolog. Aber sein interaktionales Verhalten sollte nonverbal sein, indem er darauf achtet, wie der Patient reagiert (vgl. Kap. 4.6 und 4.7).

Ganz anders ist das Therapeutenverhalten hingegen während des Nachgespräches. Er wird zunächst abwarten, ob der Patient von sich aus zu irgendwelchen Äußerungen bereit ist. Sollte das Schweigen des Patienten länger als etwa eine halbe Minute dauern – was eine lange Zeit ist – wird der Therapeut den Patienten mit einer allgemeinen Frage ermutigen, sich zu äußern.

Ja, – Frau Meier?

Alternativ:
Nun, Frau Meier, wie war's?

Alternativ:
Sie sehen mich so an, Frau Meier. Und ich frage mich, was wohl jetzt in Ihnen vorgeht.

Falls der Patient unklare, andeutende, vielsagende Erlebnisse von sich gibt, sollte sich der Therapeut keinesfalls auf Diskussionen einlassen, dem Patienten nicht erklären, gar zu deuten versuchen. Er wird den Patienten aber veranlassen, diese *Suchprozesse* ganz unmittelbar zu vertiefen.

Schließen Sie am besten jetzt noch einmal Ihre Augen, Frau Meier! … Atmen Sie tief durch und sehen Sie in sich hinein. Was ist da als Letztes aufgetaucht? … Gehen Sie weiter! … Schauen oder hören Sie genau hin! … Was sagt Ihnen das? … Beobachten Sie einfach, was gerade kommt! … Lassen Sie das alles an sich vorbeiziehen! … Machen Sie sich klar, was das Ihnen zu sagen hat, was es für Sie bedeutet! Ich werde solange ein bisschen schweigen.

Nach einer Weile:
So, Frau Meier, atmen Sie mal tief durch … und öffnen Sie Ihre Augen wieder. Vielleicht ist Ihnen jetzt klarer geworden, was für Sie in der Geschichte bedeutsam war, was Sie da mitnehmen können, was die Geschichte Ihnen zu sagen hat.

Falls die Patientin diesem nicht zustimmen kann:
Es ist nicht selten der Fall, dass man ein Fragender ist. Aber dann schließt sich plötzlich der Kreis in einem Moment, in dem man es gar nicht vermutet. Und dann hat man die Bedeutung, seine ganz persönliche Bedeutung – oder auch nicht. Diese Automatik hilft vielen sehr. Warum Ihnen nicht auch!

Ziel ist es, den Suchprozess im Nachgespräch anzuregen und ihn so wenig wie möglich zu stören. Deswegen würde alles Diskutieren dieses «Aufspüren» nur behindern. Der Therapeut will sich im Nachgespräch lediglich informieren, wie der Patient die Hypnose erlebt hat, welche Aspekte dem Patienten ganz unmittelbar relevant sind. Außerdem will der Therapeut die während der Hypnose aktivierten Suchprozesse unterstützen und voranbringen. Kurzum: Das Nachgespräch dient weniger zur Information des Therapeuten als vielmehr der Unterstützung des Patienten, weiterhin seine Lösungen zu suchen und zu evaluieren. Dabei braucht der Therapeut nicht nachzuhaken, nicht zu verstärken, nicht zu interpretieren, nicht sonderlich einfühlsam zu sein.

Mit Bezug auf Püschel und Schubbe (2004) geht es im folgenden um Probleme, die während der Erarbeitung des hypnotherapeutischen Arbeitsauftrages, während der Hypnose und im Nachgespräch auftreten können. Zuerst werden jeweils die Verhaltensweisen bzw. Äußerungsformen des Patienten beschrieben. Dann werden Vermutungen angestellt, wofür diese problematischen Verhaltensweisen des Patienten stehen. Schließlich werden Empfehlungen gegeben, wie der Therapeut damit angemessen umgehen kann.

Der Patient verhält sich distanziert, obgleich er erklärt hat, sich einer Hypnotherapie unterziehen zu wollen

Wie äußert sich das? Der Patient findet kein Arbeitsthema oder beurteilt Vorschläge des Therapeuten als fragwürdig oder unangemessen. Während der Hypnose hat es den Anschein, dass sich der Patient gedanklich mit anderen Dingen als mit dem beschäftigt, was der Therapeut appliziert. Im Nachgespräch verhält sich der Patient wenig gesprächig, er ist weitgehend reaktiv und zeigt kaum emotionale Resonanz (**Tab. 5.2**).

Dem Patienten sind die Äußerungen/das Geschehen während der Hypnose nicht persönlich bedeutsam

Worin äußert sich das? Der Patient zeigt sichtbare Zeichen von Müdigkeit und schläft u. U. gar ein.

Was ist zu tun? Vgl. Ausführungen in Kapitel 4.7!

Tabelle 5.2: Interaktionen bei distanzierendem Verhalten des Patienten

Wofür kann dieses Verhalten ein Ausdruck sein?	Was ist zu tun?
Das Arbeitsthema hat keine große persönliche Relevanz (mehr) für den Patienten	Es sollte vereinbart werden, in der nächsten Sitzung dasselbe Thema nochmals aufzugreifen und dabei zu beobachten, welche Veränderungen im Denken, Fühlen und Verhalten des Patienten eintreten. Durch diese therapeutische Doppelbindung wird der Patient zu mehr Mitarbeit motiviert.
Angst, das Arbeitsthema aufzugreifen, offen zu legen, zu bearbeiten; Patient reagiert distanziert. Während des vorbereitenden Hypnosegesprächs sollten entsprechende Angstzeichen beobachtet werden können. Unterschiedlich dazu wird sich der Patient im Nachgespräch verhalten.	Mit direkten Suggestionen sparsam arbeiten! Die Geschichte sollte keine allzu engen Parallelen zum Problem des Patienten haben.
Die Zielerreichung hat für den Patienten negative Konsequenzen; es liegt ein Meidungs-Meidungs-Konflikt vor. Der Therapeut erkennt ihn daran, dass der Patient bei der Erarbeitung des hypnotherapeutischen Arbeitsauftrages anfangs engagiert mitarbeitet, zunehmend jedoch verhaltener und zurückhaltender wird. Im Nachgespräch äußert der Patient – wenn überhaupt – eher Problembezogenes als Lösungsbezogenes.	Der Therapeut reagiert akzeptierend bis ermutigend. Er wird in der nächsten Sitzung eine metaphorische Anekdote gebrauchen, die zu motivationaler Klärung des Patienten verhilft (vgl. z. B. Kap. 5.5). Hierbei wird der Patient im Vorgespräch ziemlich passiv, im Nachgespräch hingegen aufgeschlossen, kooperativ sein und Nutzen erwägende Bemerkungen machen.

Der Patient ist bereits während der Erarbeitung des hypnotherapeutischen Arbeitsauftrages emotional stark involviert

Der Patient weint, atmet schwer, ist nervös, aktiviert oder verkrampft und stereotyp (**Tab. 5.3**).

Tabelle 5.3: Interaktionen bei emotionalisiertem Verhalten des Patienten

Wofür kann dieses Verhalten ein Ausdruck sein?	Was ist zu tun?
Offenbar liegt eine sehr zentrale Problematik vor.	Ruhe, Klarheit und Vertrauen ausstrahlen. Während der Hypnose die Induktion und Trancevertiefung ausführlich applizieren. Die Problematik in Teilprobleme aufgliedern und in mehreren Hypnosesitzungen applizieren oder mittels Entfaltungstechnik. Ressourcenaktivierung fokussieren. Im Nachgespräch mit dem Patienten Entlastung des Alltags vereinbaren.

Der Patient blockiert in dem Sinne, dass der hypnotherapeutische Arbeitsauftrag vom Therapeuten selbst «über den Patienten hinweg» formuliert worden ist

Worin äußert sich das? Der Patient bricht das Gespräch ab und weicht selbst bei Nachfragen aus. Er verharrt in bestimmten Gedanken, Gefühlen oder Körperempfindungen. Möglicherweise regrediert er oder er hat unzureichende Informationen über die Leistungsfähigkeit der Behandlung oder aber er versucht, die Behandlung oder den Therapeuten für seine Ziele einzuspannen oder er ist sich über die Konsequenzen nicht klar, die mit der Psychotherapie auf ihn zukommen.

Tabelle 5.4: Interaktionen bei blockierendem Verhalten des Patienten

Wofür kann dieses Verhalten ein Ausdruck sein?	Was ist zu tun?
Die psychotherapeutische Arbeit steht den Zielen, Wünschen und Erwartungen des Patienten entgegen	Therapeut soll aktiv, aber sparsam eingreifen. Im Vorgespräch soll metakommunizierend geklärt werden, was der Therapeut zu leisten vermag und inwieweit er damit den Wünschen des Patienten entgegenkommt; in dieser Sitzung keine Hypnose durchführen. Während der Hypnose die therapeutische Induktion alsbald beenden und vertiefte Entspannung suggerieren; den posthypnotischen Auftrag als Klärung «Was will ich von der Psychotherapie» formulieren; in den nächsten Sitzungen die Hypnose schwerpunktmäßig als Problemaktualisierung und motivationale Klärung fokussieren. Im Nachgespräch die Einlassungen des Patienten akzeptierend zur Kenntnis nehmen.

5.3 Induktion, Vertiefung und Beendigung der Hypnose

Wie Kossak (2004) feststellt, soll mit der *Hypnoseinduktion* eine Grundsituation geschaffen werden, in der der Patient bereit ist, sich auf die Instruktionen des Therapeuten einzulassen. Dazu wird der Patient gebeten, eine ruhige, bequeme Position auf der Unterlage – das kann ein Entspannungsstuhl, eine Couch oder ein Armsessel sein – zu finden. Er soll sich auf sich selbst besinnen, indem er interozeptive (Körper-)Signale verstärkt wahrnimmt und gleichzeitig externe (Umgebungs-)Signale in ihrer Bedeutung vernachlässigt. Mit der Induktion werden beim Patienten Erwartungen erzeugt, die sich auf die o. g. Erlebnisinhalte beziehen und Dissoziation alles Störenden bzw. Absorption alles dessen beinhalten, was Tranceerlebnis fördert.

Um dies zu erreichen, soll der Therapeut einige Grundregeln beachten (vgl. **Kasten 5.1**).

Fast in jedem Buch zur Hypnotherapie sind Texte zur Induktion einer Hypnose zu finden. Reddemann (2004) schreibt in diesem Zusammenhang von Achtsamkeitsübungen und meint damit insbesondere Aufmerksamkeit im Hinblick auf das eigene Körpergeschehen. Nicht selten werden dabei schmerzhafte Körperempfindungen verstärkt wahrgenommen. Dadurch aber, dass die Induktion zum einen ein Appell an den Patienten ist, kanalisiert wahrzunehmen und andererseits gar

Kasten 5.1

Grundregeln für die Formulierung einer Hypnoseinduktion und -vertiefung

Versuche mit Deinen Formulierungen, beim Patienten ein Optimum an **Kooperation** zu erreichen!

Erzeuge **positive Erwartungen** beim Patienten!

Beobachte den Patienten genau und kleide das in Worte, was der Patient gerade an Verhalten zeigt!

Formuliere auch **Alternativreaktionen** bzw. **Wahlreaktionen!**

Verbinde die Suggestionen mit aktuellen Ereignissen (Störungen, Ablenkungen) derart, dass der Patient das Eintreffen der Suggestionen bestätigen könnte!

Wiederhole wichtige Textstellen, insbesondere Suggestionen!

nichts tun zu müssen, findet bereits eine Dissoziation verschiedener Wahrnehmungsmodalitäten statt. Dadurch, dass der Therapeut die tranceinduzierenden Wahrnehmungen aufgreift und weiter verfolgt, kommt es zu einer Umschaltung auf den Parasympathikotonus mit allen sich draus ergebenden Konsequenzen.

Diese Umschaltung kann sich in mehr oder weniger deutlich wahrnehmbaren Darmgeräuschen äußern. Sie sind dem Patienten oft peinlich und hindern ihn, in Trance zu kommen. Dann sollte der Therapeut diese Geräusche ansprechen und sie als Zeichen der Entspannung in seinen Text einbauen. Und je besser ein Patient den Erfolg der Suggestionen überprüfen kann, umso überzeugter ist er von der Richtigkeit und Angemessenheit, sich in Trance zu begeben.

Die via regia dafür ist die Formulierung von Alternativreaktionen. Man erreicht damit beim Patienten Konfusionen, die wiederum tranceverstärkend wirken. Der Therapeut muss also nicht zwanghaft bemüht sein, ein umschriebenes Verhalten (z.B. Armlevitation) beim Patienten zu erreichen. Würde er dies nämlich nachdrücklich versuchen, dann wäre die Wahrscheinlichkeit dafür sehr hoch, dass der Patient tatsächlich Widerstand leistet.

Hypnose kann man auf sehr unterschiedliche Weise induzieren. Vielfach wird der respiratorische, der propriozeptive (z.B. Schwere und Entspannung der Muskulatur) oder der visuelle (z.B. Fixationsmethode) Zugang gewählt. Im Anhang L ist ein Beispieltext für eine Hypnoseinduktion festgehalten, die den o.g. Regeln gerecht wird. Der Schwerpunkt liegt dabei auf einer Kombination von respiratorischen und propriozeptiven Imaginationen.

An die Phase der Hypnoseinduktion schließt sich übergangslos die Phase der *Hypnosevertiefung* (syn. *Trancevertiefung*) an. Sie ist qualitativ nicht anders als die Hypnoseinduktion. Allein, sie arbeitet mit einer cover story. Das Ziel dieser Phase ist bereits in ihrer Bezeichnung formuliert. Weil ja auch die Hypnoseinduktion Trance erreichen will, deshalb ist die Trancevertiefung bei vielen Autoren gar nicht extra ausgewiesen.

Mit Hypnosevertiefung ist nicht gemeint, beim Patienten einen Bewusstseinszustand erreichen zu wollen, der zu einem Tiefschlaf oder zu einer Amnesie führen würde. Dies ist letztendlich nicht intendiert. Für Gerl (2001) ist Hypnosetiefe mit Gründlichkeit, Güte und Vollständigkeit assoziiert. Je mehr der Patient in dem genannten Sinne Trance erfährt, umso mehr involviert ist er in das hypnotische Geschehen, wobei sich mit zunehmender Tiefe nicht nur die Erlebensinhalte, sondern insbesondere die Erlebens- und Verhaltensprozesse ändern. In **Abbildung 5.1** sind einige dieser Prozesse und Mechanismen zusammengestellt (vgl. Scholz, 2005)

Von den zahlreichen, gut untersuchten subjektiven Veränderungsindikatoren ist die *Trancelogik* hervorzuheben. Man versteht darunter eine Toleranz gegenüber

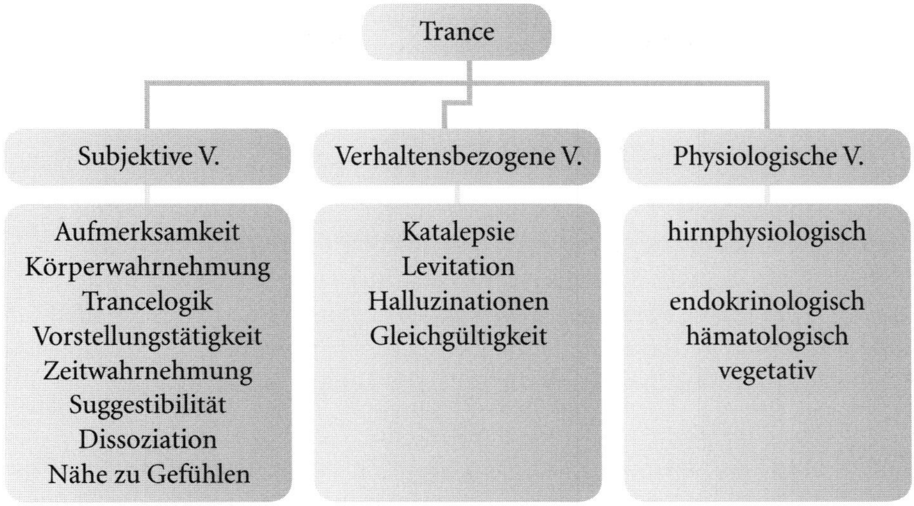

Abbildung 5.1: Effekte von Trancevertiefung (vgl. Scholz, 2005)

logischen Widersprüchen z. B. sich alle Zeit der Welt nehmen, um zu erleben, ob die rechte Körperhälfte schwerer als die linke oder die linke Körperhälfte leichter als die rechte ist.

Hinsichtlich der körperlichen Veränderungen ist als Beispiel auf die veränderten Haftungseigenschaften der Leukozyten zu verweisen. Während der Hypnosevertiefung verändert sich das Verhältnis der an den Gefäßwänden haftenden Leukozyten zu den im Blut frei strömenden Leukozyten zugunsten der letztgenannten. Damit verbunden ist auch eine größere Immunabwehr.

Meistens wird als cover story die Vorstellung einer Treppe gebraucht oder der Sonnenuntergang in den Bergen oder das Gleiten eines Ruderbootes in das Dunkle eines Bergsees. Gut geeignet ist auch der Gleitflug eines Kondors bzw. Reihers oder aber das rhythmische Brausen und Versiegen von Meereswogen. Im Anhang M ist der Text einer Trancevertiefung wiedergegeben. Als cover story wurde eine Kutschfahrt entlang einer sich windenden Allee gewählt. Das Passieren der Kurven wurde für die Suggestion von fortschreitender Trancetiefe gewählt.

In dem Text sind viele Konfusionen enthalten. Damit soll Trance vertieft werden. Am Ende ist die Ankündigung der therapeutischen Intervention als Geschichte angedeutet. Sie wird wiederum ohne Übergang an die Hypnosevertiefung angehängt.

Unmittelbar an die Applikation des therapeutischen Focus sollte sich der posthypnotische Auftrag anschließen und daran die *Reorientierung*, also die *Beendigung* der Hypnose (syn. Rückorientierung des Patienten). Sie ist – zeitlich gesehen – die kürzeste Sequenz. Der Therapeut spricht während dessen lauter und schneller. Da sich einige Patienten nur langsam zu reorientieren vermögen, ist es zweckmäßig, dem Patienten hierbei Gestaltungsspielraum einzuräumen.

« ... nehmen Sie nun einige kräftige Atemzüge – vielleicht fünf oder sieben. Und spüren Sie dabei, wie Sie mit jedem Atemzug frischer und munterer werden ... Und wenn Sie noch zwei dieser Atemzüge vor sich haben, dann beginnen Sie sich kräftig zu räkeln» .. (der Therapeut gibt entsprechende Geräusche auch von sich) «... und beim letzten dieser Atemzüge öffnen Sie Ihre Augen, um den Geschäften Ihres Tages nachgehen zu können.»

Auf jeden Fall lässt man den Patienten noch eine kleine zeitlang auf der Unterlage verweilen. Auch das Nachgespräch sollte so geführt werden, dass der Patient dort sitzen bzw. liegen bleibt und sich erst zum Abschluss der Therapiesitzung erhebt.

In der Literatur wird gelegentlich darauf verwiesen, dass es auch Patienten gibt, die sich nur sehr aufwändig reorientieren lassen. Abgesehen davon, dass der Patient eingeschlafen ist und der Therapeut das nicht bemerkt hat, wird ein entsprechendes Verhalten des Patienten meistens als Widerstand oder als Aufrechterhaltung der intimen therapeutischen Sitzung gewertet. In mehreren Jahrzehnten, seit dem der Autor hypnotherapeutisch arbeitet, ist eine solche Situation niemals eingetreten. Wenn nun aber der Patient ein derartiges Verhalten zeigt, sollte sich der Therapeut ernsthaft fragen, ob er die Hypnotherapie in gewohnter Weise mit dem Patienten fortsetzen möchte.

Für den Fall, dass der Patient nicht reorientiert werden soll, weil er beispielsweise im Anschluss an die Hypnose schlafen sollte oder weil er die Hypnose abends von einer CD hört, dann ist die Beendigung der Hypnose so wie in Anhang N beschrieben vorzunehmen.

5.4 Hypnotherapeutischer Beispieltext für modifizierte Schmerzwahrnehmung

Der folgende Beispieltext war Bestandteil einer Hypnose, der sich eine 16 Jahre alte weibliche Patientin während der 4. Therapiesitzung unterzog. Die Behandlung erfolgte während eines stationären Aufenthaltes in einer psychosomatischen, verhaltensmedizinisch geführten Klinik. Die Patientin ist Schülerin an einem Gymnasium und hat wegen ihrer überragenden Leistung eine Klasse übersprungen. Sie besucht derzeit die 12. Klasse. Die Überweisungsdiagnose zur Psychotherapie lautete: Juvenile Migräne.

Diagnostische Befunde

Es ließen sich keine behandlungsrelevanten organischen Befunde beibringen, die das Krankheitsgeschehen hätten hineichend erklären können oder eine organmedizinische (Mit-)Behandlung erforderlich gemacht hätten. Schmerzlokalisation: links temporal; in die gesamte linke Gesichtshälfte ziehend, wobei der Schmerz im linken Augenhintergrund besonders intensiv sei. Schmerzbeschreibung: im Anfall reißend, stechend, vernichtend, glühend. Vor dem Anfall bohrend, ausstrahlend, pochend. Zeitliche Charakteristik: während des zurück liegenden halben Jahres 23 Migräneanfälle mit zunehmender Frequenz; derzeit 3 bis 4 pro Woche. Chronifizierungsstadium II; Schmerzgenese: Vor 4 Jahren sollte Patientin bereits die 6. Klasse überspringen. Während der Probezeit erster Migräneanfall; deswegen Rückstufung; vor Klassenarbeiten oder Leistungskontrollen, die alle mit überdurchschnittlichem Erfolg bewältigt werden oder im Ballett bei der Übernahme von Solorollen kommt es überzufällig häufig zu Migräneattacken. Erhebliche Beschwerdeverstärkung vor 2 Jahren, damals Versetzung in 10. Klasse; zeitgleich trennte sich geliebter Vater von der Familie.

Problemlage: Patientin verzichte auf Urlaub, auf Lektüre «interessanter Literatur», will immer hundertprozentig sein, will aber auch an sich denken und nicht gleich so empfindlich sein, wenn mal etwas entgegen ihrem Willen läuft. Patientin wird von konkurrierenden Mitschülern belächelt. Ihr Freund wendet sich von ihr ab, «weil bei mir an erster Stelle die Schule steht, dann alles andere».

Hypnodiagnostische Befunde: Ambivalente bis positive Einstellung zur Psychotherapie; Patientin erlernt während stationärem Aufenthalt Progressive Muskelrelaxation («Das gefällt mir sehr. Aber es hilft noch nicht so richtig.»); im FIRST signifikante Verbesserungen des erlebnisbezogenen status praesens während der Trance; hohe Werte bei Suggestibilität gegenüber sensorischen Informationen.

Therapieplanung

- Arbeitsauftrag: Patientin sieht dem nächsten Migräneanfall angstvoll entgegen. Sie fühlt sich dem ausgeliefert. Sie möchte die ersten Anzeichen des drohenden Anfalls wahrnehmen können, damit sie bereits frühzeitig Vorkehrungen treffen kann (z. B. sich entspannen). Ressource: Streben nach Hundertprozentigkeit

- Dominantes Arbeitsprinzip: aktive Hilfe bei der Problembewältigung (vgl. Kap. 3.1)
- Zu modifizierender Schmerzaspekt: Schmerzintensität (vgl. Kap. 3.4)
- Relevantes psychologisches Konstrukt: Wahrnehmung
- Verfahrenstechnik: Imagination als Bestandteil des Mentalen Trainings (vgl. Tab. 3.1)

Text der hypnotherapeutischen Intervention

Vorbereitung

Bereits während der stationären Behandlung wurde das individuelle Störungsmodell erarbeitet (unangemessen hoher Ehrgeiz, Zwanghaftigkeit, pathologische Misserfolgsbefürchtung, soziale Belange werden vernachlässigt, Fixierung an den Vater)

Stressbewältigung: Wenn erste Anzeichen für Anfall bemerkt werden, kann er durch Entspannung in seiner Intensität reduziert, gar verhindert werden; Handlungsmaxime für Entscheidungen sollte Wohlbefinden sein.

Hypnose wurde via PMR eingeleitet, dann erfolgte Trancevertiefung, anschließend folgender Text:

Konfrontation mit Problemzustand

Ich möchte Sie nun bitten, sich alle Zeit dieser Welt zu nehmen und sich einmal Ihren letzten Migräneanfall vorzustellen. Nein, nicht so wie dies ein Außenstehender tun würde. Sie können sozusagen neben sich stehen und sich beobachten ... sich sehen, sich hören, sich fühlen. – Das braucht seine Zeit. Es kann sein, dass sich allmählich dieses Pochen, dieses Klopfen, dieses Pulsieren ankündigt – in der linken Gesichtshälfte ... wie sich Müdigkeit und Unwohlsein breit machen. Da kommt der Brechreiz, besonders, wenn Sie sich nach vorn neigen – in Ihrer Vorstellung. Und der Schmerz wird immer stärker. Das ist wie eine Folter. Man hat Angst und kann ihr doch nicht entgehen. Und das beginnt bereits damit, dass Sie sich das Flimmern vor den Augen vorstellen können, vielleicht auch einen leuchtenden Punkt vor den Augen – oder was auch immer. Irgendwer sagte einmal: Verwende nur genügend Zeit, um deine Vorstellungen zu festigen; dann werden deine Vorstellungen unwichtig.

Imagination des Zielzustandes

Wenn Ihnen das doch gelänge! Wenn Sie nur ganz an den Anfang Ihres letzten Migräneanfalls gelangten, um verfolgen zu können, wie er sich entwickelt hat ... Jetzt in dieser tiefen, erholsamen Entspannung ... Wenn Sie ganz zum Anfang hinkommen, wo der Anfall gerade begann sich zu entwickeln, dann könnten Sie den Anfängen wehren ... ihm sozusagen den Boden entziehen ... Dann würde der Anfall entweder nicht so schlimm werden – er könnte Sie nicht mehr terrorisieren – vielleicht würde er gar ausbleiben. Das macht Hoffnung – das macht Mut! Denn: Jemand, der viel anfängt, beendet wenig. Und das gilt auch umgekehrt.

Bewältigung des Weges

Ich möchte Sie einladen, diesen Anfall mit mir als einen Film anzusehen von seinem Beginn bis zu dem Zeitpunkt der schlimmsten Folter ... Und wir können den Film uns jetzt rückwärts ansehen, können ihn anhalten, beliebig vor- und zurückspielen. Und wir können ihn ganz vom Anfang an sehen ... hören, was da passierte, zusehen, wie Sie sich bewegten – einfach alles noch einmal nachstellen. Der Star eines Films muss immer das Drehbuch sein.

Imagination von Barrieren
Beim Anheben des Zeigefingers: «Ja, so ist es gut!»
Wenn nach ca. 20 s keine oder eine abschlägige Reaktion erfolgt: Weiter im Text!

Drehen Sie den Film einfach zurück zum Anfang. Vielleicht ein paar Stunden vor dem Anfall, vielleicht auch zwei Tage davor. Und stellen Sie fest, wo Sie sich wieder finden, vielleicht, als sie so richtig Heißhunger hatten und wie Sie dann mit ordentlichen Bissen sich so richtig gütlich taten ... Sie können mir zeigen, wenn diese Szene in Ihrer Vorstellung auftaucht, in dem Sie Ihren rechten Zeigefinger leicht anheben ... Oder Sie können in Ihrer Vorstellung wahrnehmen, wie Ihnen manchmal die Zunge schwer wird, wie Sie die Worte nicht so aussprechen, wie Sie das eigentlich von sich gewohnt sind. Zeigen Sie mir wieder mit Ihrem rechten Zeigefinger an, wenn das Bild klar genug ist oder wenn Sie das in Ihrer Erinnerung hören können ... Es kann aber auch sein, dass Sie in sich eine gewisse Reizbarkeit spüren, Intoleranz, Misslaunigkeit ... Es braucht seine Zeit, bis diese Vorstellung auftaucht. Zeigen Sie mir das wieder mit Ihrem rechten Zeigefinger an ... Ich weiß nicht, ob Sie sich in Ihrer Vorstellung rastlos sehen, ganz am Beginn des Films rastlos sehen, gehetzt, unter Zeitdruck ... Sie müssen schon ein wenig verweilen. Alles braucht eben seine Zeit ... Wenn es sich in Ihrer Vorstellung bemerkbar macht, dann zeigen Sie es mir wieder mit Ihrem rechten Zeigefinger ... Und nun bitte ich Sie, den Film so vorlaufen zu lassen und dort anzuhalten, wo Sie entscheidende Stellen in der Entwicklung ihres Migräneanfalls festmachen können ... Ich werde jetzt eine Weile schweigen – sagen wir eine oder zwei Minuten – Es gehört zur Erfahrung vieler Menschen, dass solche Vorstellungen allmählich kommen ...

5.5 Hypnotherapeutischer Beispieltext für angemessene Schmerzbewältigung

Der folgende Beispieltext war Bestandteil einer Hypnose, der sich ein 38 Jahre alter, männlicher Patient während der 8. Therapiesitzung unterzog. Der Patient arbeitet als LKW-Fahrer im Gütertransport einer Versandfirma. Die Überweisungsdiagnose zur Psychotherapie lautete: funktioneller myogener, lumbaler Rückenschmerz (L3, L4).

Diagnostische Befunde

Organische Befunde bezogen sich auf grenzwertige MRT-Darstellungen der Lendenwirbelsäule insbesondere rechtsseitig, die für eine geringfügige Discusprotrusion sprechen; zudem Hartspann und reflexhaft auslösbare Verspannungen. Schmerzlokalisation: Lendenwirbelsäule mit Ausstrahlung in die linke Wade, gelegentlich bis zum Fußrücken. Schmerzbeschreibung: ziehend bis reißend, heftig, peinigend, ausstrahlend. Zeitliche Charakteristik: während der Woche viel stärkerer Dauerschmerz als am Wochenende, insbesondere am Abend und des Nachts oder beim Heben von Lasten. Chronifizierungsstadium: rezidivierender Schmerz, insbesondere nach dem Tragen von Lasten oder nach statischer Belastung. Schmerzgenese: Patient bringt die Schmerzen in Zusammenhang mit Rückenprellungen, die er sich während seiner Freizeitbeschäftigungen als ehemaliger Torwart einer Fußballmannschaft zuzog. Verstärkt wurde der Schmerz, seit Patient einen kleineren LKW fahren muss, viel kleine Stadtfahrten hat und nicht mehr Fernfahrer ist. Dadurch auch geringerer Verdienst. Die nunmehr allerdings kleineren Lasten muss Patient aus dem Auto zum Empfänger bzw. vom Absender zum Auto transportieren. Viele Krankschreibungen (insgesamt 10 Wochen im vergangenen halben Jahr). Kurmaßnahme hatte keinen substantiellen Erfolg.

Problemlage: Patient ist ungelernter Kfz-Fahrer und schlug bisher stets Angebote für Qualifizierungsmaßnahmen aus. Innerbetriebliche Umstrukturierungen lassen regelmäßig Angst aufkommen, dass ihm gekündigt werde. Patient fühlt sich gemobbt. Die Ehe des Patienten scheiterte. Er lebt bei seiner Mutter. Ist wegen zögerlichen Alimentenzahlungen bereits gepfändet worden. Wegen seiner Rückenschmerzen geht er auch nicht mehr zum Fußballtraining, so dass der Kontakt zu gleichaltrigen Kameraden zunehmend lockerer wird. Verlagerung seiner Freizeitbeschäftigung in Discos. «Da bin ich King! Ich kenne die Mädels alle, aber heiraten würde ich keine von denen … Die wissen nichts von meinen Rückenproblemen. Das würden die ja nicht verstehen.»

Hypnodiagnostische Befunde: Bisher keine Erfahrungen mit suggestiven und relaxierenden Behandlungsmethoden. Gemäß FIRST profitiert Patient ganz erheblich von einer Hypnotherapie (persönliche Angabe, trancebedingte Änderungen des erlebnisbezogenen status praesens); gemäß HypnoS überdurchschnittliche Testscores bzgl. positiver Einstellung zur Hypnose, Offenheit und Vertrauen.

Therapieplanung

- Arbeitsauftrag: Während der Autofahrten ist Luftzug wie ein Gift, das die Schmerzen verstärkt. Patient kann kaum heben und werde wegen seiner klagsamen Immobilität belächelt. Er möchte sich im Dienst auch so bewegen können wie in der Disco. Dort ziehe es auch beständig, aber er registriere das nicht und habe auch am Wochenende kaum Schmerzen. Ressource: Das lockere, smarte erfolgsorientierte Verhalten.
- Dominantes Arbeitsprinzip: Motivationale Klärung (vgl. Kap. 3.1)
- Zu modifizierender Schmerzaspekt: unmittelbare Bedrohung (vgl. Kap. 3.4)
- Relevantes psychologisches Konstrukt: Wahrnehmung
- Verfahrenstechnik: Visual Squash (vgl. Tab. 4.8 in Verbindung mit Tab. 4.6)

Metaphorische Anekdote

Irgendwer hat einmal ausgerufen: Zwei Seelen wohnen, ach, in meiner Brust! Solch eine Aussage wäre dem Hero auf Stern Y33-76 niemals über die Lippen gekommen. In Wirklichkeit hieß er Trantor und machte wegen seiner Kraft und seiner Schnelligkeit überall von sich reden, na, und von seinem coolen Auftreten ganz zu schweigen! Deswegen nannte man ihn Hero.

Beschreibe die konfligierenden Tendenzen im Patient!

Das Beste aber war seine Kraft in den Sprunggelenken. Er konnte wie kein anderer endlose Weiten des Sterns in Sekundenschnelle überwinden. Deswegen war er auch von der Regierung als erster Botschafter für die Überbringung von Eilaufträgen angestellt worden. – Und wenn die astralischen Winde nicht zu stark die Schwerelosigkeit von Y33-76 beeinträchtigten, dann sprang er mühelos auf den Balkon, der zur Wohnung seiner Freundin gehört, klopfte an die Scheibe und erhielt von dort aus Zutritt zu Lystra, die er wirklich über alles mochte. Sie wohnte in der 36. Etage.

Heute erst hatte er eine besonders eilige Mission zu erledigen gehabt. In buchstäblich letzter Sekunde vor dem Start der Raumstation sei er noch angekommen und habe seine Botschaft übermittelt. «Ein Anderer hätte das nie geschafft. Das kannst du mir wirklich glauben, Lystra. Da wäre die Mission beinahe in die Hose gegangen. Ich bin eben wirklich nicht zu ersetzen», behauptete Trantor nicht ohne Stolz.

«Wenn ich doch bloß annähernd so gut wäre beim Yanken!», fiel es Trantor ein. Yanken, dass war die Art, wie man den Kohlenstoff im Körper durch Sauerstoff ersetzt bekam. Der Spender musste fünfmal pro Woche für mehr als eine Stunde seltsame Bewegungen mit den Fußgelenken machen, um sein Gegenüber mit Sauerstoff zu versorgen. Für sich allein konnte man das niemals erreichen. Immer nur für andere – und das für wenigstens eine Stunde pro Tag – fünfmal in der Woche. Immer, wenn Trantor yanken sollte, verwies er darauf, dass ihm dadurch heftige Schmerzen entstünden in den Sprunggelenken und im Genick. Schon allein der Gedanke daran war für ihn ein Schrecken. Allmählich yankte Trantor nur noch alte Menschen oder ihnen vergleichbare, weil sich Trantor, der Hero, bei ihnen nicht verausgaben brauchte. Sorgsam achtete er auch bei ihnen auf sich, dass ihm nur nichts passieren könnte. – War das ein Gegensatz! Hier der beste Sprinter auf Y33-76, der Unmengen von Sauerstoff verbrauchte! Da der armselige Yanker, der sich kaum bewegen mochte und seine Kraft sparte! Es könnte ihm ja etwas passieren – es könnte zu einem Unfall kommen – es könnte das Bedrohliche Wirklichkeit werden. Nicht, dass Trantor übertrieben hätte; nein; Trantor hörte sozusagen die Flöhe husten. Im Vergleich zu anderen bestand Trantors Beurteilungsmaßstab darin, dass er sein Leben aus der Brille der möglichen Bedrohlichkeit betrachtete und beurteilt.

Lystra merkte, wie Trantor gedankenverloren war. Sie war ziemlich erleichtert, als Trantor endlich mal von seiner inneren Zerrissenheit redete. Lystra konnte das alles gar nicht richtig nachvollziehen. Deswegen fasste sie das Wichtige noch einmal zusammen, worum es Trantor ging. «Also», so begann Lystra, «wenn es darum geht, dass du dich und anderen beweisen willst, wie gut und kräftig du bist, dann kannst du ungeahnte Energien entwickeln. Ist das so?» – «Ja, Lystra, so ist es!», bestätigte Trantor und lächelte ihr erleichtert zu. «Und wenn du anderen zur Seite stehen musst, wie es ja deine Pflicht ist, da entwickelst du nur sehr wenig Energien. Ist das so?» – «Ja, Lystra, so ist es!», bestätigte Trantor wiederum und lächelte dieses Mal nicht, denn er befürchtete, sogleich eine Gardinenpredigt über sich ergehen lassen zu müssen. Deswegen beendete er das Gespräch. Hatte er doch unlängst auf ihn bezogen, seine Kumpels flüstern hören: Lasst ihn mit neuer Kraft und frischem Mut der Arbeit aus dem Wege gehen.

Stelle die positiven Absichten der konfligierenden Tendenzen dar!

Im Bett aber, als es ringsum dunkel war, kam das alles in ihm noch einmal hoch. «Ich möchte im Grunde genommen sowohl da als auch dort meinen Mann stehen und zwar voll und ganz – das steht fest! Motivation ist der Ursprung aller Handlungen. Eine Sache muss für mich wertvoll sein, warum sonst sollte ich mich hinreichend für sie einsetzen? Warum ist es nur so, dass ich beim Yanken immerfort befürchte, ich könnte mich verletzen an meinen Sprunggelenken? Das unvermeidliche Ziehen oder Überdehnen interpretiere ich bereits als eine Gefahr für meine Fußgelenke … Der Hang zum Übertreiben, zum Unterdrücken oder Verzerren ist möglicherweise eine meiner Schwächen, aber das hat wohl auch eine Art Schutzfunktion.

… na ja, eigentlich hat das Schonen seinen Vorteil darin, dass ich dann bei der Erfüllung meiner Eilaufträge wirklich top in Form bin.» … Trantor wollte einschlafen, aber die Frage brannte immer mehr in ihm, weshalb er bei der Erfüllung der Eilaufträge nicht annähernd so ängstlich auf die Schonung seiner Sprunggelenke bedacht ist. «Na klar, das ist doch ganz klar, weshalb! Ich bewege mich und springe dann so, wie es mir im Augenblick passt. Ich denke an alles Mögliche bloß nicht daran, was mit meinen Gelenken ist, ob ich sie nicht etwa überstrapaziere und so … Ja, genau das ist der Unterschied!»

Die widerstreitenden Tendenzen erkennen ihre Positiva gegenseitig an; sie kommunizieren miteinander und schaffen Ausgleich.

Trantor drehte sich von der einen Seite auf die andere. Aus dem unendlichen All der astralen Gestirne wurde es plötzlich taghell. Vermutlich hatte sich dort irgendeine Explosion ereignet. Da bemerkte Trantor, dass Lystra auch noch wach war. «Weißt du was, Lystra? Ich werde morgen nicht nur einen, sondern zwei meiner Kumpels yanken. Ich pack das wirklich! Da kannst du sicher sein. Ich werd's mir und auch denen beweisen. Und weißt du auch warum? Ich werde beim Yanken nicht darauf achten, wie groß meine Anstrengungen sind, sondern ich werde die Kumpels fragen, wie hoch sie meine Anstrengungen einschätzen. Und ihre Beurteilung ist für mich entscheidend. Da werden sie mir erzählen, wie sie mit solchen Anstrengungen umgehen. Und ich werde ihnen zuhören und ganz gewiss mir deren Erfahrungen zu eigen machen. Da lerne ich etwas. Ja, und bei der Erledigung meiner Eilaufträge, da werde ich mich mal ein bisschen mehr kontrollieren, damit ich ein bisschen verantwortungsvoller mit mir umgehe. Schließlich will ich noch lange meinen Job machen. Also nochmals: Einerseits will ich auf ganz normale Weise etwas sorgsamer mit mir umgehen als bisher, andererseits will ich nicht so überempfindlich alles sogleich schwarz malen!» Empfindliche Seelen, deren Kraft sich in höheren Sphären auswirkt, fehlt es an Begabung für Kniffe und Pfiffe, für das Ersinnen von Hilfsmitteln, von Auswegen; ihr guter Geist ist der Zufall: sie suchen nicht, sie finden. Das war nun aber bei Trantor anders geworden.

Lystra setzte sich auf, machte den Spot an, der direkt auf Trantor fiel: … «Trantor, du bist der Größte! du bist nicht nur smart und cool, du bist auch erfolgsorientiert dort, wo es dir eigentlich schwer fällt. Denn du hast mit dir einen echten Kompromiss geschlossen! Blamage hin, Bedrohung her! Anstatt blindlings Mut zu zeigen, wo es gar nicht immer nötig ist, nimmst du diesen Teil Mut und setzt ihn dort ein, wo du ihn nötig hast.

Ich möchte bloß mal wissen, was dich zu dieser Entscheidung getrieben hat.» Aber genau das verriet Trantor seiner Lystra nicht.

5.6 Hypnotherapeutischer Beispieltext für ausgeglichene Stimmung

Der folgende Beispieltext war Bestandteil einer Hypnose, der sich ein 43 Jahre alter, männlicher Patient während der 11. Therapiesitzung unterzog. Der Patient ist vom Beruf Lehrer in einer großen Gesamtschule. Die Überweisungsdiagnose zur Psychotherapie lautete: chronischer Spannungskopfschmerz.

Diagnostische Befunde

Neurologisch und neuroradiologisch konnten keine die Beschwerden hinreichend erklärende Befunde beigebracht werden. Schmerzlokalisation: gesamter Kopf, insbesondere aber Schläfen, Hinterkopf und Nacken. Schmerzen werden als ziehend, drückend, beengend und bedrückend beschrieben. Zeitliche Charakteristik: mehrere Male pro Woche über Tage hinweg, seit etwa 2,5 Jahren; Chronifizierungsstadium II. Schmerzgenese: Patient hält Ärger in der Schule für eine maßgebliche Bedingung; er fühle sich nicht ernst genommen; auslösend seien Auseinandersetzungen im Kollegenkreis gewesen. Lehrerkonferenzen werden mit erheblichen Erwartungsängsten entgegengesehen. Als EDV-Verantwortlicher sei er für alle möglichen Pannen verantwortlich und als Administrator nicht ausgebildet.

Problemlage: Folgen der Schmerzen seien erhöhte Lärmempfindlichkeit, Alleinsein (Patient lebt als Single, nachdem er sich vom Partner getrennt hat), Niedergeschlagenheit und schulische Probleme mit Kollegen (Rechthaberei), manchmal auch mit Schülern. Er müsse sich nach dem Unterricht etwa 2 Stunden hinlegen und überlegt, ob er eine Berentung beantragen solle. Lärm und Ärger über den

Schulalltag seien schmerzverstärkend; besonders schlimm seien die Schmerzen aber Zuhause. Da dominieren Angst, ein chronischer Fall zu werden ebenso sehr wie die Wut auf seinen Beruf.

Hypnodiagnostische Befunde: bisher keine Erfahrungen mit Hypnotherapie, aber distanzierte, eher negative Einstellung; Patient hat Zweifel an Wirksamkeit der Psychotherapie für seinen Kopfschmerz. Behandlungsziel: ein dickeres Fell und wieder seine alte Stimmung.

Therapieplanung

- Arbeitsauftrag: Patient hat Angst vor jeder Lehrerkonferenz und grübelt über sein Alleinsein. Er hat keine «Verbündeten» Er will auf Kollegen zugehen, sich Verbündete suchen, Zuhause wieder mehr telefonischen Kontakt zu einzelnen Kollegen suchen. Ressource: Patient kann gut und charmant auf andere zugehen.
- Dominantes Arbeitsprinzip: Ressourcenaktivierung (vgl. Kap. 3.1)
- Zu modifizierender Schmerzaspekt: affektive Begleitprozesse (vgl. Kap. 3.4)
- Relevantes psychologisches Konstrukt: Verhalten
- Verfahrenstechnik: Sixstep Reframing (vgl. Tab. 4.9 in Verbindung mit Tab. 4.6)

Metaphorische Anekdote

Konrad geht nun schon in die 9. Klasse – seit einem halben Jahr aber mag er am liebsten überhaupt nicht mehr zur Schule gehen. Er freut sich richtig, wenn er eine Erkältung oder eine andere Unpässlichkeit als Entschuldigung dafür abgeben kann, dass er wieder einmal der Schule fern geblieben ist. Der Grund dafür ist klar und eindeutig. Konrad wird oft von seinen Mitschülern als Wichtigtuer und Angeber bezeichnet und häufig deshalb gehänselt. Konrad hält sich trotz aller seiner Unsicherheit zu oft für unfehlbar. Wenn er sein Können aber beweisen soll, dann erst überkommt Konrad eine qualvolle Angst. Er meint, sich rechtfertigen zu müssen, obgleich er weiß, dass seine Kameraden ihn längst durchschaut haben. Was auch immer er sagt, es kommt zu seinem Nachteil an! Ein Gefühl des Gekränktseins mischt sich mit Ärger darüber, dass Konrad von den anderen erniedrigend behandelt wird. Er fühlt sich allein, ausgegrenzt und kann des Nachts schlecht schlafen … Wenn Konrad doch wenigstens einen Freund hätte, von dem er sich verstanden fühlt! Jeder braucht das, und es erleichtert. Nicht für die kurze Zeit, auf Dauer und in Schwierigkeiten ist der Freund dir der Nächste!

Problem bestimmen! Störendes Verhalten identifizieren!

Ja, solche und viele andere Gedanken kommen Konrad des Nachts in den Sinn, wenn er längst schlafen müsste. «Würden die anderen doch bloß mal mitkriegen, dass ich gar nicht immer den Boss abgeben will! Warum bloß verstehen die anderen nicht, dass ich nur meine Meinung abgeben will! Offen seine Meinung sagen, das verlangen doch die Lehrer stets von uns. Also sage ich, was ich kann und sage auch, wie was aus meiner Sicht am besten ist!» ... Aber irgendwie kommt das nicht an. Das ist Konrad zu einer wichtigen Gewissheit geworden. Irgendwo gibt es für jeden einen Menschen, dem zu begegnen Verstehen und Verstandenwerden bedeutet!

Verhalten von Absicht trennen!
Fiktion konstruieren, die für Verhalten verantwortlich ist!

«Mensch!», sagt er sich. «Ich will doch gar nicht so ein Angeber sein, nicht immer ein Besserwisser sein. Ich will doch so sein wie die anderen ... Ja, und ich brauche auch einen richtigen Freund, keinen Bewunderer, auch keinen Rivalen. Wir beide würden uns dann gegenseitig helfen und unterstützen.» ... Viele Gedanken schwirren Konrad durch den Kopf und sein Herz ist richtig schwer, wenn er so darüber nachdenkt. Wirklich neue Wege geht man nur, nachdem dir klar geworden ist, dass man einen ganz anderen Weg als die bisher gegangenen gehen muss, weil sie dich von deinem Ziel entfernten.

Mit dem störenden Verhalten auseinandersetzen!
Bereitsein, neue Wege zu gehen!

«Wie wäre es wohl» – so dachte er während eines Spazierganges bei sich – «wenn ich mich in der Zukunft nicht mehr bei jedem Hüstelchen von der Schule entschuldige, wenn ich nicht mehr kneife und wie die anderen den Anforderungen genüge? ... wenn ich ein richtiger Kumpel sein will, mehr die Gemeinsamkeiten betone? ... Wenn ich mich nämlich drücke, dann bekomme ich genau das nicht, was ich eigentlich will: Integriert sein, Anerkennung, vielleicht Knud, meinen Banknachbarn, als Freund. ... Konrads Puls schlägt schneller, und er überlegt, was er tun könne, damit er nicht mehr diese Angst vor seinen Klassenkameraden haben müsste, dass sie ihn geringschätzig behandeln, ihn auslachen und isolieren ... Er könnte so vieles tun: Er könnte Knud die andere der beiden Karten für das Bundesligaspiel geben. Er könnte einfach das beim Fußball tun, was die anderen ihm sagen. Er könnte während der nächsten Party seine Gitarre mitbringen und ihnen allen mit seinem sprichwörtlichen Charme und mit Können zeigen, was er wirklich auf der Gitarre kann, ohne groß zu tun. «Oh, so viele Ideen und ganz gewiss sind das längst nicht alle Einfälle! ... Man muss nur mal richtig nachdenken und sein Denkkorsett ablegen! Da löst sich diese Enge auf ins Nichts. Da fühlst du dich wohl!» ... Das war Konrads ganz neue Erfahrung: Nicht das Schönste auf der Welt soll dir am meisten gefallen; sondern, was dir wohlgefällt, sei dir das Schönste von allen.

Neue Wege suchen dadurch, dass bisher geändertem Verhalten eine gute Absicht unterstellt wird und dieses Verhalten von Intention getrennt wird.

«Einfach anfangen, und ganz einfach anfangen. Das ist die Devise! ... Aber womit anfangen?» – Dass eins nach dem anderen laufen müsste, das war Konrad klar. Und er spürte ganz deutlich, wie er freier atmete, wie sich seine Mundwinkel zu einem Lächeln verzogen und wie Freude, nein Frohsinn, in ihm aufkam. Frohsinn und Zufriedenheit sind große Verschönerer und berühmte Pfleger von Wohlgefühl. ... Wo waren jetzt die Angst vor den anderen hin? ... Wo sein Bedürfnis, aufzuschneiden? ... wo seine Verzagtheit? «Würde Knud mitkommen, wenn ich ihm die Karte für das Fußballspiel überlasse? Ja sicher!»

Neue Wege überprüfen!
Ziel soll weitgehender Konsensus sein!

Jetzt wusste Konrad, was er zu tun hatte, damit es ihm besser geht, sich nicht mehr ausgegrenzt fühlen musste udrgl. Der Weg zum Ziel beginnt an dem Tag, an dem du die hundertprozentige Verantwortung für dein Tun übernimmst.- Gleich morgen vor dem Unterricht wollte er Knud einladen, mit ihm zum Bundesligaspiel zu kommen ... Und weil die nächste Party bereits in einer Woche starten sollte – das hatte man in der Klasse bereits fest vereinbart – da wollte Konrad seinen Beitrag zum Gelingen dadurch leisten, dass er seine Gitarre mitbringen würde.

Übernahme von Verantwortung

5.7 Hypnotherapeutischer Beispieltext für ausreichenden Schlaf

Der folgende Beispieltext war Bestandteil einer Hypnose, der sich eine 49 Jahre alte, weibliche Patientin während der 18. Therapiesitzung unterzog. Die Patientin arbeitete bis zu ihrer vorübergehenden Berentung im Vorzimmer eines Direktors als Sekretärin. Die Überweisungsdiagnose zur Psychotherapie lautete: chronische Ein- und Durchschlafstörungen bei primärer Fibromyalgie.

Diagnostische Befunde

Organisch lassen sich außer den bei Fibromyalgie charakteristischen (unspezifischen) serologischen und immunologischen Befunden keine solche erbringen, die eine intensive rheumatologische Behandlung begründen könnten. Schmerzlokalisation: 14 von 18 Tenderpoints reagieren bei Druck mit Schmerz, insbesondere jene in der Hals-Nacken-Region und im Gesäß. Schmerzbeschreibung: ausstrahlender, peinigender, dumpfer Dauerschmerz insbesondere morgens. Chronifizierungsstadium: II. Schmerzgenese: Die Nackenschmerzen werden in Verbindung mit einem Auffahrunfall ca. 7 Jahre vor Behandlungsbeginn gebracht. Nach einer akuten

Schmerzphase von ca. 3 Monaten habe Beschwerdefreiheit bestanden, dann seien die Schmerzen mit geringer Intensität wieder gekommen und seien während der letzten 2 Jahre so arg geworden, dass mehrmonatige Arbeitsunfähigkeit bestand. Vorübergehende Berentung seit 10 Monaten.

Problemlage: Der Prozess um den Auffahrunfall endete mit einem Vergleich. Das hält Patientin für ungerecht, denn dem Gegner sei gar nichts passiert, obgleich er zur Hälfte Schuld an dem Unfall hatte. Die Schlafstörungen entwickelten sich im Zusammenhang mit dem Prozessausgang. In dieser Zeit wechselte ihr Chef. Der neue habe einen ganz anderen Stil, mit dem die Patientin nicht gut zurecht komme. Sie lasse sich nur ungern etwas «von so einem jungen Karrieristen» sagen. Die Sekretärinnen anderer Abteilungen haben sich von ihr zurückgezogen. Patientin fühlt sich im Dienst isoliert.

Hypnodiagnostische Befunde: Leicht aufgeschlossene Einstellungen gegenüber Hypnotherapie; stellt viele Fragen nach Ablauf und Wirkungen von Hypnose. Im FIRST durchgängig normale bis überdurchschnittliche Befunde. Patientin hat Erfahrungen mit Autogenem Training, allerdings mit nur mäßigem Erfolg in Bezug auf Schlafstörungen und Schmerzlinderung.

Therapieplanung

- Arbeitsauftrag: Die dysphorische Art der Patientin, mit der sie anderen Menschen begegnet, hält sie für eine Folge ihrer Schmerzen und ihrer Schlaflosigkeit. Nachts grübelt und bilanziert sie ihr einzelgängerisches Wesen. Sie möchte anderen gegenüber aufgeschlossen sein, sich aber nicht «vor lauter Freundlichkeit verrenken». Beliebtheit nicht um jeden Preis! Ressource: Man kann mit mir reden! Ich hinterfrage mich!
- Dominantes Arbeitsprinzip: Problemaktualisierung (vgl. Kap. 3.1)
- Zu modifizierender Schmerzaspekt: kognitive Begleitprozesse (vgl. Kap. 3.4)
- Relevantes psychologisches Konstrukt: Einstellungen
- Verfahrenstechnik: Core Transformation (vgl. Tab. 4.11 in Verbindung mit Tab. 4.6)

Metaphorische Anekdote

Wie unterschiedlich sich Menschen verhalten! Man merkt an ihnen oft, wie man selbst ist und fühlt sich an sich selbst erinnert. Mir fällt da die Sache ein von einem ehemaligen Kollegen. Marco – so hieß er – war sehr wechselnd von seiner Art her und doch immer derselbe.

Identifiziere das unerwünschte Verhalten!

Wie er die Dinge anging, nicht nur bei der Arbeit, sondern auch in anderen Lebensbereichen! Marco war ein Mitarbeiter, der bei den meisten anderen Kollegen nicht mehr besonders gut ankam. Ja, gewiss: Er war verbindlich, zuverlässig und geradeheraus. Viele hielten ihn aber für zweigesichtig. Meistens blickte er finster drein und war wortkarg. Seine Schmerzen schienen ihm dies so zu diktieren ... Was die anderen aber nicht wussten, war, dass er nachts immer und immer wieder darüber nachdachte, was tags zuvor so alles auf ihn eingestürmt war. Ist es nicht so, dass du an nichts anderes denkst, als immer nur an ein ganz bestimmtes Problem, immer nur kreisen deine Gedanken um dasselbe Problem. Das raubte ihm Stunde um Stunde vom Schlaf. Marco fühlte sich chronisch übermüdet. – Und das machte ihn mürrisch, klagsam und wohl auch ein wenig eigenbrödlerisch. Irgendwer hat einmal gesagt, Schlaflosigkeit, das sei die Krankheit einer Epoche, in der man den Menschen befiehlt, vor vielen Tatsachen die Augen zu schließen.

Wenn der Schlaf, weshalb auch immer, nicht kommt, grübelst du vor dich hin – ganz automatisch. Grübelst, ohne zu einem Ergebnis zu kommen. Und du nimmst die kleinen Sorgen und die großen, die kleinen Ärgernisse und Zurücksetzungen, die Schmerzen und die Behinderungen mit zum Dienst und dann wieder mit Nachhause, sogar in die Nacht hinein. «Wie wird es morgen und übermorgen werden? Werde ich allem gewachsen sein? Werden die anderen mich verstehen – wenigstens ein bisschen Rücksicht nehmen auf mich – mir gar helfen – oder auch mal das Eine oder Andere übersehen, mir nachsehen?» Das alles und vieles andere stand Abend für Abend, Nacht für Nacht im Pflichtenheft von Marcos Grübeleien. Ist nicht Grübeln eine besonders negative Variante von intellektuellem Nebeldunst?

Bestimme die Automatik, die das Verhalten hervorruft!

Irgendwann – er vermochte sich nicht mehr genau zu erinnern, wann das war – da beschloss Marco, heute einmal anders zu grübeln. Nicht, dass er daran mehr oder weniger Vergnügen gehabt hätte. Nein, Marco wollte über sein Grübeln nachdenken. Sich selber erforschen, um sich selbst zu erkennen, ist das erste Studium in einer solchen Lage.

Nimm zu diesem Teil Kontakt auf!

Und was lag da näher, als sich die Frage nach dem Sinn all seines Grübelns vorzulegen? ... Darauf eine befriedigende Antwort zu finden, haben immer wieder viele Menschen vergeblich versucht. Und so war es auch bei Marco. Jedenfalls schlief er mit dem Gedanken über den Sinn seines abendlichen und nächtlichen Grübelns ein. – Nun wäre diese Geschichte keine Geschichte, wenn Marco da nicht

Erfrage die unmittelbare Intention des störenden Verhaltens!

im Traum sein anderes Ich, sein guter Teil in ihm, auf den Plan getreten wäre. Und dieser gute Teil fragte Marco: «Du ärgerst dich über die anderen, ärgerst dich über dich. Du bist die leibhaftige Unzufriedenheit! Was willst du eigentlich?»

Marco wusste darauf sogleich zu antworten: «Ich will richtig ausgeschlafen sein und ich will die Schmerzen nicht haben. Wenn ich die Schmerzen nicht hätte, könnte ich auch besser schlafen.»

Formuliere das übergeordnete Ziel, das damit verbunden ist!

«Angenommen, du hättest die Schmerzen nicht, dann könntest du besser schlafen?» «Ja!» «Und was wäre der Gewinn außer dem, dass du ausgeschlafen wärst?» «Nun», gab Marco seinem guten Teil zur Antwort, «guter Schlaf, das ist schon ein Gewinn, ein großer Gewinn für mich. Aber wenn ich ausgeschlafen bin, dann bin ich auch viel ausgeglichener, viel aufgeschlossener und freundlicher anderen gegenüber.»

Formuliere das noch weiter übergeordnete Ziel, das damit verbunden ist!

«Und was hilft dir deine Aufgeschlossenheit, deine Freundlichkeit anderen gegenüber?» – «So eine Frage! Freundlichkeit anderen gegenüber, das ist doch ein Schutzwall vor Konflikten, man ist beliebt und so ...» «Also, wenn es dir sehr wichtig ist, beliebt zu sein, da weiß ich ein ziemlich einfaches Mittel», entgegnete der gute Teil in Marco. «Da brauchst du bloß den Leuten nach dem Mund zu reden, da brauchst du nur dein Mäntelchen nach dem Winde zu hängen. Aber ausgeschlafen und schmerzfrei musst du nicht sein, wenn du bei anderen beliebt sein willst.»

Wiederhole vorherigen Schritt so lange bis kein weiteres übergeordnetes Ziel zu finden ist!

Marco dachte lange nach, wie er denn sein will – trotz Schmerzen und trotz zu wenig Schlaf. Und dann kam es wie ein Licht voller Klarheit über ihn. Und er sprach es aus: «Ich will so sein, wie ich eben bin – jetzt und hier!» «Aha», stellte der gute Teil in Marco mit einem leichten Augenzwinkern fest. Wie bist du denn, wenn du so bist, wie du sein möchtest?» Darauf wusste Marco eine ganze Menge zu antworten: «Ich möchte freundlich sein, auch, wenn ich nicht ausgeschlafen bin. – Ich möchte ausgeglichen sein, auch wenn mich meine Schmerzen plagen. – Ich möchte so sein, dass meine Schmerzen nicht meinen Tag dirigieren. – Ich möchte ins Bett gehen, wenn ich müde bin und nicht, weil es Zeit ist, zu Bett zu gehen. – Ich möchte schlafen – oder wenigstens ruhen im Bett und dort nicht essen, fernsehen oder lesen. – Ich möchte ...» Aber nun überlassen wir Marco lieber seinen eigenen Wünschen ... Warum sich nicht auch ein paar Dinge einfallen lassen, die ein Ausdruck dafür sind, dass Sie so sind, wie Sie sein möchten – jetzt und hier? ...

Beschreibe den Core Zustand!

5.8 Hypnotherapeutischer Beispieltext für bessere Beweglichkeit

Der folgende Beispieltext war Bestandteil einer Hypnose, der sich ein 63 Jahre alter, männlicher Patient während der 16. Therapiesitzung unterzog. Der Patient ist vom Beruf Geigenbauer und selbständig. Die Überweisungsdiagnose zur Psychotherapie lautete: Arthrose beider Hüftgelenke, Zustand nach Totalendoprothese (TEP) beider Hüften.

Diagnostische Befunde

Organisch: Bewegungsfunktion ist physikalisch gegeben; Patient meidet allerdings Bewegungen, weil dadurch Schmerzen auftreten. Schmerzlokalisation: in gesamter Hüftgegend, ausstrahlend in Lenden- und Unterbauchbereich sowie in beide Oberschenkel; neurologisch o. B. Schmerzbeschreibung: brennend, marternd, ausstrahlend; insbesondere dann, wenn Patient gehen möchte und wenn er länger als ca. 5 min läuft. Zeitliche Charakteristik: Dauerschmerz, der bei Bewegungsbeginn und nach einiger Zeit des Gehens drastisch stärker wird. Nachts werden Schmerzen intensiv gespürt. Chronifizierungsstadium: chronisches Schmerzsyndrom. Schmerzgenese: Schmerzen fingen allmählich an, als Patient ca. 54 Jahre alt war; progrediente Ätiopathogenese, die zur TEP vor 4 bzw. 3 Jahren führte. Seither sei Patient seine Schmerzen nie mehr losgeworden.

Problemlage: Nachdem 2 Kuren keine Erfolge zeigten, willigte Patient zur OP ein. «Das hätte ich eigentlich nicht machen sollen.» Eine nicht geglückte OP oder die Unverträglichkeit des Materials der eingesetzten Gelenke werden für die Ursache der Schmerzen gehalten. Kurz nach OP Zerwürfnis mit Bruder wegen Erbstreitigkeiten. Zunehmender Abbau des sozialen Netzwerkes; Sohn habe die Werkstatt übernommen, «macht aber, was und wie er es will», krankheitsbedingt vorzeitige Berentung, Schlaflosigkeit, Niedergeschlagenheit, dysphorische Stimmungslage, finanzielle Anspannung, Bewegungseinschränkungen.

Hypnodiagnostische Befunde: Patient hat mit Entspannungs- und Tranceverfahren keinerlei Erfahrungen, gemäß HypnoS eher ambivalente Einstellungen gegenüber Hypnose, aber überdurchschnittliche Offenheit und Vertrauen; gemäß FIRST mäßige Imaginationsfähigkeit. Mit der Methode der verdeckten Prüfung problematischer Körperstellen (vgl. Kasten 2.5) zeigte sich, dass Patient eine positive Kompetenzerwartung für die Hypnotherapie mitbringt.

Therapieplanung

- Arbeitsauftrag: Patient sitzt während vieler Stunden am Tag in seinem Sessel und hat «schwere und mürrische Gedanken». In der Werkstatt sei so viel zu tun. Wenn Patient «ein bisschen mitarbeiten» könnte, wäre er abgelenkt, würde sich nützlich machen und käme wieder «unter die Leute». Ressource: ungewöhnlich reiche Berufserfahrung als Geigenbauer
- Dominantes Arbeitsprinzip: Ressourcenaktivierung (vgl. Kapitel 3.1)
- Zu modifizierender Schmerzaspekt: Modifikation des schmerzbedingten Krankheitsverhaltens (vgl. Kapitel 3.4)
- Relevantes psychologisches Konstrukt: Emotionen
- Verfahrenstechnik: Aufbau von Ressourcen auf der Situationsebene (vgl. Tab. 4.10 in Verbindung mit Tab. 4.6)

Metaphorische Anekdote

Neulich blätterte ich in einem Buch aus den zwanziger Jahren des vergangenen Jahrhunderts. Ich hatte es in einem Archiv erstanden. Es trug den Titel «Schmerzbehandlung bei Beschwerden des Bewegungsapparates». An einer Fallbeschreibung hatte ich mich festgehalten. Beschrieben wurde die Leidensgeschichte eines 50 Jahre alten Mannes, der wegen seiner Knie- und Hüftgelenksschmerzen in einem Rollstuhl saß. Nennen wir ihn der Einfachheit halber Malling. Man hätte meinen können, dass Herr Malling mit seinem Rollstuhl verwachsen war. Hinzu kam, dass er in der vierten Etage einer Großstadtwohnung lebte. Morgens wurde er in den Rollstuhl gesetzt, dann las er die Zeitung Zeile für Zeile – in seinem Rollstuhl. Nach dem Mittagessen hielt er sein Mittagsschläfchen – in seinem Rollstuhl. Nachmittags wurde er vor das Fenster gesetzt, damit er dem Rauch der Schornsteine zusehen konnte – in seinem Rollstuhl. Wenn er alsbald nach dem Abendbrot zu Bett gebracht wurde, kam ihm das wie eine Wohltat vor. Ich gewann beim Lesen den Eindruck, dass der Mann der Zuwendung und dem Wohlwollen der wenigen Personen um ihn herum vollends ausgeliefert war. Sein Leben vollzog sich vom Bett in den Rollstuhl und vom Rollstuhl in das Bett. Er war es leid! Manchmal wünschte er sich, es habe bald ein Ende damit.

Bestimme das Problem, arbeite die Stereotypie des Problems heraus!

Eines Tages, als sein Hausarzt ihn aufsuchte und ein wenig mehr Zeit als sonst mitbrachte, teilte der Patient seinem Arzt davon mit. – Entgegen jeglicher Erwartung bat ihn der Arzt nun aber zu erzählen, was

Unterbrich die stereotype Sicht und aktiviere eine Alternative!

ihm diesbezüglich alles durch den Sinn gekommen ist, als er seine scheinbar aussichtlose Lage bedacht habe.

«Mein Leben sähe schon ganz anders aus», so begann der Patient, «wenn ich nicht den gesamten Tag im Rollstuhl zu sitzen brauchte. Ich möchte so gerne nach vorn in meine Zukunft blicken können. Denn in meinem Alter hat man ja noch eine Zukunft. So sehe ich es jedenfalls.»

Bestimme das zu erreichende Ziel genau!

«Selbstverständlich!» fuhr der Hausarzt dazwischen. «Aber sagen Sie mir doch einmal genau, wie Ihre Zukunft aussehen soll.» – «Ach, was soll ich mir da groß Gedanken machen. Das sind ja eh nur Illusionen», entgegnete Herr Malling beinahe resignierend. «Dennoch können wir darüber reden, was sie erreichen möchten», erwiderte der Arzt aufmunternd. Herr Malling wollte seinem Besuch wie anderen gegenüber nicht mürrisch und abweisend gegenüber treten. Und so begann er: «Ich möchte mich von selbst aus dem Rollstuhl erheben können und – unterstützt von einem Stock – in der Wohnung ein paar Schritte umher gehen können. Dann könnte ich mich nützlich machen, hätte weniger Langeweile, bekäme ein anerkennendes Wort für meine bescheidenen Hilfsdienste … Ich wage es ja kaum über meine Lippen zu bringen. Doch das Schönste wäre, wenn ich allein die Treppen hinab steigen könnte, um die Post zu holen oder gar rüber zu meinem alten Chef zu gehen und ihm bei der Buchhaltung zu unterstützen. Da war ich früher nämlich ein Fuchs. Und das würde ihn ganz bestimmt entlasten.»

Bedeutungsreframing

«Also, Sie möchten nicht immer und ausschließlich auf den Rollstuhl und damit auf andere angewiesen sein. Sie möchten sich mehr bewegen und sich bei anderen nützlich machen. – was bringt Ihnen das ein?» fragte der Arzt. «Nun ich wäre dann weniger auf meine Familie angewiesen. Ich käme unter die Leute. Ich könnte meine allerpersönlichsten Dinge selbst erledigen und wäre ihnen nicht mehr so ausgeliefert. Vielleicht könnte ich mir sogar ein Trinkgeld verdienen. Und auf jeden Fall hätte ich weniger Grund launisch und missmutig zu sein.»

Ökologie-Check

«Nichts ist vollkommen!» wandte der Arzt ein. Mit welchen negativen Konsequenzen müssten Sie rechnen?» «Ja, das ist schon klar,» stimmte Herr Malling dem Arzt zu. Anfangs müsste ich mich ganz schön zusammenreißen, denn ich bin ja nicht gut bei Kräften. Und die Schmerzen würden vorübergehend gewiss stärker werden. Aber Sie, Herr Doktor, sagten ja selbst, dass Bewegung das Beste gegen meine Schmerzen ist … ja – und – ja und vielleicht würde der eine oder andere denken, ich hätte mit meinen Schmerzen übertrieben. Aber das soll mir dann auch egal sein», fügte Herr Malling mit etwas leiserer Stimme als sonst hinzu.

«Ich freue mich, Herr Malling, dass Sie so reden.» stellte der Arzt etwas erstaunt fest. Sie müssen sich ja einem richtigen Trainingsprogramm unterziehen. Welche Möglichkeiten werden Sie denn haben, um das zu erreichen, was Ihr Wunsch ist? Überlegen Sie doch mal, was Sie selbst zuallererst tun können.» ... Nach einer ziemlich langen Pause des Gesprächs meldete sich Herr Malling wieder zu Wort: «Ich fange mal von ganz hintern an. Die Buchführung und die Arbeit mit den Formularen, die kann ich ja. Da brauch ich meinem alten Chef nur mal einen Brief schreiben und ihn bitten, mir das Zeug rüber zu bringen ... Dann müsste ich meine Arme und ... und ganz besonders die Beine trainieren. Außerdem müsste ich ja auch trainieren, nicht mehr so mürrisch und abweisend zu sein, wenn die Schmerzen beim Gehen heftiger werden ... Ja, was habe ich denn noch zu tun?»

Suche nach angemessenen Ressourcen und überprüfe diese!

«Na, mir von Ihren Fortschritten berichten, nicht nur von Ihren Schmerzen. Und deswegen werde ich demnächst wieder bei Ihnen vorbei schauen», ermutigte der Arzt seinen Patienten. «In der Tat sollten wir jetzt noch mal nachdenken, was das Wichtigste momentan für Sie ist.»
Herr Malling wusste es: «Zwei Dinge braucht der Mann! Ich brauche wieder Beschäftigung. Die bekomme ich, wenn ich auf die anderen zugehe. Und ich brauche mehr Beweglichkeit. Diese trainiere ich mir wieder an. Davon können Sie ausgehen. Sie kennen meine Hartnäckigkeit in solchen Dingen nicht.»

Integriere die Ressource in den Handlungsplan!

Der Arzt erhob seine Hand und drehte sie wie eine Wetterfahne im Wind. «Herr Malling, weshalb ist Ihnen das jetzt erst eingefallen?» – Darauf antwortete Herr Malling: Manchmal braucht man eben einen Menschen, der einem zuhört ... Ob Sie mir mal bitte das Schreibzeug von da drüben rüber geben? – Danke! – Ich will meinem Chef schnell ein paar Zeilen schreiben und ihn bitten, doch mal zu mir rüber zu kommen, um mit ihm zu vereinbaren, wie er die Buchführung haben will. Wenn ich Sie bitten dürfte, Herr Doktor, das Briefchen gleich drüben abzugeben. Dann hätten wir nämlich schon Nägel mit Köpfen gemacht ... Nein, lassen Sie das! Halten Sie mich mal an den Armen und ziehen Sie mich ein bisschen aus dem Rollstuhl heraus ... Ja, so ist es gut!» Als Herr Malling – begleitet von leisen, unterdrückten Schmerzseufzern vor seinem Arzt stand, da umarmten sich beide. Und sie waren recht zufrieden.

Prüfe die Angemessenheit der Lösung für die Zukunft!

5.9 Hypnotherapeutischer Beispieltext für angemessenes Krankheitsverhalten

Der folgende Beispieltext war Bestandteil einer Hypnose, der sich eine 49 Jahre alte, weibliche Patientin während der 31. Therapiesitzung unterzog. Die Patientin ist als Verwaltungsangestellte im Öffentlichen Dienst tätig. Die Überweisungsdiagnose zur Psychotherapie lautete: Chronische Polyarthritis.

Diagnostische Befunde

Organisch sind an den Mittel- und Grundgelenken der Finger beider Hände degenerative Veränderungen festzustellen. Die Patientin kann zeitweise die Hände nicht zu einer Faust ballen. Schmerzlokalisation: Insbesondere Hände, aber auch Zehen, Ellenbogen und Knie. Die Schmerzen werden als brennend, heftig und furchtbar beschrieben. Zeitliche Charakteristik: permanent, insbesondere morgens. Beginn vor ca. 6 Jahren; Chronifizierungsstadium I. Schmerzgenese: Schmerzen begannen im Gefolge einer Erkältung, die die Patientin nicht richtig auskuriert habe. Man habe sogleich die Diagnose rheumatoide Arthritis gestellt. Das habe ihr einen Schock versetzt, denn die Patientin wisse um den Krankheitsverlauf von einer Bekannten. Als Alleinstehende müsse sie ihr Brot verdienen. Tägliche Schreibarbeiten gehören zu ihren Arbeitsaufgaben. Die Schmerzen verschwanden allmählich und sind seit ca. 2 Jahren nunmehr permanent da.

Problemlage: Anatomische Veränderungen in Händen und Fingern führten zu Funktionseinschränkungen, für die die Patientin die helfende Zuwendung ihrer Kolleginnen und Familienmitglieder mehr als erforderlich verlangte. Vor dem Hintergrund einer dysphorisch-reizbaren Stimmungslage lässt sich die Patientin «hängen»; Aufmunterungen zu mehr Selbständigkeit und Eigenverantwortung seitens Dritter weist sie als Zumutung oder Verständnislosigkeit zurück. Patientin erwartet, dass andere auf sie zukommen und ihre Schonhaltung verstärken. Falls im Dienst oder in der Familie diesem Ansinnen nicht entsprochen wird, führt das zur Selbstverstärkung eigener Zirkelschlüsse: vermehrte Klagsamkeit, Insensitivität für die Probleme ihres Gegenübers, auch appellative Suizidäußerungen.

Hypnodiagnostische Befunde: Patientin hat früher Autogenes Training gelernt. Hypnotherapie gegenüber ist sie nicht abgeneigt, «wenn es etwas bringt» (ambivalente Einstellung). Im FIRST überdurchschnittliche Scores für Suggestibilität und Imagination.

Therapieplanung

- Arbeitsauftrag: Patientin will dem Image entgegenwirken, eine mürrische, abweisende und in sich verschlossene Person zu sein, indem sie auf andere Menschen zugeht, häufiger lächelt. Wenn sie das Bedürfnis hat, von sich zu erzählen, dann sollen Schmerzdarstellungen keine Rolle spielen, sondern Dinge des Alltags oder gemeinsame Freizeitplanungen. Ressource: Patientin kann viel Energie investieren, wenn sie sich etwas vorgenommen hat.
- Dominantes Arbeitsprinzip: Aktive Hilfe bei der Problembewältigung (vgl. Kap. 3.1)
- Zu modifizierender Schmerzaspekt: Krankheitsverhalten (vgl. Kap. 3.4)
- Relevantes psychologisches Konstrukt: Kognitionen
- Verfahrenstechnik: Gestaltungsebenen (vgl. Tab. 4.12 in Verbindung mit Tab. 4.6)

Metaphorische Anekdote

Vor einiger Zeit hatten wir hier eine Praktikantin. Es traf sich gut, dass wir auch eine Patientin in Ihrem Alter hatten. Wir behandelten Sie wegen eines chronischen Dauerschmerzes im rechten Knie. Sie kennen das ja! Und weil die Patientin kaum Kontakte zu anderen Menschen hatte, vermittelten wir einen Gesprächstermin zwischen ihr und der Praktikantin. Das Gespräch wurde per Tonträger aufgenommen, damit ich der Praktikantin später Rückmeldung geben konnte, wie professionell sie das Gespräch geführt hat. – Als ich die Kassette hörte, wurde ich anfangs ziemlich nervös, denn die Praktikantin ihrerseits stellte kaum Fragen, sondern ließ die Patientin reden und reden. Es schien überhaupt nichts zu passieren. Je mehr aber Zeit ins Land ging, umso faszinierter wurde ich von der Art, wie die Praktikantin aufmerksam zuhörte … und dann kam die eine, ziemlich entscheidende Frage.

Beschreibe die raumzeitlichen Kontextbedingungen!

«Lassen Sie mich doch erfahren», so begann die Praktikantin, wie Sie leben, Frau Angel. Und die Patientin ging darauf ein, anfangs etwas verhalten, dann zunehmend mehr aufgeschlossen. «Ich bin ja ein Urgestein in unserer Straße», so begann die Patientin. «Mich kennt hier jeder. Aber da kommt keine Menschenseele mal vorbei, obgleich sie oft zu mir heraufwinken, wenn ich mich aus dem Fenster lehne, um ein bisschen Ablenkung zu haben. Und auch meine Kinder – die haben ja ihr Tun. Sie kommen immer mal. Aber wissen Sie, die kommen vermutlich eher aus Pflichtgefühl, denn aus Verbundenheit mit ihrer Mutter.

Wenn mich mal jemand sehen würde, wie ich mich durch den Tag quäle. Ich sitze in meinem Sessel, reibe meine Knie und grüble. Dann hinke ich in die Küche, koche mir etwas. Manchmal stelle ich das Radio an, aber nur, wenn schöne Musik von früher zu hören ist. Nach dem Mittag lege ich mich ein bisschen aufs Ohr. Dann kommt schon bald der Abend. Das Fernsehen stelle ich meistens nicht an, denn was die so bringen, das ist nichts für mich. Alles in allem: Wenn ich nicht mal zum Telefon gerufen werde, habe ich den ganzen Tag über keinen, mit dem ich ein paar Wort wechseln kann. Und wenn mal jemand vorbei schaut oder anruft, da fällt mir auch nicht viel mehr ein, als von den Beinen zu reden. Denn die Schmerzen sind ja ununterbrochen da.

Beschreibe das offene Verhalten (Was?)!

«Ach ja!» seufzte Frau Angel. «Die Schmerzen sind meines Tages Last. Wissen Sie, ich ärgere mich einerseits, dass man nichts dagegen tut. Deswegen bin ich ja auch oft so richtig traurig und niedergedrückt ... Wie viele Tränen ich darüber schon vergossen habe! ... Nicht nur, weil die Knie mir so weh taten, nein. Ich steigere mich da in meine Trübseligkeit so richtig rein. Na ja, und die Angst, dass es immer schlimmer wird mit den Schmerzen, mit der Unbeweglichkeit, mit den langen Nächten, mit der Einsamkeit. ... Ich denke mal, Sie wissen, was ich meine ...

Beschreibe die emotionalen und kognitiven Prozesse (Wie?)!

Mir ist eben nicht zu helfen! ... Das weiß ich von meinem Arzt; der hat das mal so verlauten lassen. Und der muss es ja wissen. Also versuche ich, meine Schmerzen zu ertragen ... Irgendwann bin ich davon mal erlöst. Wie heißt es doch so schön? Wer hier viel Leid trägt, wird dort in Freuden leben.

Beschreibe die Überzeugungen, Werte, Strebungen (Warum?)

«Sind Sie eigentlich gläubig?» fragte Frau Angel unsere Praktikantin. Und ohne ihre Antwort abzuwarten, fuhr sie fort. «Es klingt vielleicht verwunderlich, aber manchmal überkommt mich ein wenig Stolz, wenn die anderen mich bedauern, wie tapfer ich bin, wie ich das Alleinsein und die Schmerzen aushalte ... und überhaupt. Und wissen Sie, was ich gemerkt habe? Wenn ich meinen Schmerzen so richtig Ausdruck verleihe, weil es das Beste gegen die Schmerzen ist, da sind die Leute viel hilfsbereiter und aufmerksamer.

Alles in allem: Mein Schmerz ist mein Leben und mein Leben sind meine Schmerzen! Das macht mich zwar oft traurig und ängstlich. Meine Sorgen sind diesbezüglich nicht gerade klein, weil man mir

Stelle Reflexionen des Selbstbildes dar – bilanziere!

nicht helfen kann. Da muss ich mich schon manchmal drastischer als sonst bemerkbar machen, damit sich überhaupt mal jemand um mich kümmert.»

«Ja, Frau Angel», klang die Stimme unserer Praktikantin vom Tonband. «Angenommen, die Schmerzen wären nicht mehr da. Wie sähe es dann in Ihnen aus? Ob Sie sich das wohl vorstellen können? Reden wir mal darüber!»

Stelle Reflexionen des Idealbildes dar – antizipiere! Welche Gefühle werden wach?

Jetzt war für eine Weile nichts vom Tonband zu hören. Dann erklang ein Seufzer aus der Patientin. «Das wäre ja viel zu schön um wahr zu sein! … Also ohne Schmerzen?» fragte die Patientin langsam, fast misstrauisch … «Da wäre ich genau das Gegenteil von dem, wie ich jetzt bin. Ich wäre dem Leben und anderen zugewandt. Ich wäre wieder ich. – Ach, wissen Sie was? Das wäre ja viel zu schön, um wahr zu sein …

Dann würde eine große Last von mir fallen. Ich würde wieder im Hier und Jetzt leben und das Beste daraus machen. Ich wäre nicht mehr so auf andere angewiesen. Ich würde wieder mich rundum selbst versorgen können.

Beschreibe geänderte Überzeugungen, Werte! – Was ist jetzt wichtig?

Nachts im Bett würde ich nicht mehr so viel grübeln, mich bedauern. Ich würde nicht mehr von einem beschwerlichen Tag aus auf alle Ewigkeiten schließen, sozusagen die Flöhe husten hören. Und vor allen Dingen: Ich würde nicht immerfort an meine Knie denken und auch wieder die Kontakte zu meinen Verwandten und Freundinnen intensivieren …. Mit ihnen sind Kurzweil und Unternehmensgeist garantiert.

Beschreibe veränderte emotionale und kognitive Prozesse! – Was ist jetzt wichtig!

Ich könnte ja wieder besser laufen, könnte mir meine Post alleine aus dem Kasten holen, würde anrufen und mich zu Verabredungen treffen. Nicht die Kinder würden ausschließlich zu mir kommen, sondern ich würde zu ihnen gehen können, abends auch mal die Enkel behüten, damit die jungen Leute ausgehen können … Ja, und warum eigentlich sollte ich nicht wieder an den Frauenschwimmkursen teilnehmen. Anschließend waren wir noch auf einen Kaffee weg. Und eigentlich wollte ich schon immer mal an einem Computerkurs teilnehmen. Das wäre dann doch auch möglich.

Beschreibe verändertes Verhalten! – Wozu ist Patientin jetzt in der Lage?

Oh doch! So sieht mein Leben ganz anders aus! Ich höre richtig, wie die Nachbarn sagen: «Frau Angel, Sie sind ja wieder richtig jung geworden. Haben Sie keine Schmerzen mehr?» «Jung bin ich nicht geworden. Und auch die Schmerzen sind noch manchmal da. Aber ich lasse mich davon nicht mehr in die Zange nehmen. Nicht die

Beschreibe veränderte Kontextbedingungen! – Was hat sich materiell, finanziell, sozial geändert?

Schmerzen beherrschen mich, sondern ich beherrsche die Schmerzen.» Da höre ich richtig meine Nachbarin, wenn sie sagt, dass sie mal wieder zum Kaffee zu mir kommen will. – Ja, warum eigentlich sollten wir uns nicht öfters zusammen setzen, Rommee spielen, einkaufen gehen – und was weiß ich alles ...

Hier brach das Tonband ab. Die Praktikantin hatte möglicherweise vergessen, die Kassette zu wenden. Vielleicht war sie zu stark beeindruckt gewesen – von Frau Angel.

6 Zum Gebrauch der beiliegenden CD

Die zu dieser Monografie gehörende Compact Disc ist für Therapeutinnen und Therapeuten hergestellt worden. Auf der CD-ROM sind u. a. die in Kapitel 5 aufgezeichneten und kommentierten Hypnosetexte gesprochen. Sie hat zwei Funktionen, eine unmittelbare und eine mittelbare:

1. Sie ist ein Hilfsmittel zur Erweiterung der hypnotherapeutischen Kompetenz. Ihre Wirkung entfaltet die CD dann, wenn beim Hören der einzelnen Tracks die jeweiligen Texte mit gelesen werden. Auf diese Weise lernt der Hypnotherapeut die Anekdoten angemessen zu applizieren. Es wird empfohlen, dies zu wiederholen und allmählich den jeweiligen Text mitzusprechen. Selbstverständlich soll dies nicht mit dem Ziel eines Dressurergebnisses praktiziert werden. Wer beim Hypnotisieren sein individuelles Kolorit, seine persönliche Ausstrahlung nicht voll zum Einsatz bringt, der wird weniger erfolgreich sein als jener Hypnotherapeut, der darauf großen Wert legt. Vielmehr sollte ein individuelles shaping derart erfolgen, dass der Text zuerst gehört und dabei mitgelesen wird. Beim wiederholten Anhören sollte der Text mitgesprochen werden. Dabei kommt es wahrscheinlich zu Dissonanzen zwischen dem Hören und dem eigenen Sprechen. Das ist gut so, denn spätestens jetzt sollten Überlegungen dahingehend angestellt werden, wie der Text gemäß der eigenen Art und Weise appliziert werden könnte. Die in den Kapiteln 4.6 und 4.7 sowie in Kasten 5.1 enthaltenen Informationen können dabei hilfreich sein. Allmählich erwirbt der Hypnotherapeut zweierlei Kompetenzen: Er festigt seinen individuellen Stil, eine Hypnose durchzuführen und er prägt sich gewisse Formulierungen ein, die ihm bei der alltäglichen Arbeit mit dem Patienten hilfreich sind.

2. Auf der dem Buch beiliegenden CD-ROM befinden sich die Hypnosetexte im mp3-Format. Diese können mit jedem geeigneten Abspielprogramm gehört werden (z. B. mit dem frei erhältlichen Winamp-Player, der unter www.winamp.com kostenlos heruntergeladen werden kann). Der Hypnotherapeut kann auch für den Einzelfall eine Audio-CD herstellen, indem er die für den Patienten für hilfreich befundenen Tracks als Audio-CD brennt (Indikation). Die einzelnen Tracks können mit jedem gängigen Brennprogramm auf jeder beliebigen Plattform (Windows, Linux, Mac usw.) als Audio-CD gebrannt werden. Hierbei sollte eine solche CD stets die folgenden 5 Tracks enthalten:
   - Priming
   - Induktion plus Vertiefung
   - Interventionstext
   - Rücknahme (alternativ: Beendigung der Hypnose).

Der Primingtext braucht nicht bei jedem Abspielen der CD vom Patienten angehört zu werden. Er hat jedoch – wie der Begriff verrät – die Aufgabe, dass der Patient einen individuellen Suchraum bildet, eine problemspezifische Bereichseinstellung vornimmt. Der Patient erteilt sich damit implizit seinen eigenen Arbeitsauftrag.

Gemäß welcher Kriterien sollte der Track «Interventionstext» ausgewählt werden? Es wird vorgeschlagen, drei Aspekte zu berücksichtigen:

- Störungs- bzw. Problembezogenheit – Im Kapitel 2 wurden dazu entsprechende Informationen mitgeteilt. Zudem liefert die Gliederung des Kapitel 5 entsprechende Hinweise.
- Therapieplanung – Der Therapeut sollte sich klar darüber sein, welches dominante Arbeitsprinzip er mit der CD realisieren will (vgl. Kap. 3.1) und welchen Schmerzaspekt die CD mit-modifizieren soll (vgl. Kap. 3.4).
- Formalia – Auf der beiliegenden CD liegen die Texte einmal ohne Hintergrundmusik und einmal mit Hintergrundmusik vor. Die erste Variante ist vermutlich besser zu Lernzwecken des Therapeuten geeignet. Zudem kann der Therapeut seine eigene Hintergrundmusik zu den Texten mischen, falls er das möchte. Hier sei jedoch festgehalten, dass das kompositorische Schaffen von Michael Gietmann, der auch als psychologischer Psychotherapeut tätig ist und die musikalische Freizeitbetätigung von Ralf Dohrenbusch – bei verfügen über langjährige Berufserfahrungen mit chronischen Schmerz-

patienten – nachgerade optimale Voraussetzungen für eine gute Passung von Text und Hintergrundmusik garantieren. In der **Tabelle 6** sind die auf der CD vorliegenden Text zusammengestellt.

Da der posthypnotische Auftrag so konkret wie möglich sein soll und zudem von verschiedenen Bedingungen des Patienten und des Therapieverlaufes abhängt, wurde kein solcher Auftrag auf die CD aufgesprochen. Das bedeutet, dass die vom Therapeuten herzustellende CD ohne posthypnotischen Auftrag auskommen muss. Diese Tatsache ist nicht weiter hinderlich, weil der Patient ohnehin in regelmäßigen Abständen die für ihn hergestellte CD hört und auf diese Weise eine Speicherung stattfindet.

Tabelle 6: Inhaltsverzeichnis der zu diesem Buch gehörenden CD

Index	Beschreibung	Seite im Buch
1	Zum Gebrauch der CD	
2	Priming	
3	Induktion und Vertiefung	
4	Schmerzwahrnehmung	
5	Schmerzbewältigung	
6	Gestimmtheit	
7	Schlaf	
8	Beweglichkeit	
9	Krankheitsverhalten	
10	Reorientierung	
11	Hypnosebeendigung ohne Reorientierung	
12	Induktion und Vertiefung mit Musik	
13	Schmerzwahrnehmung mit Musik	
14	Schmerzbewältigung mit Musik	
15	Gestimmtheit mit Musik	
16	Schlaf mit Musik	
17	Beweglichkeit mit Musik	
18	Krankheitsverhalten mit Musik	
19	Reorientierung mit Musik	
20	Hypnosebeendigung ohne Reorientierung mit Musik	

Überflüssig zu erwähnen, dass eine solche CD nur dann dem Patienten ausgehändigt werden kann, wenn tatsächlich eine Indikation dafür besteht. Sie ist beispielsweise gegeben, wenn die CD als Hausaufgabe gehört werden soll. In diesem Falle ist es hilfreich, wenn der Therapeut die Hypnose während der Sitzung dadurch appliziert, dass er sie selbst spricht (also nicht die Hypnose abspielen). – Die Anleitung zum Hören der CD kann nicht «zwischen Tür und Angel» erfolgen. Folgende Punkte sind dem Patienten mitzuteilen:

- Die CD soll als Einübung in die Autohypnose und damit zur Verbesserung der störungs- bzw. problembezogenen Selbstkontrolle dienen.
- Der Patient soll die CD nur dann hören, wenn er allein im Raum ist.
- Er soll sicherstellen, dass er nicht gestört wird, während er die CD hört (Telefon, Türklingel, unerwartetes Eintreten einer anderen Person).
- Die CD darf nicht Dritten zur Mitbenutzung ausgehändigt werden.
- Die CD soll zu festen Zeiten und mit vereinbarter Häufigkeit gehört werden.
- Der Patient soll seinen Trancezustand beenden, d. h. er soll die Reorientierung gründlich vornehmen, wenn er anschließend nicht einschlafen will.
- Wenn der Patient die CD missbräuchlich nutzt, trägt er dafür die gesamte Verantwortung. Das gilt insbesondere für den Fall, dass die CD während des Steuerns eines Fahrzeuges gehört wird. Damit brächte der Fahrzeugführer sich, seine Mitfahrer und andere Verkehrsteilnehmer in eine große potentielle Gefahr.
- Der Patient ist darauf hinzuweisen, dass die CD den Erfolg der Psychotherapie nicht ersetzt, sondern unterstützt.

Literaturverzeichnis

Anderson, K.O., Bradley, L.A., Young, L.D., McDaniel, L.K. (1986). Psychological aspects of arthritis. In: Turner, R.A., Wise, C.M. (eds) *Textbook of rheumatology.* New Yorc: Medical Examination Publishing, 178–213.

Barnier, A.J., McConkey, K.M. (2004). Posthypnotic suggestion, amnesia, and hypnotisability. *Australian Jounal of Clinical and Experimental Hypnosis, 26,* 10–18.

Barnier. A-K-. McConkey, K.M (1996). Action and desire in posthypnotic responding. *International Journal of Clinical and Experimental Hypnosis, 44,* 120–130.

Basler, H.-D., Kröner-Herwig, B., Rehfisch, H.-P., Seemann, H. (Hrsg.) (1999). *Psychologische Schmerztherapie.* Berlin: Springer.

Birbaumer, N., Schmidt, R. F. (2003). *Biologische Psychologie,* Berlin: Springer.

Bischoff, N., Traue, H.C., Zenz, H. (1999). Kopfschmerz vom Spannungstyp. In: Basler, H.-D., Franz, C., Kröner-Herwig, B., Rehfisch, H.P., Seemann, H. (Hrsg.) *Psychologische Schmerztherapie.* Berlin: Springer. 357–376.

Bongartz, W., Flammer, E., Schwonke, R. (2002). Die Effektivität der Hypnose – Eine metaanalytische Studie. *Psychotherapeut, 47,* 67–76.

Bongartz, W., Bongartz, B. (1988). *Hypnose: wie sie wirkt und wem sie hilft.* Zürich: Kreuz-Verlag.

Bongartz, W., Bongartz, B. (1998). *Hypnosetherapie,* Göttingen: Hogrefe.

Buckup, K. (2000). *Klinische Tests an Knochen, Gelenken und Muskeln.* Stuttgart: Thieme.

Caspar, F., Grawe, K. (1993). Psychotherapie: Anwendung von Methoden oder ein heuristischer, integrierender Produktionsprozess? In: Christmann, F., Dietrich, M., Larbig, W. (Hrsg.) *Ambulante Verhaltensmedizin und Psychotherapie. Der Blick über den Zaun.* München: Quintessenz. S. 35–53.

Christmann, F. (1994). *Mentales Training.* Göttingen: Verlag für Angewandte Psychologie.

Dohrenbusch, R. (2002). *Schmerzurteil und Kontext. Beiträge zur Klassifikation generalisierter Schmerzen.* Göttingen: Cuvillier.

Dohrenbusch, R. (2003). Posthypnotische Suggestion. In: Revenstorf, D. (Hrsg.) *Hypnotherapie – Expertise zur Beurteilung der wissenschaftlichen Evidenz des Psychotherapieverfahrens.* Tübingen: Psychologisches Institut, 57–68.

Dohrenbusch, R., Scholz, O.B. (2003). Hypnose-Screening (HypnoS) – Ein Fragebogen zur Eignung hypnotherapeutischer Interventionen. *Zeitschrift für Klinische Psychologie, Psychiatrie und Psychotherapie, 51,* 230–244.

Dohrenbusch, R., Scholz, O.B. (2002). Zur faktoriellen und kriterienbezogenen Validität des Fragebogens zur Psychotherapiemotivation (FPTM40). *Diagnostica,* 48, 150–158.

Egle, U.T., Hoffmann, S.O., Lehmann, K.A., Nix, W.A. (Hrsg.) (2003). *Handbuch Chronischer Schmerz – Grundlagen, Pathogenese, Klinik und Therapie aus bio-psycho-sozialer Sicht.* Stuttgart: Schattauer.

Epstein, S. (1993). Implications of cognitive-experiential self-theoriy for personality and developmental psychology. In: Funder, D.C., Parke, R.D., Tomlinson-Keasey, C., Widaman, K. (eds.) *Studying lives through time: Personality and development.* Washington DC: American Psychological Association. 399–438.

Fahrenberg, J., Hampel, R. Selg, H. (2001). *Das Freiburger Persönlichkeitsinventar (FPI-R).* Revidierte Fassung FPI-R und teilw. geänderte Fassung FPI-A1, Göttingen: Hogrefe.

Field, P. B. (1965). An inventory scale of hypnotic depth. *International Journal of Clinical and Experimental Hypnosis, 13,* 238–249.

Fischer-Epe, M. (2002). *Coaching.* Rheinbeck: Rowolth.

Flor, H. (1991). *Psychobiologie des Schmerzes.* Bern: Huber.

Flöter, T. (Hrsg.) (1998). *Grundlagen der Schmerztherapie.* München: Medizin & Wissen.

Franke, G.H. (2002). *SCL-90-R. Die Symptom-Checkliste von Derogatis.* Deutsche Version. Göttingen: Hogrefe.

Franke, G.H. (2002). *SCL-90-R. Die Symptom-Checkliste von Derogatis* – Deutsche Version – Manual (2. rev. u. erw. Aufl.). Göttingen: Beltz.

Gerl, W. (2001). Vertiefung der Trance. In: Revenstorf, D., Peter, B. (Hrsg.) Hypnose in Psychotherapie, Psychosomatik und Medizin. Berlin: Springer, 205–215.

Göbel, H. (2001). Epidemiologie und Kosten chronischer Schmerzen. *Schmerz, 15,* 92–98.

Gordon, D. (1992). *Therapeutische Metaphern.* Paderborn: Junfermann.

Grawe, K. (1995). Grundriss einer Allgemeinen Psychotherapie. *Psychotherapeut, 40,* 130–145.

Grawe, K., Bernauer, R., Donati, F. (1994). *Psychotherapie im Wandel – Von der Konfession zur Profession.* Göttingen: Hogrefe.

Hasenbring, M. (1992). *Chronifizierung bandscheibenbedingter Schmerzen. Risikofaktoren und gesundheitsförderndes Verhalten.* Stuttgart: Schattauer.

Hasenbring M. (1994). *Kieler Schmerz-Inventar (KSI).* Göttingen: Hogrefe.

Heaton, R.K., Getto, C.J., Lehman, A.W., Fordyce, W.E., Brauer, E., Groban, S.E. (1992). A standardized evaluation of psychosocial factors in chronic pain. *Pain, 12,* 165–174.

Hole, G. (2001). Direkte Induktionen. In: Revenstorf, D., Peter, B. (Hrsg.) *Hypnose in Psychotherapie, Psychosomatik und Medizin.* Berlin: Springer, 158–169.

Horowitz, L.M., Strauß, B., Kordy, H. (2000). Inventar zur Erfassung interpersonaler Probleme *(IIP-D).* Weinheim: Beltz.

James, T., Flores, L., Schober, J. (2001). *Kompaktkurs Hypnose.* Paderborn: Junfermann.

Jungnitsch, G. (2003). *Rheumatische Erkrankungen.* Göttingen: Hogrefe.

Kirnich, A.-K. (2002). *Entwicklung und erste empirische Überprüfung eines Diagnoseschemas für die Indikation zur Hypnotherapie.* Bonn: Universität Bonn, unveröffentlichte Diplomarbeit.

Kirsch, I., Montgomery, G., Sapirstein, G. (1995). Hypnosis as an adjunct to cognitive-behavioral psychotherapy: A meta-analysis. *Journal of Consulting and Clinical Psychology, 63,* 214–220.

Klinger, R., Hasenbring, M., Pfingsten, M. (1992). Klassifikationsansätze bei chronischen Schmerzen. In: Geisner, E., Jungnitsch, G. (Hrsg.) *Psychologie des Schmerzes.* Weinheim: Psychologie Verlags Union, 205–226.

Kossak, H.-C. (1991). Hypnose und Verhaltenstherapie. In: Peter, B., Kraiker, C., Revenstorf, D. (Hrsg.) *Hypnose und Verhaltenstherapie.* Bern: Huber, 40–45.

Kossak, H.-C. (2004). *Hypnose. Ein Lehrbuch für Psychotherapeuten und Ärzte.* Weinheim: Psychologie Verlags Union.

Krebs, H. (2003). *Konfrontation Rheuma.* http://www.phoenix-laboratorium.de/xthema06.htm vom 13.04.2003.

Lakoff, G., Johnson, M. (2003). *Leben in Metaphern – Konstruktion und Gebrauch von Sprachbildern.* Heidelberg: Carl-Auer-Systeme.

Lankton, C.H., Lankton, S.R. (1994). *Geschichten mit Zauberkraft. Die Arbeit mit Metaphern in der Psychotherapie.* München: Pfeffer.

Lazarus, A. A. (1995). *Praxis der multimodalen Therapie.* Tübingen: dgvt.

Lerman, C.E. (1987). Rheumatoid arthritis: Psychological factors in the etiology, cours, and treatment. *Clinical Psychology Review, 7,* 412–425.

Maier, C., Hildebrandt, J. (1990). Schmerzklassifikation und Diagnoseschlüssel. *Zeitschrift für Rheumatologie, 49,* (Suppl.) 1–225.

Markowitsch, H. J. (1999). *Gedächtnisstörungen.* Stuttgart: Kohlhammer.

McCracken, L., Iverson, G. (2002). Disrupted sleep patterns and daily functioning in patients with chronic pain. *Pain Research Management, 7,* 75–79.

Mohl, A. (1998). *Das Metaphern-Lernbuch.* Paderborn: Junfermann.

Mohl, A. (2002). *Der Meisterschüler.* Paderborn: Junfermann.

Mohl, A. (2003). *Der Zauberlehrling.* Paderborn: Junfermann.

Montgomery, G. H., David, D., Winkel, G., Silverstein, J. H., Bovbjerg, D. H. (2002). The effectiveness of adjunctive hypnosis with surgical patients: a meta-analysis. *Anesthesia & Analgesia, 94,* 1639–1649.

Myers, D.G. (2005). *Psychologie.* Heidelberg: Springer.

Myrtek, M. (1998). *Gesunde Kranke – kranke Gesunde. Psychophysiologie des Krankheitsverhaltens.* Bern: Hans Huber.

Nübling, R., Schmidt, J. Schulz, H. (2002). FPTM. Fragebogen zur Psychotherapiemotivation. In: Brähler, E., Schumacher, J. Strauß, B. (Hrsg.). *Diagnostische Verfahren in der Psychotherapie,* Göttingen: Hogrefe, 141–145.

Ötsch, W., Stahl, T. (1997). *Das Wörterbuch des NLP.* Paderborn: Junfermann.

Price, D.D. (2004). Overview of pain dimensions and their psychological modulation. In: Price, D.D., Bushnell, M.C. (eds) *Psychological methods of pain control: Basic science and clinical perspectives.* Seattle: IASP Press (S. 3–18).

Püschel, I., Schubbe, O. (2004). Die Rolle der Therapeutin und ihr therapeutisches Werkzeug. In: Institut für Traumatherapie, Schubbe, O. (Hrsg.) *Traumatherapie mit EMDR – Ein Handbuch für die Ausbildung.* Göttingen: Vandenhoeck & Ruprecht, 162–184.

Rainville, P., Price, D.D. (2004). The neurophenomonology of hypnosis and hypnotic analgesia. In: Price, D.D., Bushnell, M.C. (eds) *Psychological methods of pain control: Basic science and clinical perspectives.* Seattle: IASP Press 235–268.

Reddemann, L. (2004). *Imagination als heilsame Kraft.* München: Pfeiffer bei Klett-Cotta.

Revenstorf, D., Zeyer, R. (1994). *Hypnose lernen.* München: Wilhelm Heyne Verlag.

Revenstorf, D. (1990). Technik der Hypnose. In: Revenstorf, D. (Hrsg.) *Klinische Hypnose.* Berlin: Springer, 137–168.

Revenstorf, D., Freund, U. (2001). Indirekte Induktion und Kommunikation. In: Revenstorf, D., Peter, B. (Hrsg.) *Hypnose in Psychotherapie, Psychosomatik und Medizin*. Berlin: Springer, 169–184.

Revenstorf, D., Freund, U., Trenkle, B. (2002). Therapeutische Geschichten und Metaphern. In: Revenstorf, D., Peter, B. (Hrsg.) *Hypnose in Psychotherapie, Psychosomatik und Medizin*. Berlin: Springer, 240–268.

Revenstorf, D., Peter, B. (Hrsg.) (2001). *Hypnose in Psychotherapie, Psychosomatik und Medizin*. Berlin: Springer.

Revenstorf, D. (2003). *Hypnotherapie – Expertise zur Beurteilung der wissenschaftlichen Evidenz des Psychotherapieverfahrens*. Im Auftrag der MEG und der DGH – Tübungen: Eigenverlag.

Riley, J.L., Wade, J.B. (2004). Psychological and demographic factors that modulate the different stages and dimension of pain. In: Price, D.D., Bushnell, M.C. (eds) Psychological methods of pain control: Basic science and clinical perspectives. Seattle: IASP Press 19–41.

Rosen, S. (1994). *Die Lehrgeschichten von Milton H. Erickson (3. überarbeitete Auflage)*. Salzhausen: iskopress.

Rossi, E.L. (1993). *The psychobiology of mind-body healing. New Concepts of therapeutic hypnosis*. New York: Norton & Company.

Schmitt, N. (1990). The Mainz Pain Staging System (MPSS) for chronic pain. *Pain (Suppl.), 5*, 484.

Scholz, O.B. (1994). *Schmerzmessung und Schmerdiagnostik*. Basel: Karger.

Scholz, O.B. (2001). Kurz- und mittelfristige Effekte hypnotischer Stimmungsinduktion. *Zeitschrift für Psychologie, 209*, 118–136.

Scholz, O.B. (2002) *Freiberger Imaginations-, Relaxations- und Suggestibilitätstest (FIRST)*. Eschborn: Klotz.

Scholz, O.B. (2005). Hypnose als psychotherapeutische Methode: Ergebnisse der psychologischen Psychotherapieforschung. *Psychotherapeutenjournal, 1/2005*, 27–32.

Scholz, O.B., Sauer, B. (1998). Welche Prinzipien allgemeiner psychotherapeutischer Intervention enthalten die therapeutischen Metaphern von Lankton & Lankton? *Hypnose und Kognition, 15*, 97–112.

Scholz, W.-U. (1994). *Hypnose und Hypnotherapie. Was sie auszeichnet, wie sie wirkt und wem sie hilft*. Mannheim: pal.

Schwarz, A. A., Schweppe, R. P. (2001). *Praxisbuch NLP*. Stuttgart: Südwest-Verlag.

Simon, F.B. & Rech-Simon, C. (2002). *Zirkuläres Fragen*. (5. Aufl.). Heidelberg: Carl-Auer-Systeme Verlag.

Trenkle, B. (1997). *Die Löwengeschichte*. Karlsruhe: Carl Auer Systeme.

Vaitl, D. (1993). Imagination und Entspannung. In: Vaitl, D., Petermann, F. (Hrsg.) *Handbuch der Entspannungsverfahren*, Band 1. Weinheim: Psychologie Verlags Union, 63–84.

Waddell, G., Sommerville, D., Henderson, I., Newton, M. (1992). Objective clinical evaluation of physical impairment in chronic low back pain. *Spin, 17*, 617–628.

Zeier, H. (1976). *Wörterbuch der Lerntheorien und der Verhaltenstherapie*. München: Kindler.

Zeig, J.K. (Hrsg.) (1982). *Ericksonian Approaches to Hypnosis and Psychotherapy*. New York: Brunner/Mazel Publishers.

Zenz, M., Jurna, I. (Hrsg.) (1993). *Lehrbuch der Schmerztherapie: Grundlagen, Theorie und Praxis für Aus- und Weiterbildung*. Stuttgart: Wissenschaftliche Verlagsgesellschaft.

Anhang A

Erhebungsbogen «Angaben zum Schmerzerleben und Schmerzverhalten»

Name: ____________________ Adresse: ____________________

Vorname: ____________________ ____________________

Geburtsdatum: ____________________ ____________________

Berufl. Tätigkeit: ____

Telefon (privat): ____________________ Telefon (tagsüber): ____________________

Unterstreichen Sie, wo Sie während der letzten 4 Wochen überall Schmerzen hatten:

Kopf	*Gesicht*	*Nacken*	*Hals*	*Schulter*	*Oberarm*
Ellenbogen	*Unterarm*	*Hand*	*Finger*	*Brust*	*Oberbauch*
Unterbauch	*Seite*	*Rücken*	*Kreuz*	*Steißbein*	*Leiste*
Oberschenkel	*Knie*	*Unterschenkel*	*Fuß*	*Zehen*	*Gelenke*
After	*Geschlechtsorgane*				

Machen Sie ein Kreuz hinter dem Schmerzort, wo Sie den Hauptschmerz haben!
Umkreisen Sie den Schmerzort, an dem Sie jetzt Schmerzen haben!

Welcher Art ist der Schmerz (mindestens 5 Merkmale ankreuzen)?

❒ *Ziehend*	❒ *Brennend*	❒ *Beängstigend*	❒ *Stechend*	❒ *Klopfend*	❒ *Drückend*
❒ *Kribbelnd*	❒ *Juckend*	❒ *Reißend*	❒ *Kolikartig*	❒ *Dumpf*	❒ *Beengend*
❒ *Marternd*	❒ *Gerade wahrnehmbar*	❒ *Unerträglich*	❒ *Heftig*	❒ *Stark*	❒ *Intensiv*
❒ *Beachtlich*	❒ *Mild*	❒ *Mittel*	❒ *Leicht*	❒ *Mäßig*	❒ *Spürbar*
❒ *Furchtbar*	❒ *Bohrend*	❒ *Vernichtend*	❒ *Peinigend*	❒ *Elend*	❒ *Bedrückend*
❒ *Störend*	❒ *Unbehaglich*	❒ *Glühend*	❒ *Schneidend*	❒ *Ausstrahlend*	❒ *Pochend*
❒ *Zwickend*	❒ *Pieksend*	❒ *Prickelnd*			

Ist der Hauptschmerz (ankreuzen)?

❒ *Beidseitig* ❒ *nur linksseitig* ❒ *nur rechtsseitig*

Wie oft haben Sie diesen Schmerz (ankreuzen)?

❒ *Dauernd* ❒ *Mehrere Male pro Woche* ❒ *Einmal täglich* ❒ *Einmal wöchentlich* ❒ *Mehrmals wöchentlich* ❒ *Einmal monatlich*

Wie lange dauert der Schmerz (ankreuzen)?

❒ *Dauernd*	❒ *Wochen*	❒ *Tage*
❒ *Stunden*	❒ *Minuten*	❒ *Sekunden*

Zu welcher Tageszeit ist der Schmerz am stärksten (ankreuzen)?

❒ *Morgens* ❒ *Mittags* ❒ *Abends* ❒ *Nachts* ❒ *Immer gleich*

Gibt es Warnsignale für Ihre Schmerzen (ankreuzen)?

❒ *Ja* ❒ *Nein*

Wurden Sie wegen Ihrer Schmerzen bereits von einem psychologischen Psychotherapeuten behandelt (ankreuzen)?

❒ *Ja* ❒ *Nein*

Sind Sie bisher schon einmal zur Psychotherapie gewesen (ankreuzen)?

❒ *Ja* ❒ *Nein*

Auf welche Weise können Sie den Schmerz günstig beeinflussen (ankreuzen)?

Medikamente	*Ruhe*	*Bewegung*	*Hinlegen*	*Wärme*	*Kälte*
Entspannung	*Aktivitäten*	*Gedankl. Ablenkung*			

Was halten Sie für die Ursache Ihrer Schmerzen (in Stichworten angeben)?

____

____

____

____

Was haben Sie bisher gegen Ihre Schmerzen unternommen (in Stichworten angeben)?

____

____

____

____

Welche Folgen haben die Schmerzen (1 Kreuz, falls gelegentlich; 2 Kreuze falls häufig oder immer)?

❒ ❒ *Übelkeit*	❒ ❒ *Erbrechen*	❒ ❒ *Harndrang/Durchfall*
❒ ❒ *Lärmempfindlichkeit*	❒ ❒ *Lichtempfindlichkeit*	❒ ❒ *Tränen-/Nasenfluss*
❒ ❒ *Schlaflosigkeit*	❒ ❒ *Niedergeschlagenheit*	❒ ❒ *Hilflosigkeit*
❒ ❒ *Hoffnungslosigkeit*	❒ ❒ *Angst*	❒ ❒ *Bewegungseinschränkung*
❒ ❒ *Alleinsein/weniger Kontakte*	❒ ❒ *Eingeschränkte Sexualität*	❒ ❒ *Ärger/Wut*
❒ ❒ *Berentung*	❒ ❒ *Berufliche Probleme*	❒ ❒ *Finanzieller Verlust*

Seit wann haben Sie diesen Schmerz (Monat und Jahr angeben)?

____

Gab es damals besondere persönliche Belastungen für Sie, z. B. Wohnungswechsel, familiäre, berufliche Probleme (in Stichworten angeben)?

Gibt es gegenwärtig besondere persönliche Belastungen für Sie, z. B. Wohnungswechsel, familiäre, berufliche Probleme, die Sie in Zusammenhang mit Ihren Schmerzen bringen (in Stichworten angeben)?

Wie reagieren andere Personen (z. B. Familienangehörige, Berufskollegen, Nachbarn) auf Ihre Schmerzen (ankreuzen)?

❒ *Zuwendend* ❒ *Ablenkend* ❒ *Nicht ernst nehmend* ❒ *Belächelnd/verächtlich machend*

❒ *Besorgt* ❒ *Gleichgültig* ❒ *Unterstützend* ❒ *Neugierig*

Anhang B

Erhebungsbogen der Begleitumstände für Schmerz[1]

Name des Patienten: ______________________________ Datum: ______________________

Die nachfolgenden Fragen dienen Ihnen zur Vorbereitung auf den nächsten Untersuchungstermin. Bitte, nehmen Sie sich dazu leere Blätter und schreiben Sie Ihre Antworten auf dieses Papier. Kennzeichnen Sie Ihre Antworten mit der Nummer der jeweiligen Frage.

1. Seit wann bestehen die Schmerzen (nennen Sie dies so genau wie es Ihnen möglich ist)?

2. Sind Sie auf Grund Ihrer Schmerzen unfähig, für ein eigenes Einkommen zu sorgen?
   ❐ Ja   ❐ Nein

3. Wie häufig müssen Sie sich wegen Ihrer Schmerzen tagsüber hinlegen oder zurückziehen (Anzahl der Stunden)?

4. Welche Medikamente nehmen Sie gegenwärtig gegen Ihre Schmerzen (Name der Medikamente, wann und wie oft nehmen Sie diese)?

5. Wann sind welche chirurgischen Eingriffe wegen des Schmerzproblems bei Ihnen vorgenommen worden?

6. Welche sonstigen Behandlungsmaßnahmen hatten Sie bisher (z.B. Akkupunktur, TENS, Krankengymnastik)?

7. Wann wurden Sie wegen Ihres Schmerzproblems stationär behandelt und wie lange verblieben Sie im Krankenhaus?

8. Befinden Sie sich wegen Ihrer Schmerzen gegenwärtigen in einer rechtlichen Auseinandersetzung (z.B. Berentung, Schmerzensgeld, Einschaltung eines Rechtsanwaltes)?

9. Schreiben Sie in Stichworten auf, welche Veränderungen in Ihrem Leben seit Schmerzbeginn stattgefunden haben.

10. Schreiben Sie in Stichworten auf, welche Veränderungen in Ihrem Leben seit Beginn Ihrer Schmerzbehandlung stattgefunden haben.

---

1 © In Anlehnung an Heaton et al. (1982) O. B. Scholz

11. Welchen Einfluss haben Lärm, Ärger über sich selbst, Ärger über andere, Sorgen, Termine auf Ihre Schmerzen?

12. Welche Verbesserungen Ihrer Beschwerden seit Beginn des Schmerzproblems haben Sie in Erinnerung?

13. Wo sind die Schmerzen besonders stark (z. B. Zuhause, im Dienst, beim Zusammensein mit anderen)?

14. Wie reagieren die für Sie bedeutsamen Personen auf Ihre Schmerzen (z. B. Partner, Kinder, Eltern)?

15. Was tun Sie selbst gegen Ihre Schmerzen?

16. Welche Wirkung haben Ihre Bemühungen, den Schmerz unter Kontrolle zu halten?

17. Welche Aufgaben haben Sie derzeit in Ihrem Haushalt zu erledigen (z. B. Gartenarbeit, Einkaufen, Korrespondenz)?

18. Welche Aufgaben hatten Sie vor Beginn Ihrer Schmerzen in Ihrem Haushalt zu erledigen?

19. Welche Veränderungen haben sich in Ihrem Berufsalltag bzw. in Ihrer beruflichen Entwicklung seit Beginn Ihrer Schmerzen ergeben?

20. Welche Aktivitäten unternehmen Sie, wenn Ihr Schmerz gar nicht da ist oder reduziert ist?

21. Welche schmerzbezogenen und sonstigen medizinischen Probleme hatten Sie vor Beginn ihrer derzeitigen Schmerzen?

22. Wie häufig suchen Sie einen Arzt auf?

23. Welche alkoholischen Getränke nehmen Sie in welchen Mengen zu sich?

24. Wie zufrieden sind Sie mit Ihrer Sexualität; was wünschen Sie sich anders?

25. Was würde eine Ihnen sehr vertraute Person sagen über
    a) die Entwicklung Ihrer Schmerzen
    b) Ihre berufliche Entwicklung in Zusammenhang mit Ihrem Schmerz
    c) Ihre Familienangelegenheiten in Zusammenhang mit Ihrem Schmerz

Anhang C

Fragen vor Beginn einer Hypnotherapie

Hier finden Sie einige Fragen, die Patienten im Zusammenhang mit ihrer Hypnotherapie immer wieder stellen. Lesen Sie sich diese bitte durch und versuchen Sie, sich auf diese Fragen eine befriedigende Antwort zu geben.
Drei Fragen werden bestimmt dabei sein, auf die Sie keine befriedigende Antwort wissen. Sie werden gebeten, diese drei Fragen zu nennen, damit Ihr Therapeut oder Ihre Therapeutin Ihnen die entsprechenden Informationen geben kann:

1. Ist jeder hypnotisierbar?
2. Kann ich gegen meinen Willen hypnotisiert werden?
3. Kann ich mich an alles erinnern, was in Trance geschah?
4. Kann ich in frühere Leben zurückgeführt werden?
5. Besteht die Gefahr, nicht mehr aus der Hypnose zu erwachen?
6. Kann man in Hypnose unsittliche oder antisoziale Handlungen suggerieren?
7. Kann man in Trance vollkommene Schmerzunempfindlichkeit erzeugen?
8. Was hat Hypnotisierbarkeit mit Willen zu tun?
9. Was ist der Unterschied zwischen einer Bühnenhypnose und einer therapeutischen Hypnose?
10. Kann es unter Hypnose zu bleibenden Schäden kommen?
11. Wann darf Hypnose keinesfalls eingesetzt werden?
12. Kann man in Hypnose persönliche Geheimnisse preisgeben?

Anhang D

Vignette für hypnotherapeutische Diagnostik

Name des Patienten: ______________________________ Datum: ____________________

Name des Untersuchers: ____

Ich möchte Ihnen eine Geschichte erzählen – und Sie sollen sie einfach nur anhören, nichts weiter. Dann werden wir über die Geschichte[1] miteinander reden.

Ein neues Schuljahr hatte soeben begonnen. Die 6. Klasse bekommt einen neuen Lehrer. In der ersten Stunde macht der Lehrer mehrere Runden, an der sich alle Schülerinnen und Schüler beteiligen können. Sie hören seine langsame, tiefe, fast rauh zu nennende Sprache. In der ersten Runde stellen sich alle Schülerinnen und Schüler mit ihrem Namen vor. Mit gleichmäßigen, bedächtigen Schritten geht er zu jedem einzelnen der Schülerinnen und Schüler, hebt seinen Zeigefinger und deutet damit an, dass die nächste oder der nächste nun an der Reihe ist. Nachdem die Namen der Eltern genannt worden sind, werden schließlich die Berufe der Mütter und Väter erfragt. Der 13-jährige Wilfried druckst bezüglich des Berufes seines Vaters ziemlich herum. Als der Lehrer ganz dicht vor ihm steht, stellt Wilfried fest, dass der Lehrer offensichtlich ein Rasierwasser nimmt, dass auch Zuhause von seinem Vater benutzt wird. Und Wilfried meint auch sich erinnern zu können, welches Wurstbrot der Lehrer während der Pause gegessen hat. Denn der Geruch davon dringt in seine Nase. Als Wilfried noch immer herumdruckst, spricht ihn der Lehrer an: «Ich möchte jetzt, dass Du mich ansiehst, Deinen Mund öffnest und mir den Beruf Deines Vaters nennst.» Schließlich kommt es über Wilfrieds Lippen – fast wie ein Flüstern: «Er spielt Piano im Bordell.»

Der Lehrer schaut ungläubig und hakt nochmals nach. Wilfried bleibt dabei. Als die Schüler auf dem Nachhauseweg sind, ruft der Lehrer bei Wilfrieds Vater an und möchte sich vergewissern. Der Vater ist am Telefon sehr erregt und meint nur: «Der wird aber gleich was erleben!» Wilfried kommt nach Hause. Der Vater spricht ihn sofort an: «Ich glaube, du bist nicht mehr ganz bei Trost! Was fällt dir denn ein, in der Schule zu behaupten, dein Vater spiele im Bordell Klavier?! Viele würden einen ganz anderen Beruf angeben. Man kann sich da etwas Neutraleres einfallen lassen. Was hast Du Dir bloß dabei gedacht, als Du sagtest, ich verdiene mein Geld mit Klavierspielen im Bordell? Der Sohn schaut seinen Vater in die Augen und sagt: «Du wirst doch nicht im Ernst glauben, dass ich in der Schule zugebe, dass du Psychologe bist.»

---

1 nach einer Vorlage aus Trenkle, B. (2000) Das zweite Handuch der Witze zu Hypnose und Psychotherapie. Heidelberg: Carl-Auer-Systeme.

Patient bitten, die Geschichte nachzuerzählen! Dann fragen:
Was will die Geschichte sagen?

Mit wem würden Sie sich am ehesten identifizieren können?

In welcher Hinsicht können Sie einen Bezug zu sich selbst herstellen?

Empfänglichkeit für Suggestionen
Therapeut: Der Lehrer sagte: «Ich möchte jetzt, dass du mich ansiehst, deinen Mund öffnest und mir den Beruf deines Vaters nennst.» Und der Vater sagte u. a.: «Man kann sich da etwas Neutraleres einfallen lassen.» – Welcher der beiden Sätze spricht Sie mehr an? (Begründung geben lassen und dabei auf Direktheit und Indirektheit achten!)
Spricht Patient eher auf direkte oder eher auf indirekte Suggestionen an?

bevorzugt direkte Suggestionen — bevorzugt indirekte Suggestionen

0 1 2 3 4 5 6 7

Wenn Sie ganz allgemein beurteilen, ob Sie eher zu denen gehören, die gern Verantwortung übernehmen oder die die Verantwortung doch lieber anderen überlassen – wozu neigen Sie mehr (zwei Beispiele):

Wie stellen Sie sich einen idealen Hypnotherapeuten vor? Wie sollte er insbesondere die Hypnose gestalten? Und was sollte er besser unterlassen?

____

____

____

____

Beurteilung bzw. Rating des Patienten-Verhaltens:
Absorptionsfähigkeit: Wie stark versetzt sich Patient beim Hören in die Anekdote?

ist abgelenkt — ist völlig versunken
0 1 2 3 4 5 6 7

Aufmerksamkeit: Häufige Bewegungen während des Hörens der Geschichte, umherschweifender Blick sprechen für diffuse Aufmerksamkeit. Nachfragen, ob Patient die gesamte Geschichte nacherzählen könnte; ggf. angeben lassen, wie viel Prozent davon wiedergegeben werden könnten.

«gebündelte» Aufmerksamkeit — diffuse Aufmerksamkeit
0 1 2 3 4 5 6 7

nach innen gerichtete Aufmerksamkeit — nach außen gerichtete Aufmerksamkeit
0 1 2 3 4 5 6 7

Art der Informationsverarbeitung:

linear, sequentiell, analytisch — mosaikhaft, assoziativ, holistisch
0 1 2 3 4 5 6 7

die Anekdote verkleinernd/reduzierend — die Anekdote vergrößernd/ausschmückend
0 1 2 3 4 5 6 7

Humor (Patient kommentiert die Geschichte, lacht darüber, ist zum Witzeerzählen bereit):

überhaupt nicht beobachtet — ausgeprägt beobachtet
0 1 2 3 4 5 6 7

Repräsentationssysteme: (Notengebung: 1 = sehr gering; 5 = sehr stark ausgeprägt)

Repräsentationssystem	*während der Geschichte*	*allgemeiner Eindruck*
visuell		
auditorisch		
kinästhetisch		
olfaktorisch		

Welche «Minimetaphern» benutzt Patient selbst (z. B. Angsthase, Draufgänger, Hitzkopf, Trauerspiel, Einöde)?

____

____

____

____

____

____

Mit welchen Symbolen beschreibt Patient sein Problem?

____

____

____

____

____

____

Anhang E

Textcorpus eines Erstsichtbriefes

Sehr geehrte ____________________

Sie haben sich für eine Psychotherapie bei mir interessiert. Ich möchte Sie deshalb über die Bedingungen informieren, unter denen ich eine Psychotherapie durchführen.

1. Zunächst möchte ich mit Ihnen einen ersten Termin vereinbaren, bei dem Sie mir Ihr Anliegen erläutern. Der Termin wird etwa 30 bis 45 Minuten dauern. Außerdem werde ich Ihnen das Notwendige über die Organisation der Behandlung mitteilen. Als Termin dafür habe ich mir den ___________________________________ um _________ Uhr notiert. Bitte halten Sie diesen Termin ein oder sagen Sie ihn spätestens 24 Stunden vorher ab.

2. Als Vorbereitung auf den Ersttermin möchte ich Sie bitten, den beiliegenden Bogen vollständig auszufüllen. Mit seiner Hilfe kann ich Ihnen das weitere therapeutische Vorgehen recht gut erläutern.

3. Bringen Sie zu diesem Termin bitte die folgenden Unterlagen mit:
   - diesen von Ihnen ausgefüllten und unterschriebenen Brief,
   - den ausgefüllten Erhebungsbogen,
   - ärztliche Befunde, sofern sie Ihre aktuellen Beschwerden/Symptome betreffen,
   - Überweisung Ihres Hausarztes oder Praxisgebühr von 10,– EUR.

4. Nach dem Ersttermin führen wir zunächst ausführliche psychologische Untersuchungen durch und entwickeln gemeinsam mit Ihnen einen Behandlungsplan. Die Untersuchungen beinhalten die Bearbeitung weiterer Fragebögen, ausführliche diagnostische Gespräche, die Durchführung von Testverfahren und je nach Störungsbild auch psychophysiologische Messungen.

5. Bevor die Therapie beginnt, müssen Sie sich von einem Arzt Ihrer Wahl körperlich untersuchen lassen. Der Arzt soll klären, inwieweit Ihre psychischen Probleme körperlich verursacht sind und ob eine medizinische (z. B. medikamentöse) Begleitbehandlung ebenfalls erforderlich ist. Diese Untersuchung ist gesetzlich vorgeschrieben. Das Ergebnis dieser Untersuchung in Form eines Schreibens Ihres Arztes sollten Sie mir spätestens bis zum 5. Kontakt vorlegen, andernfalls werden die Behandlungskosten nicht von Ihrer Krankenkasse übernommen.

6. Im Unterschied zu den Pflichtversicherten sind manche Privatpatienten für Psychotherapie nicht voll versichert. Informieren Sie sich daher bitte bei Ihrem Leistungsträger über die Bedingungen für eine Psychotherapie. Als Privatpatient werden Sie – sofern nichts anderes vereinbart ist – nach den üblichen Gebührensätzen für Psychologen (GOP) behandelt. Es kann

sein, dass Ihnen nicht alle Leistungen durch Ihre Kasse vergütet werden, wenn Sie Kassenpatient sind. In solch einem Falle müßten Sie selbst diese Leistungen erstatten.

7. Hinsichtlich Ihrer persönlichen Daten sichere ich Ihnen Vertrauensschutz sowie Verschwiegenheit gemäß Bundesdatenschutzgesetzt zu. Alle Befunde verbleiben bei mir und dienen als Arbeitsmaterialien. Jegliche Identifizierungsdaten werden unkenntlich gemacht, falls die Daten zu Forschungszwecken irgendwann einmal verwendet werden sollen. Psychotherapeuten unterliegen der gesetzlichen Schweigepflicht, kein Gericht und keine Behörde könnte also von mir Verlangen, dass ich über Sie Informationen preisgebe, wenn Sie dies nicht wollen.

8. Es ist erforderlich, dass Sie die vereinbarten Termine einhalten. Sollten Sie die Frist von 24 Stunden nicht einhalten und die von Ihnen geltend gemachten Gründe nicht akzeptiert werden können oder Sie der Sitzung unentschuldigt fernbleiben, müssen wir Ihnen die ausgefallene Zeit persönlich in Rechnung stellen (derzeit 60,00 EUR).

Ich freue mich auf eine gedeihliche Zusammenarbeit mit Ihnen und
bin mit meinen besten Grüßen

Durch meine Unterschrift bestätige ich die Kenntnis der vorliegenden Informationen.

Ort, Datum Unterschrift

Bitte vervollständigen Sie die nachstehenden Angaben:

Anschrift Ihrer Krankenkasse:	
Ihre Krankenversicherungsnummer:	
Name und Anschrift Ihres Hausarztes bzw. des überweisenden Arztes:	

Anhang F

Protokoll des Erstkontaktes

Name des Patienten: ____________________ **Name des Interviewers:** ____________________

Datum: ____________________ **zuständig für prob. Sitzungen:** ____________________

Vorläufige Diagnose: ____

Organisatorische Maßnahmen für den Beginn der probatorischen Sitzungen notwendig (Kostenerstattungsantrag, ärztliche Notwendigkeitsbescheinigung, Arztbericht o.ä.)?

Im Verlaufe des Erstgespräches sollten folgende Punkte angesprochen werden:
Aufklärung über das Setting – Aufklärung über den Selbstbestimmungsgrundsatz – Risiken und Grenzen der Psth – Anfangsdiagnose – Behandlungsrahmen – Schweigepflicht – Kostenregelung – Indikationen – mögliche psth. Strategie – Erreichbarkeit des Therapeuten

Erster Eindruck aus dem Erstgespräch
Welchen Gesamteindruck hinterlässt der Patient:

Erscheinung: ____

Stimmung: ____

Offenheit: ____

Sonstiges: ____

Informationen zum Behandlungsanliegen des Patienten
Wie schildert der Patient das Problem mit seinen eigenen Worten?

____

____

____

____

Informationen im Hinblick auf Entscheidungen über das weitere Vorgehen
Welches sind wahrscheinlich die primären Behandlungsziele?
Symptombewältigung – Beziehungen klären – Wohlbefinden erreichen – Klärung/Orientierung («Sinnfindung») – Selbstentwicklung

Gibt es besondere Fragestellungen, die in den probatorischen Sitzungen geklärt werden müssen (ausreichende Behandlungsmotivation, VT-geeignetes Krankheitsmodell, Suizidalität...)?

Stärke des Leidensdrucks: ______________________________

____

Bereitschaft zur Entfaltung eigener Aktivitäten: ______________________________

____

Art des Krankheitsmodells: ______________________________

____

Behandlungsmotivation: ______________________________

____

Was spricht für eine baldige Aufnahme der Therapie: ______________________________

____

Welche Gründe hindern möglicherweise den Behandlungserfolg: ______________________________

____

Welche Schwierigkeiten hat der Interviewer mit dem Patienten: ______________________________

____

Welche Vereinbarungen wurden mit dem Patienten getroffen: ______________________________

____

Anhang G

Primingtext

Sie haben die Gelegenheit, etwas für sich zu tun, wenn Sie mir weiterhin zuhören. Was Sie für sich im Einzelnen tun können, das wissen Sie selbst am besten. Vielleicht möchten Sie eines Ihrer Probleme lösen, Ihre persönliche Lage verbessern; vielleicht möchten Sie Ihre Beschwerden los werden oder das Ihre dazu tun, um Ihre Erkrankung zu heilen oder doch wenigstens besser als bisher damit umgehen zu können. Vielleicht werden Sie sich fragen: «Kann Hypnotherapie mir denn wirklich helfen? Schließlich bilde ich mir meine Beschwerden und die damit verbundenen Probleme nicht ein.» – Meine Antwort darauf lautet so: Ob Sie traurig sind oder Angst haben, ob Sie Schmerzen plagen oder ob Ihr Blutdruck zu hoch ist – um nur einige Beispiele zu nennen – das alles wird eben auch von Ihrem Gehirn aus gesteuert. Und unser Gehirn arbeitet immer, egal, ob wir wach sind oder schlafen.

Wenn Sie sich entspannen, dann können Sie Ihre Aufmerksamkeit auf jene Umstände lenken, die Sie in diesem Zusammenhang für wichtig halten. Ihr Vorstellungsvermögen ist intensiver und Sie sind empfänglicher dafür, die Dinge auch einmal aus anderer Sicht zu betrachten. Bei einem entspannten Menschen laufen die körperlichen Vorgänge ruhiger und zuverlässiger ab. Entspannung – das muss sich doch auswirken – auf unsere körperliche Verfassung, auf unser Denken und auf unser Fühlen!

Wenn Sie fragen, wie sich das auswirkt, dann antworte ich Ihnen so: In Bezug auf unser Gesundsein oder Kranksein hat unser Gehirn bestimmte Kriterien aufgebaut. Man kann auch von Schwellen, Meßlatten oder Schemata sprechen. Was sind solche Schwellen, Meßlatten oder Schemata? Nun die Fliege an der Wand oder der grimmige Blick unseres Gegenübers löst immer wieder dieselben körperlichen und psychischen Vorgänge in uns aus. Wir haben ja Erfahrung mit solchen Wahrnehmungen. Das sind solche Schemata. Sie stellen sich das Schema «Mein Problem» am besten wie ein Netz vor. Wenn beispielsweise ein Knoten solch eines Netzes erregt wird – etwa dadurch, dass einem bei dem Gedanken an die Arbeit Ärger überkommt, dann wird diese Erregung weiter geleitet – auch zu jenen Knoten, die enge Verbindung haben zu anderen Zentren unseres Gehirns und die beispielsweise verantwortlich sind für den Stoffwechsel oder die Herzfunktion oder die gefühlsbezogene Beurteilung eines Sachverhaltes. Je größer Ihre Erfahrungen sind, um so schneller kommt die Verbindung zustande. Es ist so, als ob Sie in Ihrem Gehirn eine Wanderpfad zu einer Autobahn ausgebaut hätten.

Das, was Sie sogleich hören werden, ist nun so konstruiert, dass in Ihrem Hirn bestimmte Knoten aktiviert werden. Sie machen sich Ihre eigenen Gedanken über das, was Sie hören. Und dabei wecken Sie ohne bewusstes Zutun in sich bestimmte Gefühle, die wiederum an bestimmte körperliche Funktionen gekoppelt sind. Das alles läuft ganz automatisch ab, wenn Sie es denn zulassen. Das, was wir also der Kürze halber Schema nennen, verändert sich automatisch, weil Sie sich anders als sonst damit auseinandersetzen. Glücklicherweise ist die Automatik Ihrer Gefühle und Schemata und ihres körperlichen Wohlbefindens eine sichere Garantie dafür, dass – sagen wir Ihre Schlafstörung oder Ihr Ärger oder Ihre Traurigkeit oder Ihre Schmerzen – dass also diese Schemata allmählich dauerhaft verändert werden.

Sie haben Kontrolle über das, was sie verändern möchten. Und ebenso haben Sie Kontrolle über das, was sich verändert: Sie brauchen sich nur einmal erinnern, wie oft Sie am Tag an das gedacht haben, was Sie sogleich hören werden. Also alles in allem: Warum sollten Sie sich nicht auf das einlassen, was bei ihnen ohnehin automatisch abläuft? Und wie gesagt: Sich einfach entspannen und einfach zuhören! Nichts tun müssen.

Und wenn Sie sich fragen, warum Menschen auf Hypnose reagieren. Dann ist dies die Antwort: Unsere Fähigkeit auf Hypnose zu reagieren, hängt ausschließlich von unserer Bereitschaft ab, dass Sie und ich mit meiner Stimme Hand in Hand arbeiten an dem, was Sie für sich erreichen wollen. Das hat gar nichts mit Intelligenz zu tun. Wenn Sie für sich etwas erreichen wollen, dann brauchen Sie die Suggestionen nicht zu beachten, die Sie hören werden. Und Sie können all die Zeit über wach bleiben – wach und entspannt, ganz so, wie es Ihnen eben möglich ist. Andererseits ist es aber auch so: Wenn Sie wenig aufmerksam auf das achten, was Sie sogleich hören werden, dann können sie leicht in einen Bewusstseinszustand übergehen, den man als hypnotische Trance bezeichnet. Hypnose ist nichts Angstmachendes, Gefährliches oder Mystisches. Es ist lediglich ein starkes Interesse für einige sehr umschriebene, eben persönliche Dinge.

Gleich wird meine Stimme übergehen in den Klang von Musik. Es mag gut sein, wenn Sie sich dazu Zeit nehmen, um zu überlegen, weshalb Sie weiterhören wollen. Man weiß ja: Je genauer meine Vorstellungen von einer Sache sind, die ich erreichen oder verändern will, um so besser wird es gelingen. Warum also sich nicht klar machen, was mein Anliegen ist?

Anhang H

Hypnoseprotokoll

Name des Patienten: ______________________ Datum: ________________

Welches Problem soll bearbeitet werden?	
Was soll erreicht werden?	
Welche Ressource (= Gegenteil von Problemerleben) steht zur Verfügung?	
Wie lautet der post-hypnotische Auftrag/der hypnotische Begleiter?	
Beurteilung der Hypnose (Verständlichkeit, Lautstärke, Formulierungen, Fremdwörter, Pausen/Schweigen)?	
Was hat gestört (Musik, Geräusch, Texte)?	
Entspannung (Qualität, Quantität, Lokalisation)	
Imagination (Lebhaftigkeit, Anschaulichkeit, Qualität, Dominanz bzgl. VAKO)	

Haben Sie besondere Erinnerungen bzw. innere Bilder in sich wach gerufen? Welche?	
Was war besonders hilfreich?	
Was wird Sie möglicherweise weiterbringen?	
Kooperativität des Patienten (Befolgen der Instruktionen, Gefälligkeitsreaktionen, Widerstände)	
Entspannung, Imagination (fördernde, hindernde Instruktionen)	
Besondere/unvorhergesehene Vorkommnisse	
Welche Veränderungen im Therapieplan sind nötig?	

Anhang I

Die Multiaxiale Schmerzklassifikation – Psychosoziale Dimension (MASK-P), Quelle: Klinger, Hasenbring, Pfingsten, 1992

Multiaxiale Schmerzklassifikation – Psychozoziale Dimension (MASK-P)
5 Ebenen sind jeweils 3mal kodierbar. Damit können maximal 15 Stellen bezeichnet werden.

□ □ □	□ □ □	□ □ □	□ □ □	□ □ □	□ □ □
Motorik	Emotion	Kognition	Stressoren	Person	DSM / ICD

Motorisch-verhaltensmäßige Ebene

0	keineVerhaltensauffälligkeiten vom Untersucher identifizierbar
1	ausgeprägtes nicht-verbales Schmerzverhalten
2	ausgeprägtes verbales Schmerzverhalten
3	Diskrepanz zwischen verbalem und non-verbalem Schmerzverhalten
4	ausgeprägte Vermeidung körperlicher Aktivitäten
5	ausgeprägte Vermeidung sozialer Aktivitäten
6	ausgeprägtes Durchhalteverhalten
9	Patient sieht kein auffälliges Schmerzverhalten

Emotionale Ebene

0	keine auffällige emotionale Beeinträchtigung identifizierbar
1	traurig-niedergeschlagene Stimmung
2	ärgerlich-gereizte Stimmung
3	ängstliche Stimmung
4	innere Unruhe
5	Stimmungslabilität
6	eingeschränktes emotionales Erleben
7	mangelnder Emotionsausdruck
9	Patient sieht keine emotionale Beeinträchtigung

Kognitive Ebene

0	keine kognitiven Auffälligkeiten identifizierbar
1	Hilflosigkeit
2	Resignation / Hoffnungslosigkeit
3	generalisiertes Katastrophisieren
4	mangelhafte Wahrnehmung von Körpervorgängen
5	ausgeprägte Bagatellisierung körperlicher Symptome
6	ausgeprägte Selbstaufmerksamkeit bzgl. körperlicher Symptome
7	ausgeprägtes somatisches Krankheitsmodell
8	unrealistische Erwartungen an das Behandlungsziel
9	Patient sieht keine kognitiven Beeinträchtigungen

Stressoren	
0	keine Auffälligkeiten auf dieser Ebene identifizierbar
1	physikalische Belastungen am Arbeitsplatz
2	psycho-soziale Belastungen am Arbeitsplatz
3	unklarer beruflicher Status
4	Finanzielle Probleme
5	Probleme im Familien- und/oder Freundeskreis
6	Ehe-/Partnerschaftsprobleme
7	Belastungen durch zusätzliche gesundheitliche Probleme
8	Belastungen im Freizeitbereich
9	Patient sieht keine Beeinträchtigungen durch Stressoren
Habituelle Personen-Merkmale	
0	keine Auffälligkeiten auf dieser Ebene identifizierbar
1	Selbstüberforderung / exzessiver Leistungsanspruch
2	mangelnde soziale Kompetenz
3	Selbstwertdefizite
4	starre Norm-/Wertvorstellungen (Rigidität)
5	mangelnde Selbstreflexion
9	Patient sieht keine Beeinträchtigung durch personenspezifische Merkmale
Diagnose auf ICD-9/10 bzw. DSM-III-R-Basis	
0	keine Diagnose auf o. g. Basis gerechtfertigt
1	zusätzliche ICD-/DSM-III-R-Diagnose erforderlich

Anhang J

Imaginationstext «Schmerzsensualisierung»

Im Anschluss an die Tranceinduktion und -vertiefung:

Und nun können Sie sich vorstellen, dass Sie an einem warmen Sommertag am Strand liegen oder in einer Sauna oder in einem bequemen Lehnsessel. Ganz, wie Sie wollen. Es soll Ihnen nur gut gehen.

Sie haben nun alle Zeit, um sich Ihren Körper zu betrachten, sich in ihn hineinzufühlen … Gehen Sie mit Ihrer Aufmerksamkeit zu einer Körperstelle, an der Sie angenehme Empfindungen haben, wenn Sie dort berührt werden. Als Kind hatten Sie es möglicherweise gerne, wenn Sie in der Ellenbogenkehle gestreichelt worden sind. Heute ist es vielleicht Ihr Rücken oder der Bauch oder Ihre Schultern. Es ist ein Teil Ihres Körpers, an dem Sie gern gestreichelt werden. Sich streicheln lassen – ein wohltuendes Gefühl!

Und neben Ihnen ist eine Person, die Sie sehr schätzen, der Sie vertrauen … Ihr Partner oder ein Masseur oder wer auch immer. Spüren Sie nun, wie die vertraute Person neben Ihnen auf diese Stelle Ihres Körpers sieht, die in Ihnen angenehme Körpergefühle weckt. Ihr Blick ist mild und freundlich, wie der eines Helfers. Erlauben Sie ihr in Ihrer Vorstellung, diese Stelle zu streicheln, damit es Ihnen gut geht – lange und ausführlich! Und lassen Sie ihn wissen, wenn sich diese Stelle warm anfühlt oder andere angenehme Empfindungen bei Ihnen weckt.

Und nun können Sie selbst diese Stelle Ihres Körpers mit Ihrer Hand bedecken und sie streicheln. Kreisrunde Bewegungen – das ist es, was Ihnen gut tut. Ganz sacht … ganz empfindsam … wohltuend! Nehmen Sie sich so viel Zeit wie Sie wollen und kosten Sie dieses Gefühl der Entspannung aus, der Ausgeglichenheit, des Wohlbehagens – kosten Sie das so richtig aus. Und spüren Sie, wie gut das tut – dieses Streicheln, dieses Berühren, dieses Kraulen … mal schwächer, mal stärker … mal nur auf die Stelle bezogen, an der Sie es am meisten mögen, mal auch andere, weniger empfindliche Stellen einbeziehen.

Warum sollten diese Berührungen nicht auch Ihren Kopf betreffen? Dort, wo der Schmerz sich als drückend und ziehend erweist. – Sie können aber auch Ihre vertraute Person bitten, diese Stellen zu berühren und ganz sanft zu streicheln. Ganz sanft zu streicheln, damit Sie spüren und merken. Und sonst gar nichts tun müssen. Es ist wie ein Ausprobieren, wie ein Experimentieren.

Vielleicht werden Sie von dem Wohlgefühl abgelenkt, wenn die Hand Ihre Stirn berührt – oder Ihre Schläfen – oder die Haare – oder welche schmerzenden Stellen auch immer. Ob es wohl wehtun wird, wenn die Hand so darüber streicht? Lassen Sie auch das zu! Berühren Sie in Ihrer Vorstellung Ihren Kopf so, dass es Ihnen weh tut. Der alt vertraute Kopfschmerz ist wieder da. Richten Sie Ihre Aufmerksamkeit darauf, wie er sich anfühlt und wo er am intensivsten ist. Drehen Sie in Ihrer Vorstellung Ihren Kopf so, dass sich der Schmerz genauso anfühlt wie in Wirklichkeit. Und halten Sie den Schmerz aus! …

Dann können Sie die Hand Ihrer vertrauten Person, Ihres Helfers, nehmen und sie zu jenen Körperstellen führen, wo Empfindungen von Ruhe und Entspannung sich wieder einstellen können, wo Wärme, Lockerheit und Frische zu spüren sind. Geben Sie Ihrem Helfer ein deutliches Signal, damit er weiß, wie ruhig und entspannt Sie jetzt sind.

Und dann geht die Hand Ihres Helfers wieder zu den schmerzenden Stellen an Ihren Kopf … Und dann wieder zu der Stelle, die angenehme Empfindungen bei Ihnen auslöst – und wieder zum Kopf … hin und her. Es ist so, als ob die guten Gefühle aus Ihrem Körper hin zu Ihrem Kopf transportiert werden würden. Und bei jeder Wiederholung fühlt es sich am Kopf ein wenig anders an. Signalisieren Sie Ihrem Helfer, wie gut es Ihnen geht, damit er es merken kann. – Ich lasse Ihnen nun ein wenig Zeit, damit Sie dieses Abflachen der unangenehmen Empfindungen, des Kopfschmerzes verfolgen können. Das kann ganz allmählich, oder aber auch schnell gehen. Es braucht seine Zeit! Aber was ist der Unterschied zwischen sieben Minuten und 13 Stunden? Es ist jetzt nicht wichtig! Das Verfolgen, die Veränderungen der Empfindungen am Kopf – ist es nicht dass, worauf es ankommt? … Selbst die kleinen Veränderungen registrieren, die sich da abspielen, das ist es, was erleichtert, was gut tut und was hilft. Das, was Sie da an den Stellen Ihres Kopfes wahrnehmen, ist wie das Lösen einer Fessel – Freiheit, Leichtigkeit, locker und frisch.

Warum sollten Sie auf diese Hand Ihres Helfers angewiesen sein? Wenn Sie mögen, können Sie in Ihrer Vorstellung Ihre eigene Hand nehmen, sie zu den schmerzenden Stellen führen und wahrnehmen, wie der Schmerz vergeht, wenn Ihr Streicheln kreisrund ist … Vorhin habe ich davon gesprochen, dass es ein Ausprobieren sein soll. Probieren geht über Studieren! Sie können in Ihrer Vorstellung mit Ihrer Hand die angenehmen Empfindungen aus anderen Körperstellen dahin transportieren, wo der Schmerz ist. Und sie werden jetzt oder später merken, wie der Schmerz milder wird und allmählich vergeht – jetzt oder später!

Und Sie können auch weiter experimentieren, indem Sie die schmerzenden Stellen anders berühren als mit kreisenden Bewegungen – mal mit stärkerem Druck … mal mit geringerem Druck, um festzustellen, wie sich der Schmerz ändert. Die Sache sozusagen in der Hand behalten, das ist es, was Sie weiter bringt, was Ihnen hilft und was Ihnen ein Gefühl von Stolz und Beherrschbarkeit vermittelt.

Ich werde jetzt ein wenig schweigen, damit Sie sich noch tiefer hingeben können in die Empfindungen und Gefühle des Streichelns und des Gestreicheltwerdens. Ihr Verlangen, den Schmerz aus Ihrem Kopf zu streichen, mag intensiver werden, so intensiv, wie es heute für Sie möglich ist. Nichts leisten müssen, nichts erreichen wollen, nur spüren und merken!

ca. 2 min schweigen!

Was Sie wohl jetzt empfinden mögen? Warum nicht alle diese Eindrücke mitnehmen – die, welche Sie klar in Worte fassen können und auch die, die anscheinend der Vergessenheit anheim gefallen sind. Aber die Automatik Ihrer Erinnerungen und Ihrer Gefühle werden diese Eindrücke wieder wachrufen, wann immer Sie sie wirklich brauchen. Und jedes Mal, wenn Sie Zuhause oder wo auch immer sich zurückziehen, es sich bequem machen und sich dieses Experimentieren mit dem Streicheln und Gestreicheltwerden vergegenwärtigen, da werden sich diese Gefühle und Wahrnehmungen einstellen und alle die körperlichen Prozesse, die während dessen ablaufen. Gut, dies in sich wirken zu lassen. Und meine Stimme wird Sie dabei überall hingeleiten und hinbegleiten, wann immer und wo immer Sie dies wollen! …»

Reorientierung

Anhang K

Hypnosetext «Posthypnotischer Auftrag und Reorientierung»

Ich weiß nicht, was Sie alles erlebt haben, während Sie sich in Trance befanden. Aber das ist auch nicht wichtig. Die Automatik Ihrer Gedanken und Gefühle und Ihre körperlichen Prozesse laufen ohne Ihr bewusstes Zutun ab. Ihr Unbewusstes sorgt für all das! – Und Sie werden alles behalten, was für Sie jetzt oder später bedeutsam ist. Darauf können Sie sich verlassen! Und meine Stimme wird Sie überall hin begleiten und geleiten, wo und wann immer Sie dies möchten. Und der gute Teil in Ihnen wird das Übrige dazu tun. Er wird Sie erinnern … Sie ermutigen … Ihnen behilflich sein, wenn Sie Ihr Ziel verfolgen, das, worauf Sie soeben Ihre Aufmerksamkeit gerichtet haben. Was wollten Sie eigentlich heute von dieser Hypnose profitieren? Welches war Ihr Ziel? … Sie können es so benennen:

Der Therapeut formuliert das Ziel dieser Hypnose!
z. B. Der Schmerz sagt mir: Drücke Deine Gefühle angemessen aus! oder z. B.: Tu einfach etwas, das Dir Freude bereitet, wenn der Schmerz kommt!

Benennen Sie Ihr Ziel mit einem Kurzwort, vielleicht …
z. B. Gefühle ausdrücken! Oder z. B. Angenehmes tun!
Dieses Kurzwort ist wie eine Losung, die Sie vor Ihrem inneren Auge sehen können – so oft wie möglich … Sie wird von nun an Ihr ständiger Begleiter sein. Ganz von selbst in sich wach werden lassen, sich daran erinnern. Wie eine Losung kommt sie Ihnen an jedem Tag wieder und wieder in den Sinn:

Wenn Sie morgens aufstehen – Gefühle ausdrücken!

Wenn Sie in den Spiegel schauen – Gefühle ausdrücken!

Wenn Sie den ersten Bissen zu sich nehmen – Gefühle ausdrücken!

Wenn Sie eine Pause machen – Gefühle ausdrücken!

Wenn Sie etwas trinken möchten – Gefühle ausdrücken!

Wenn Sie zu Ihrer Geldtasche greifen – Gefühle ausdrücken!

Wenn Sie gähnen müssen – Gefühle ausdrücken!

Wenn das Telefon klingelt – Gefühle ausdrücken!

Wenn Sie Licht einschalten – Gefühle ausdrücken!

Wenn Sie Musik hören – Gefühle ausdrücken!

Wenn Sie Ihre Hände nass machen – Gefühle ausdrücken!

Wenn Sie irgendein Tier sehen – Gefühle ausdrücken!

Wenn Sie zur Toilette gehen – Gefühle ausdrücken!

Wenn Sie zu Bett gehen – Gefühle ausdrücken!

Wann immer Sie wollen, wird Ihr Unbewusstes Sie daran erinnern,

Der Therapeut formuliert das Ziel der Hypnose nochmals,
z. B. Der Schmerz sagt mir: Drücke Deine Gefühle angemessen aus!

Nun aber wird es allmählich Zeit zurückzukommen in das Hier und Jetzt. Sie können sich Zeit lassen. Nehmen Sie ganz bewusst ein paar tiefe Atemzüge, sagen wir fünf oder sieben. Und spüren Sie nur, wie mit jedem tiefen Atemzug sich Zuversicht einstellt, Ruhe und Gelassenheit, innere Kraft, Geduld und Ausgeglichenheit – und die Gewissheit, dass Sie Ihr Ziel erreichen.

Und wenn Sie noch zwei dieser Atemzüge vor sich haben, können Sie sich kräftig räkeln und beim letzten die Augen öffnen, um den Geschäften Ihres Tages entgegenzugehen.

Anhang L

Hypnosetext «Induktion»

Machen Sie es sich so bequem wie möglich. Legen Sie am besten eine Ihrer Hände auf den Bauch … Ja, so ist es gut! Im Moment mögen Sie bereits ein wenig entspannt sein. Aber ich bezweifle, dass Sie all die kleinen, feinen Veränderungen wahrnehmen, die sich da abspielen. Und doch sind es gerade diese winzig kleinen Veränderungen, die Entspannung überhaupt erst ermöglichen. Gut.

Ich möchte jetzt, dass Sie mit einem einfachen Atemzug sich entspannen, einem kräftigen und tiefen Atemzug. Einfach tief einatmen, ein wenig die Luft anhalten – und dann ausatmen … und ganz normal weiteratmen. Sie können Ihren Atem begleiten mit Ihrer (inneren) Stimme, indem Sie sich beim Einatmen «eins» sagen und beim Ausatmen «zwei», dann «drei» und «vier», dann «fünf» und «sechs» und so weiter … alles so, wie es Ihnen gefällt …

Vielleicht merken Sie schon, wie warm sich der Nacken und die Schulter dabei anfühlen. Gut. Und nun atmen Sie noch viermal tief ein und aus. Tief durchatmen. Und während Sie ausatmen, merken Sie vielleicht, wie wohl sich die Schultern anfühlen können, wenn sie sich so sanft auf und nieder bewegen und merken, wie wohl sich die Augen fühlen können, nachdem Sie sich entschlossen haben, sie ganz von alleine zu schließen. Ganz von alleine. Und wenn es dann passiert ist, dann lassen Sie es einfach zu. Sie erleben alles ganz klar. Und merken auch – während Sie ausatmen – wie innere Ruhe sich auszubreiten beginnt und Entspannung. Wie Sie beginnen, sich in die Ruhe und Entspannung zu versenken. Gut. Atmen Sie weiter bewusst, ruhig und regelmäßig. Genauso!

Vielleicht merken Sie das Wohlgefühl Ihrer Entspannung im Gesicht … an den Schläfen … an der Stirn … der Nasenwurzel. Und dann entspannt sich Ihr Gesicht weiter … die Wangen … der Mund … Hals und Nacken – sehr entspannt. Spüren Sie nur, wie die Entspannung sich ausbreitet über Ihre Schultern … die Arme bis in die Hände. Und wie sie sich ausbreitet, die Entspannung am Rücken … dem Gesäß … in die Beine … die Füße … bis in die Zehen. Es kann sein, dass Sie auch merken, wie diese Entspannung zurück fließt in Ihren Körper … den Unterleib … den Bauch … den Brustkorb … bis sich der Kreis schließt und Sie Ihren gesamten Körper entspannt fühlen, wohltuend entspannt fühlen.

Anhang M

Hypnosetext «Trancevertiefung»

Und nun möchte ich, dass Sie sich ein Gespann vorstellen mit einem Wagen, einer kleinen, sehr komfortablen Kutsche, die Ihnen gefällt, so wie sie Ihnen einfällt und einem edlen Pferd davor. Manche stellen sich vor, dass das Gespann in den dunklen Abendhimmel hinein fährt, um mit Ihnen die Ausfahrt zu einem Ziel zu machen, das Sie ganz allein festlegen ... Dort, wo Sie ankommen, ist es traumhaft schön, dort sind Ruhe, Ausgeglichenheit und Entspannung. Sie fühlen sich behaglich und geborgen in der Kutsche, und Sie lassen sich in stets demselben Trab an Ihr Ziel kutschieren – entlang der Allee mit den alten Bäumen, deren Blätter im Abendwind sanft säuseln. Wenn Sie sich allerdings lieber von einer Person Ihres Vertrauens kutschieren lassen wollen, dann braucht Sie das nicht zu verwirren. Sie werden dann dem, was ich Ihnen nun sage, entnehmen, was Sie brauchen, um weiter zu kommen.

Gut, Sie fühlen sich nun sehr bequem in Ihrer Kutsche und haben es nicht mehr sehr weit bis zu Ihrem Ziel. Es sind noch 10 Kurven, die der Weg zum Ende führt. Ich überlasse es Ihnen, ob Sie im Dunkeln ankommen werden oder ob das Ziel erleuchtet ist. Aber das ist wirklich nur eine Nebensache. Sie werden – wie ich schon sagte – dem alles entnehmen, was Sie brauchen, um weiter zu kommen. Nichts tun müssen, einfach geschehen lassen!

Ich werde nun gleich von 1 bis 10 zählen. Und wie Sie das wohl schon geahnt haben werden, werden sie mit jeder Zahl in eine andere Kurve einbiegen, mal links und mal rechts. Gar nichts tun müssen, einfach spüren und merken. Während ich zähle brauchen Sie nichts anderes zu tun als zu erfahren, wie Sie sich mit jeder Kurve noch mehr entspannen.

1 – Mit dem Tempo, das Ihnen am meisten zusagt, fahren Sie nun an der Allee entlang in den Abendwind Ihrem Ziel entgegen und verlassen nun schon die erste Kurve.

2 – Und mit der zweiten Kurve fühlen Sie Ihre Arme und Beine noch mehr ... ein wohliges Gefühl!

3 – Ich weiß gar nicht, ob sich Ihr rechter Arm oder Ihr rechtes Bein schwerer anfühlen als der linke Arm oder das linke Bein. Vielleicht aber fühlen sich Ihr linkes Bein und Ihr linker Arm leichter an als der rechte Arm und das rechte Bein. Oder: Alles gleich schwer – alles gleich leicht ... kaum noch etwas spüren, gar nichts mehr spüren – oder doch anders ... aber das ist wirklich nur eine Nebensächlichkeit.

4 – Alle Geräusche, die Sie hören können, alles, was Sie noch eben abgelenkt oder gestört hat, das alles rechnen Sie zu Ihrer Entspannung hinzu. Genießen ... einfach spüren und merken.

5 – Der halbe Weg noch bis zur Ankunft. Und es mag gut sein, sich ganz in Ihre Ruhe und Entspannung zu versenken.

6 – Ob Sie wohl merken, wie einfach Sie meine Stimme wahrnehmen können ... auch wenn gelegentlich der eine oder andere Gedanke kommen mag. Sie kommen lassen und gehen lassen! Sie ziehen dahin, wie die Wolken am Himmel ... ohne einen Anfang, ohne ein Ende.

7 – Vielleicht fühlt sich Ihr Kopf nun so an, als ob er müde wäre. Sie schlafen aber nicht. Denn Sie hören mir gut zu, damit Sie sich so tief entspannen können, wie es heute für Sie gut ist.

8 – Und das kann so tief sein wie Sie wollen … jetzt wollen … hier wollen.

9 – Zwei Kurven vom Ende getrennt, wo alles eigentlich erst seinen Anfang nimmt, wo Anfang und Ende dasselbe sind, wo Ankunft und Ziel dasselbe sind.

10 – Tief entspannt, wunderbar entspannt, damit Sie von hier aus, wo Sie nun ganz bei sich selbst sind, beginnen.

Das alles fängt mit einer Geschichte an, die ich Ihnen erzählen werde … Aus Geschichten erfahren die Menschen immer wieder Neues, selbst wenn sie sie schon lange kennen. Und das macht neugierig. Einfach in sich aufnehmen … und es in sich wirken lassen … reifen lassen …

Anhang N

Hypnosetext «Beendigung ohne Reorientierung»

Ich weiß nicht, ob Sie jetzt noch bewusst meine Stimme hören und was Ihnen diese Geschichte heute zu sagen hat. Aber das ist auch nicht wichtig, weil die Automatik Ihrer Gedanken und Gefühle ihre eigene Geschichte erzählen wird. Manchmal nimmt man die Dinge so, wie sie kommen. Manchmal tut man sich schwer. Wie auch immer Sie dazu stehen, hat nicht alles seinen Reiz, der das Leben interessant machen kann? Wer stets die Dinge aus derselben Perspektive beurteilt, der läuft Gefahr, sich selbst vieler schöner Erlebnisse zu berauben. Oft gehen Ihnen Dinge viel besser und leichter von der Hand, wenn Sie Ihnen mit etwas mehr Gelassenheit begegnen. Von jeher haben es Menschen als lohnende Alternative erfahren, die Dinge einfach einmal auf sich zukommen zu lassen ... Es gibt so vieles über das wir keine Kontrolle haben. Wir verlieben uns in jemanden und können gar nichts dagegen tun. – Wir haben Hunger und der Hunger kommt, ohne dass wir in Gedanken ausrechnen müssen, seit wie viel Stunden wir nichts mehr gegessen haben. – Wir werden von einer angenehmen Müdigkeit erfasst, wenn wir einen langen Tag hinter uns haben. Und wir müssen uns dazu keine Gedanken machen, wie spät es ist und seit wie vielen Stunden wir auf den Beinen sind. Der Schlaf kommt ganz einfach und von allein. Er wird mit großer Selbstverständlichkeit Wirklichkeit – mal früher, mal später. Aber immer zur rechten Zeit. Und das kann sein, wann immer Ihr Unbewusstes es will ...

Der Traum hat seine Zeit und die Unwiderlegbarkeit des Tages hat ihre Zeit ... Zeit zu träumen, während es dunkel ist. Zeit zu träumen, wenn früher oder später der Schlaf sich über Sie zu legen beginnt ... Zeit, traumlos tief zu schlafen. Alles hat seine Stunde. Träumen und in traumlosen Schlaf versinken ... Und bei Tagesanbruch erwachen die Menschen ganz von selbst, weil ihr Unbewusstes die Stunden kennt, um am Morgen dann die Stunde des Erwachens zu erleben. Erfrischt, erholt und bereit für den neuen Tag ... Und warum jetzt nicht die Stunden des Träumens erleben? Die Stunden des traumlosen, tiefen und erholsamen Schlafs. – Sie können sich Zeit lassen. Zeit zu träumen und Zeit traumlos tief zu schlafen. So viel Zeit wie Sie brauchen – auch dann, wenn Sie meine Stimme nicht mehr hören. Warum also nicht schlafen. Jetzt oder später! Schon jetzt gleich oder erst in einigen Minuten. Und warum nicht diese Zeit nutzen, um sich zu erholen? In einem tiefen, traumlosen Schlaf.

Index

S

Personenregister

Anzeigen

Track	Inhalt	Seite im Buch	Dauer
1	Zum Gebrauch der CD	205	3:29
2	Priming	227	7:51
3	Induktion und Vertiefung	237	13:23
4	Schmerzwahrnehmung	182	10:36
5	Schmerzbewältigung	185	13:48
6	Gestimmtheit	189	9:50
7	Schlaf	192	9:34
8	Beweglichkeit	196	11:32
9	Krankheitsverhalten	200	11:24
10	Reorientierung	235	2:28
11	Hypnosebeendigung ohne Reorientierung	240	5:49
12	Induktion und Vertiefung mit Musik	237	13:29
13	Schmerzwahrnehmung mit Musik	182	10:48
14	Schmerzbewältigung mit Musik	185	14:01
15	Gestimmtheit mit Musik	189	10:07
16	Schlaf mit Musik	192	10:00
17	Beweglichkeit mit Musik	196	11:43
18	Krankheitsverhalten mit Musik	200	11:44
19	Reorientierung mit Musik	235	3:14
20	Hypnosebeendigung ohne Reorientierung mit Musik	240	7:21